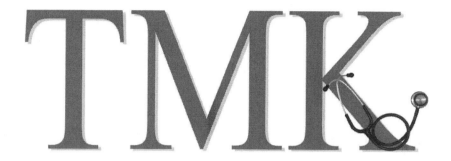

Biologie, Physik, Chemie und Mathematik für angehende Mediziner

Thomas Knauss

Skriptum zur Vorbereitung auf den Medizinaufnahmetest MED-AT -H/-Z an den österreichischen Universitäten in Wien, Graz, Innsbruck und Linz

2. Auflage

TMK

Einführung

Dieses Skriptum erklärt alle wichtigen Teilgebiete, die zur Bewältigung des BMS-Teils des Auswahlverfahrens Med-AT für die österreichischen Universitäten Wien, Graz, Innsbruck und Linz nötig sind. Rechtlich übernehme ich keine Verantwortung dafür, ob die Inhalte auch tatsächlich mit denen des Tests übereinstimmen – da sich diese Themen aber in den letzten Jahren herauskristallisiert haben, ist eine Änderung im heurigen Jahr sehr unwahrscheinlich, dennoch ist dieses Skriptum KEIN GARANT für das Bestehen des MedAT.

Weiters liegen sämtliche Rechte an diesem Skriptum beim Autor, jegliche Vervielfältigung (egal ob analog oder digital), sowie kommerzieller Vertrieb unterliegen allein dem Autor und werden gegebenenfalls zur Anzeige gebracht.

Geschrieben wurde das Skript im Frühjahr 2014 als Vorbereitung für den Med-AT, in den Folgemonaten nach dem Test wurde es überarbeitet und erweitert. Nun soll es zukünftigen Medizinstudenten auf ihrem Weg helfen.
Als Absolvent des Med-AT 2014 möchte ich Ihnen noch einige wichtige Dinge ans Herz legen:

1. Lernen Sie nicht alles nur auswendig, versuchen Sie auch, die Dinge zu verstehen. Hinterfragen Sie die Sachen, ziehen Sie verschiedene Quellen heran, wenn Sie etwas nicht verstehen. Gerade bei Physik kann das sehr hilfreich sein, da auch auf Verständnis geprüft wird.

2. Ich rate davon ab, die Teilgebiete zu genau zu lernen, die Fragen beim Test sind größtenteils oberflächlich gestellt, die Schwierigkeit liegt eher in der Art der Fragestellung und hauptsächlich in der Zeit. Es empfiehlt sich daher eher das Fragenformat ausreichend zu üben, als zu viel Zeit in das Erlernen überflüssiger Details zu stecken.

3. So kompliziert das Multiple-Choice-Format auch sein kann, es hat auch Vorteile, denn bei der Beantwortung der Fragen helfen Ihnen nicht nur die Antworten, die Sie wissen, sondern auch die Antworten, die Sie sicher ausschließen können.
So kommt man auch leicht zu einer richtigen Antwort oder kann zumindest die richtigen Antwortmöglichkeiten eingrenzen und sein Chancen, sofern man schon raten muss, wenigstens noch verbessern.

4. Der letzte Rat, den ich noch geben möchte, ist leider in der Realität schwerer umzusetzen, als es sich hier schreibt, aber die meisten der Teilnehmer am Testtag versagen, weil sie zu aufgeregt sind und sich nicht richtig konzentrieren können. In diesem Fall hilft die ganze Vorbereitung nichts. Ich empfehle daher, sich in den letzten 1 - 2 Tagen vor dem Test nicht mehr mit dem Stoff zu beschäftigen, sondern andere, erholsamere Dinge zu machen. Das gibt einem auch die Möglichkeit, das Erlernte zu verarbeiten und man ist am großen Tag entspannter und gelassener.

Ich wünsche Ihnen alles erdenklich Gute und hoffe, mein Skriptum hilft Ihnen genauso effektiv, wie es mir geholfen hat!

Thomas Knauss

TMK

TMK

Inhaltsverzeichnis

Biologie 11

1. Bausteine des Lebens 12

   1.1 Lipide 12

   1.2 Kohlenhydrate 13

   1.3 Proteine 14

   1.4 Nukleinsäuren 16

2. Evolution 18

   2.1 Entstehung des Lebens (Chemische Evolution) 18

   2.2 Die ersten Zellen 19

   2.3 Charles Darwin 21

   2.4 Biologische Evolution 22

   2.5 Mutationen 25

   2.6 Entwicklung des Menschen 28

3. Die Zelle 30

   3.1 Adenosintriphosphat (ATP) 30

   3.2 Die Zellteilung 30

   3.3 Die Zellmembranen 36

   3.4 Die Zellwand 39

   3.5 Das Zytoskelett 41

   3.6 Zellkontakte 42

   3.7 Lysosomen 45

   3.8 Mitochondrien 46

   3.9 Peroxisomen 48

   3.10 Der Zellkern (Nukleus, Karyon) 49

   3.11 Proteinsynthese 50

   3.12 Das endoplasmatische Retikulum 53

   3.13 Der Golgi Apparat (GA) / Dictyosom 55

4. Licht- und Elektronenmikroskopie 57

5. Photosynthese 59

   5.1 Chloroplasten (Plastiden) 59

5.2 Der Vorgang der Photosynthese 59

6. Ökologie 62

6.1 Lebewesen in Ökosystemen 62

6.2 Die ökologische Nische 63

6.3 Ökologisches bzw. Biozönotisches Gleichgewicht 63

7. Der Mensch 64

7.1 Gewebe 64

7.2 Ernährung und Verdauung 70

7.3 Der Blutkreislauf 82

7.4 Das lymphatische System 87

7.5 Lunge und Atmung 90

7.6 Die Niere 94

7.7 Das Immunsystem 96

7.8 Die Haut 103

7.9 Das Nervensystem 105

7.10 Die Sinnesorgane 112

7.11 Die Fortpflanzung 117

7.12 Das Hormonsystem 132

7.13 Energiehaushalt beim Menschen 137

8. Vererbungslehre 139

8.1 Die Mendelschen Gesetze 139

8.2 Vererbung der Blutgruppen 140

8.3 Erbgänge und Stammbaumanalyse 142

Physik 145

1. Größen und Einheiten 146

1.1 Die Grundgrößen und Basiseinheiten 146

1.2 Die Darstellung von Größen 147

1.3 Umrechnung von geometrischen Einheiten 149

2. Die Mechanik 150

2.1 Bewegungsarten 150

2.2 Die Newtonschen Axiome 153

- 2.3 Allgemeine Eigenschaften von Kräften 155
- 2.4 Die wichtigsten Kräfte 155
- 2.5 Die Dichte 158
- 2.6 Die mechanische Arbeit 158
- 2.7 Die Leistung 160
- 2.8 Die Energie 160
- 2.9 Der Impuls 161
- 2.10 Die Rotation 163
- 2.11 Die Gravitationskraft 167

3. Die Strömungslehre 169
    - 3.1 Der Druck 169

4. Schwingungen und Wellen 174
    - 4.1 Schwingungen 174
    - 4.2 Wellen 177
    - 4.3 Überlagerung von Wellen 178

5. Die Wärmelehre 181
    - 5.1 Die Temperatur 181
    - 5.2 Der Aggregatzustand 181
    - 5.3 Die Diffusion 182
    - 5.4 Die innere und äußere Energie 182
    - 5.5 Die Wärmekapazität 183
    - 5.6 Ideale Gase 184
    - 5.7 Wärmekraftmaschinen 186
    - 5.8 Osmose 187

6. Die Elektrizitätslehre 189
    - 6.1 Die elektrische Ladung 189
    - 6.2 Die Stromstärke I 189
    - 6.3 Die elektrische Spannung U 191
    - 6.4 Die Messung von Spannung und Stromstärke 192
    - 6.5 Das Ohm'sche Gesetz 192
    - 6.6 Elektrische Arbeit und Leistung 195

6.7 Elektrisches und magnetisches Feld	195
6.8 Wechselstrom	197
6.9 Der Transformator	198
6.10 Der elektrische Schwingkreis	199
7.1 Geometrische Optik	201
7.2 Funktionsweise des Auges	205
7.3 Wellenoptik	208
7.4 Die Photonentheorie	213
8. Die Atomphysik	215
8.1 Der Atomaufbau	215
8.2 Radioaktivität	218
8.3 Die Kernspaltung	221
8.4 Kernfusion	222
8.5 Ionisierende Strahlung	223
Chemie	225
1. Der Atombau	226
1.1 Grundlagen	226
1.2 Das Periodensystem	231
2. Die chemische Bindung	233
2.1 Die Atombindung	234
2.2 Nebenvalenzbindungen	236
2.3 Die Metallbindung	237
2.4 Die Ionenbindung	239
2.5 Die wichtigsten Nichtmetalle im Überblick	243
3. Chemische Reaktionen und Stöchiometrie	246
3.1 Einteilung der Stoffe	246
3.2 Phasenübergänge	247
3.3 Chemische Reaktionen	247
3.4 Die Stöchiometrie	251
4. Gasgesetze	254
4.1 Die Temperatur	254

- 4.2 Der Aggregatzustand 255
- 4.3 Die allgemeine Gaszustandsgleichung 255

5. Das chemische Gleichgewicht 257
- 5.1 Das Massenwirkungsgesetz 257
- 5.2 Beeinflussung des chemischen Gleichgewichts 258

6. Säuren, Basen und deren Salze 260
- 6.1 Starke und schwache Säuren 261
- 6.2 Konjugierte Säure-Basen-Paare 261
- 6.3 Wichtige Säuren und Basen 262
- 6.4 Die Stärke von Säuren und Basen 263
- 6.5 Der pH-Wert 263
- 6.6 Das Ionenprodukt des Wassers 264
- 6.7 Neutralisationsreaktionen 265
- 6.8 Puffer 265

7. Redoxreaktionen 266
- 7.1 Reduktion und Oxidation 266
- 7.2 Die Oxidationszahl 266
- 7.3 Die elektrochemische Spannungsreihe 267
- 7.4 Die Galvanische Zelle 268

8. Organische Chemie 270
- 8.1 Grundlagen der organischen Chemie 270
- 8.2 Einteilung der organischen Verbindungen 271
- 8.3 Nomenklatur der organischen Verbindungen 271
- 8.4 Isomerie 274
- 8.5 Kohlenwasserstoffe ohne funktionelle Gruppen 274
- 8.6 Kohlenwasserstoffe mit funktionellen Gruppen 277

Mathematik 283
1. Grundlegende Rechenoperationen 284
- 1.1 Addition 284
- 1.2 Subtraktion 284
- 1.3 Multiplikation 285

TMK

- 1.4 Division ... 286
- 2. Rechenoperationen mit Brüchen ... 288
    - 2.1 Der Bruch ... 288
    - 4.2 Kürzen ... 288
    - 4.3 Erweitern ... 289
    - 4.4 Doppelbrüche ... 289
- 3. Schlussrechnung ... 290
    - 3.1 Schlussrechnungen mit direktem Verhältnis (direkter Proportionalität) ... 290
    - 3.2 Schlussrechnung mit indirektem Verhältnis ... 291
- 4. Prozentrechnung und andere Mengenverhältnisse ... 292
- 5. Gleichungen ... 294
    - 5.1 Lösen von Gleichungen ... 294
    - 5.2 Lineare Gleichungssysteme ... 294
    - 4.3 Quadratische Gleichungen ... 295
- 6. Rechenregeln von Potenzen ... 296
- 7. Funktionen ... 297
    - 7.1 Potenzfunktion ... 297
    - 7.2 Trigonometrische Funktionen (Winkelfunktionen) ... 299
    - 7.3 Exponentialfunktion (e-Funktion) ... 299
    - 7.4 Logarithmische Funktionen ... 301
- 8. Integral und Differential ... 302
    - 8.1 Integral ... 302
    - 8.2 Differential ... 303
- 9. Flächen- und Volumsformeln im Überblick ... 305

TMK

1. Teil

Biologie

Von den Bausteinen des Lebens über die Zelle bis hin zum Menschen

1. Bausteine des Lebens

Die Substanz der Zelle besteht im Grunde genommen aus fünf Bausteinen. Diese sind die vier Makromoleküle:

- ⇨ **Lipide** (Fette)
- ⇨ **Kohlenhydrate** (Zucker)
- ⇨ **Proteine** (Eiweiß)
- ⇨ **Nukleinsäuren** (DNA und RNA)

und **Wasser**.

1.1 Lipide

Bei Lipiden handelt es sich um eine Gruppe strukturell unterschiedlicher Stoffe, die alle sehr schlecht wasserlöslich, dafür aber in unpolaren Lösungsmitteln (Benzin, Benzol) gut löslich sind.

Fette sind **Ester des dreiwertigen Alkohols Glycerin** mit verschiedenen **Fettsäuren** (Carbonsäuren mit langen Alkylresten). Fettsäuren, die eine oder mehrere molekulare Doppelbindung aufweisen, bezeichnet man als ungesättigte Fettsäuren.
Es gibt einfach (eine Doppelbindung) oder mehrfach (mehrere Doppelbindung) ungesättigte Fettsäuren, wie Ölsäure (einfach) oder Linolsäure (mehrfach).
Während gesättigte Fettsäuren sich durch eine regelmäßige Zickzack-Formation auszeichnen, haben ungesättigte Fettsäuren durch ihre Doppelbindung einen Knick.
Besteht ein Fett hauptsächlich aus gesättigten Fettsäuren ist es fest (tierische Fette), bei ungesättigten Fettsäuren als Hauptbestandteil ist es flüssig (pflanzliche Fette).

Bei den *polaren Lipiden* ist an einen Glycerinrest eine polare (hydrophile) Atomgruppe gebunden. Dabei kann es sich um einen Phosphatrest (*Phospholipide* – wichtig zum Aufbau von Biomembranen) oder um einen Zucker (*Glyckolipide*) handeln.

Sterole gehören auch zu den Lipiden und ihre Funktion ist ebenfalls die der Membranbausteine, sie spielen aber auch als Nebennierenrinden- oder Sexualhormone eine wichtige Rolle.

Fette spielen in der Ernährung eine sehr wichtige Rolle, da sie als **Energiespeicher** fungieren.

1.2 Kohlenhydrate

Kohlenhydrate dienen neben ihrer Funktion als wichtigster Energielieferant der Zelle auch als Reservestoffe (Stärke) und als Stützsubstanzen (Cellulose). Ihr Name leitet sich von ihrer Summenformel ab, da sie formal aus Wasser und Kohlenstoff bestehen.
Die Baueinheiten (Monomere) aller Kohlenhydrate sind die Monosaccharide (Einfachzucker). Da es eine unüberschaubar große Anzahl an verschiedenen Kohlehydrattypen gibt und nur ein geringer Teil davon für die Ernährung von Bedeutung ist, wird hier nur auf die relevanten Elemente eingegangen:

Monosaccharide sind Polyalkohole mit einer Aldehyd- oder Ketogruppe.
Benannt werden sie nach der Anzahl der C- Atome in ihrem Kohlenstoffgerüst (3-Triosen, 4-Tetrosen, 5-Pentosen, 6-Hexosen, 7-Heptosen).
Wichtigste Vertreter sind Traubenzucker (Glucose) und Fruchtzucker (Fructose).
Glucose ist der klassische Blutzucker, während hingegen Galactose Bestandteil des Milchzuckers ist und Fructose Bestandteil des Rohrzuckers.

Disaccharide entstehen durch Zusammenlagerung von zwei Monosaccharid-Molekülen unter Wasserabspaltung (Glycosidische Verbindung).
Beispiele sind Maltose, welche durch den Zusammenschluss von 2 Glucose-Molekülen entsteht, sowie Lactose (Milchzucker) und Saccharose (Rüben-, Rohrzucker).

Oligosaccharide sind analog aufgebaute Moleküle aus 3 bis 10 immer über glycosidische Bindungen verknüpfte Monosaccharid-Einheiten.

Polysaccharide (Vielfachzucker) bestehen aus 11 bis vielen tausend Monosaccharid-Bausteinen (meist Glucose). Zu den Polysacchariden gehört die Stärke, der wichtigste pflanzliche Reservestoff. Sie besteht aus Amylose und Amylopektin.
Glykogen ist eine verzweigte Kette aus bis zu 100.000 Glucosemolekülen und bildet die Kohlenhydratreserve des Menschen.
Das häufigste Polysaccharid und gleichzeitig die häufigste organische Bindung der Welt ist die Cellulose (1,4 β-glycosidische Bindung), sie ist Hauptbestandteil der pflanzlichen Zellwand und kann von Menschen nicht verdaut werden, da der menschliche Verdauungstrakt nur eine α-Glycosidase besitzt. Die Cellulosefasern dienen daher als Ballaststoff für das menschliche Verdauungssystem.
Chitin ist nach der Cellulose das zweihäufigste Polysaccharid und ist Hauptbestandteil des Skelettes von Insekten, Spinnentieren und Krebstieren (Gliederfüßler). Weiters bildet es die Wand der Pilzhyphen, sein Aufbau ähnelt dem der Cellulose.

Die chemischen Namen der einzelnen Zuckerarten setzen sich aus der Anzahl der C-Atome und der Endung „-ose" zusammen. Alle Zucker leiten sich in ihrem Aufbau von zwei Verbindungen ab:

- Dihydroxyaceton (Keton) dessen Ableitungen als Ketosen bezeichnet werden.
- Glycerinaldehyd (Aldehyd) dessen Ableitungen als Aldosen bezeichnet werden.

Um weitere Zucker zu erhalten, müssen einfach H-C-OH Gruppen angehängt werden, auf diese Weise erhält man Tetrosen, Pentosen und Hexosen, die mit sechs Kohlenstoffatomen die wichtigsten Kohlenhydrate für den Menschen bilden.

Die Hydrolyse von Zuckern
Genauso wie Einfachzucker durch Kondensationsreaktionen zu längeren Ketten aufgebaut werden können, können sie auch wieder in kleinere Einheiten zerlegt werden.
Diese Aufspaltung bezeichnet man als ***Hydrolyse***, die durch verdünnte Säuren eingeleitet wird.
Es entstehen in Folge Einfachzucker, die anstelle der –O-Bindung Hydroxylgruppen haben.

1.3 Proteine
Proteine sind aus **Aminosäuren aufgebaute Makromoleküle**, die sich in allen Zellen finden und ihnen nicht nur Struktur verleihen, sie sind gleichzeitig auch „molekulare Maschinen", die Metaboliten transportieren, Ionen pumpen, chemische Reaktionen katalysieren und Signalstoffe erkennen.
Bei Aminosäuren handelt es sich um sogenannte Zwitterionen, die an zwei Stellen Ladungen tragen können. Die Art der Ladung hängt vom umliegenden pH-Wert ab.
Proteine finden sich als Baumaterial in allen Organen wieder: Kollagen im Bindegewebe, im Knorpel und in Sehnen, Keratin findet man in Haaren, Nägeln, Horn und Vogelfedern.
Neben ihrer wichtigen Aufgabe als Baustoff, sorgen sie sowohl in Form von Enzymen für den reibungslosen Ablauf biochemischer Reaktionen, als auch als Antikörper für ein funktionierendes Immunsystem.

Proteine bestehen aus langen Aminosäureketten, die über **Peptidbindungen** miteinander verbunden sind. Ähnlich wie bei den Kohlenhydraten, werden diese Peptide je nach Anzahl ihrer Aminosäurereste als Di-, Tri-, Tetra-,..., Oligopeptide bezeichnet. Ketten mit 10 bis ca. 100 Aminosäureresten werden als Polypeptide bezeichnet, bei mehr als 100 Resten spricht man von Proteinen.

Da die Peptidbindungen eine starre Geometrie besitzen, neigen Proteine zur Ausbildung bestimmter geometrischer Strukturen, bei denen die an die Atome gebundenen Seitenketten einen Einfluss haben.

Als *__Primärstruktur__* [I] wird die lineare Aminosäurekette mit ihrer spezifischen Abfolge von Aminosäuren bezeichnet. Diese Abfolge ist in der DNA in Form der entsprechenden Abfolge der Nucleotide (Buchstaben) gespeichert, wobei jeweils drei Nucleotide zusammen ein Codon (Wort) bilden.

Durch intramolekulare Wechselwirkungen (Wasserstoffbrückenbindung, Van der Waals-Kräfte, Ionenbindung) können sich in lokalen Abschnitten einer Aminosäurekette auch besondere Strukturen wie die α-Helix oder das β-Faltblatt ausbilden. Solche Strukturen nennt man *__Sekundärstrukturen__* [II].

Als *__Tertiärstruktur__* [III] bezeichnet man die räumliche Faltung eines Proteins in seiner Gesamtheit. Beispielsweise können sich mehrere Faltblattabschnitte zu so einem Gebilde zusammenlegen, auch Disulfidbrücken bilden eine solche Möglichkeit. Räumliche Gebilde mit noch höherer Komplexität bezeichnet man als *__Quartärstruktur__* [IV].
Als Beispiel wäre hier Hämoglobin nennenswert.
Seine Aufgaben als Enzym, Antikörper oder Rezeptor kann das Protein nur in dieser natürlichen Form erfüllen.

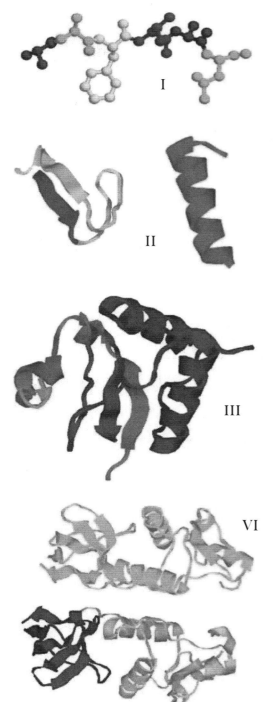

[Quelle: http://de.wikipedia.org/wiki/Protein]

Änderungen des pH-Werts oder der Elektrolytkonzentration, sowie Schwankungen der Temperatur können diese Strukturen zerstören und das Protein somit denaturieren.

1.4 Nukleinsäuren

Nucleinsäuren sind die Träger der Erbinformation. Es handelt sich dabei um unverzweigte, kettenförmige Makromoleküle.

Ihre Monomeren sind die Nucleotide, somit sind die Nucleinsäuren *Polynucleotide*.

Nucleotide bestehen aus je einem Molekül, das sich aus einer Pentose, einem Phosphatrest und einer stickstoffhaltigen organischen Ringverbindung (Base) zusammensetzt.

In Nukleinsäuren finden sich hauptsächlich die folgenden 5 Basen: Adenin und Guanin mit einem Doppelringsystem (Purin-Ring), sowie Cytosin, Thymin und Uracil mit einem einfachen Ringsystem (Pyrimidin-Ring).

Die Information der DNA und RNA steckt in der Abfolge der Basen (Buchstaben) und wird von der Zelle dazu benützt, Proteine richtig aufzubauen.

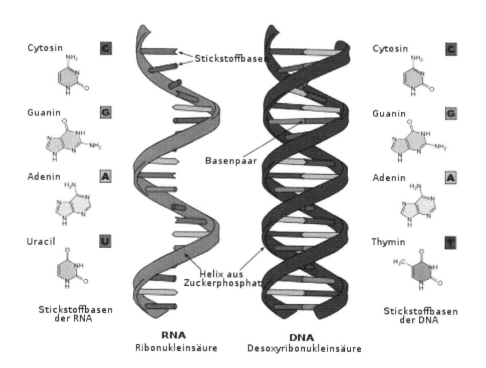

[Quelle: http://de.wikipedia.org/wiki/Ribonukleinsäure]

Die **_DNA_** enthält die vier Basen Adenin, Guanin, Cytosin und Thymin. Sie bildet die Erbsubstanz, ist immer doppelsträngig (Doppelhelix) und sehr stabil.

TMK

Pro Zelle besteht die DNA aus einem zwei Meter langen Faden, der sich aus Desoxyribonukleotiden zusammensetzt.
Das Rückgrat der DNA besteht aus Zucker (*Desoxyribose*) und Phosphat, welche durch zwei Esterbindungen (Phosphorsäurediesterstruktur) verbunden sind.
Dabei werden jeweils die Gruppen am C3-Atom der einen Pentose an das C5-Atom der anderen Pentose gebunden. An das C1-Atom der Pentosen sind die Basen durch glycosidische Bindungen gebunden.

Die **RNA** hat eine ähnliche Struktur, enthält aber als Zucker die *Ribose* und anstelle von Thymin die Base *Uracil*.
RNA ist prinzipiell einzelsträngig und sehr instabil, bildet aber innerhalb des Moleküls durch Basenpaarung doppelsträngige Bereiche aus.

Sowohl RNA als auch DNA haben eine Richtung: Wenn sich am freien Anfang ein C5- Atom befindet, spricht man von „5'Ende", bei einem C3-Atom am freien Anfang ist die Rede von „3'Ende".

Nucleotide haben neben ihrer Funktion als Bausteine der Nukleinsäuren noch andere Funktionen. Sie können nicht nur mit einem Phosphat, sondern auch mit zwei oder drei Phosphaten verbunden sein. Diese energiereichen Nucleotiddi- oder -triphosphate dienen als Energiespeicher.
Ein Beispiel wäre Adenosintriphosphat.

Richtungsangabe bei der DNA
Wenn man sich nun entlang der DNA bewegt, kann man zwei Richtungen unterscheiden, welche eine große Rolle bei der Replikation spielen.
Dabei bezieht man sich auf die Nomenklatur der Desoxyribose:

- Die **Richtung 3'→5'** bedeutet, dass direkt nach dem Sauerstoff des Phosphats der Zuckerring beginnt
- Die **Richtung 5'→3'** bedeutet, dass nach dem Sauerstoff des Phosphats noch eine CH_2- Gruppe eingeschoben ist und dann erst der Zuckerring beginnt

2. Evolution

Lebewesen unterscheiden sich per Definition durch folgende Eigenschaften von der restlichen Materie:
- Es handelt sich um von der Umwelt abgegrenzte Stoffsysteme.
- Sie benötigen Energie um zu bestehen.
- Sie besitzen einen eigenen Stoffwechsel.
- Sie organisieren und regulieren sich selbst (Homöostase).
- Sie sind in der Lage, sich fort zu pflanzen, das heißt, sie sind zur Reproduktion fähig.
- Sie sind fähig zu wachsen.
- Sie sind reizbar und damit fähig, chemische oder physikalische Änderungen in ihrer Umwelt wahrzunehmen.
- Weiters kann man die Fähigkeit zur Bewegung und Interaktion aufführen, die aber nicht zwingend zutreffend sein muss

Unter dem Begriff Biogenese versteht man in der Biologie die Entstehung eines neuen Organismus bzw. einer neuen biologischen Struktur, aus bereits bestehendem Leben.

2.1 Entstehung des Lebens (Chemische Evolution)

Die Entstehung der Erde fand vor etwa 4,5 Milliarden Jahren statt. Es bildete sich eine Uratmosphäre aus Stickstoff (N), Kohlendioxid (CO_2) und Wasserdampf (H_2O), sowie Methan (CH_4), Ammoniak (NH_3) und Schwefel-Wasserstoff (H_2S).
Vor ca. 3 Milliarden Jahren setzte spontan die abiotische Entstehung von Makromolekülen ein.
Hierfür war Energie nötig, die von Gewittern, UV-Strahlung, Vulkanausbrüchen, Erdwärme, Kernzerfall, elektrischen Entladungen und chemischen Reaktionen geliefert wurde. Im wässrigen Milieu entstanden aus Wasser, Wasserstoff, Methan und Ammoniak die ersten Aminosäuren (Glycin, Alanin, Glutaminsäure und Asparaginsäure).

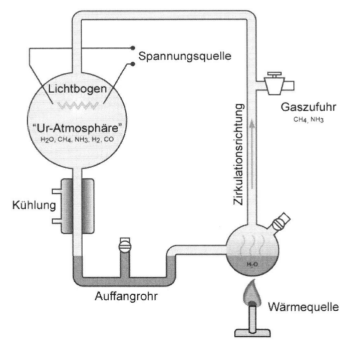

[Quelle: http://de.wikipedia.org/wiki/Miller-Urey-Experiment]

Diese Gegebenheit kann in der **Miller'schen Apparatur** (siehe Abbildung) nachgestellt werden.
Es gab keinen freien Sauerstoff zu dieser Zeit, daher auch keine Oxidationswärme.

Infolgedessen entstanden durch Polymerisation dieser Aminosäuren und Nukleotiden die ersten Makromoleküle.
Diese Makromoleküle setzten sich durch Aggregation mit anderen Verbindungen zu sphärischen Gebilden zusammen, den so genannten _**Probionten**_ (auch Protobionten), die eine Lipidmembran an der Oberfläche hatten. Im Inneren dieser Sphären entstand ein Hyperzyklus, also ein Zusammenwirken
von Nukleinsäure-Replikationsvorgängen mit Proteinsynthese. Die Protobionten bauten in Form von Hyperzyklen so lange organische Substanzen ab und vermehrten sich, bis es zu einem Nahrungsengpass kam. Eine neue Energiequelle musste her und erschloss sich durch die Nutzung des Lichtes, eine einfache Form der **Photosynthese** entstand.
Erst durch diese erste Form der Photosynthese, wie sie von den Blaualgen praktiziert wurde, entstand der erste freie Sauerstoff vor ca. 2,5 Milliarden Jahren.

Protobionten hatten somit einen Stoffwechsel und zeigten auch Erregbarkeit, hatten aber noch keine Vererbung. Diese Aufgabe übernahm die RNA. Durch ihre strukturellen Eigenschaften und ihre Instabilität war sie sehr mutationsanfällig.
In einem weiteren Evolutionsschritt entstand dann die stabilere DNA, die RNA übernahm infolgedessen die Vermittlerfunktion zwischen Proteinen und DNA.
Alle heute lebenden Zellen besitzen DNA als Erbmaterial.
Die Entstehung der DNA hatte zur Folge, dass aus den einfachen Protobionten das erste Leben entstand: die **Prokaryonten**.

2.2 Die ersten Zellen

**Prokaryonten** (Bakterien) sind einfache Zellen (Protocyten) ohne Zellkern. Sie besitzen weder Organellen, noch ein Cytoskelett, aber sie verfügen über Ribosomen.
Die DNA befindet sich frei im Cytoplasma und ist ein ringförmig angeordnetes Molekül, das auch als Bakterienchromosom bezeichnet wird.
Sie können aerob oder anaerob, autotroph oder heterotroph leben und teilen sich durch Zweiteilung und nicht mitotisch.
Bakterien können zusätzlich Plasmide besitzen, das sind extrachromosomale ringförmige DNA-Moleküle, welche Resistenzgene gegen verschiedene Antibiotika tragen können.

Die *Endosymbiontentheorie* besagt, dass Prokaryonten durch Endozytose von einer anderen Zelle aufgenommen wurden und eine Symbiose mit dieser Zelle eingingen.
Irgendwann wurde diese Symbiose unauflösbar (Endosymbiose) und aus den beiden Zellen wurde ein komplexeres Lebewesen.
Durch die Endosymbiontentheorie wird die Entstehung von Chloroplasten und Mitochondrien und infolgedessen die Entstehung der *Eukaryonten* erklärt.

Eukaryonten heißen die Zellen aller höheren tierischen Lebewesen, aller Pflanzen, Pilze und Hefen. Sie besitzen einen Zellkern, der ihre lineare DNA beherbergt und haben Organellen die im Cytosol eingebettet sind. Ihre strukturelle Stabilität verleiht ihnen ihr Cytoskelett. Pflanzliche Zellen haben eine zusätzliche Zellwand.
Eukaryonten leben autotroph oder heterotroph, in der Regel aerob, es gibt aber auch anaerobe Vertreter (Hefe). Amöben beispielsweise gehören als Krankheitserreger auch zu den Eukaryonten.

Viren sind infektiöse Partikel, die weder einen Zellaufbau, noch Zellorganellen besitzen. Sie können als sogenannte Virionen auf unterschiedliche Art und Weise übertragen werden (Körperflüssigkeiten, Insektenstiche etc.), benötigen aber zur Vermehrung immer wieder eine sogenannte Wirtszelle, da sie nicht zur eigenständigen Reproduktion fähig sind. Die befallene Wirtszelle wird dabei so modifiziert, dass sie neue Viren produziert und dabei zugrunde geht. Diese Umstände haben dazu geführt, dass Viren nicht zu den lebenden Organismen gezählt werden, da sie nicht alle Punkte der Definition eines Lebewesens erfüllen.
Viren können sowohl über RNA als auch über DNA als Erbinformationsträger verfügen. Zu den doppelsträngigen DNA-Viren zählen die Pocken und Herpesviren, zu den einsträngigen Vertretern die Rotaviren.
Viren mit RNA als Erbinformation sind besser als Retroviren bekannt, sie sind dank dem Enzym *Reverse Transkriptase* in der Lage, ihr Genom in das der Wirtszelle einzuschreiben, was einen genetischen Defekt zur Folge hat.
Zu den Bakteriophagen zählen jene Viren die sich auf Bakterien als Wirtszellen spezialisiert haben.
Bei einer **Impfung** werden dem Organismus entweder noch lebende, aber abgeschwächte, oder abgestorbene Viren injiziert, um eine Immunantwort zu erzielen, die dem Organismus bei einem ernsthaften Kontakt einen Vorteil bei der Bekämpfung liefern soll.

2.3 Charles Darwin

Maßgebliche Erkenntnisse zur Entdeckung der biologischen Evolution stammen vom Begründer der modernen Evolutionstheorie, **_Charles Darwin_** (1809-1882).

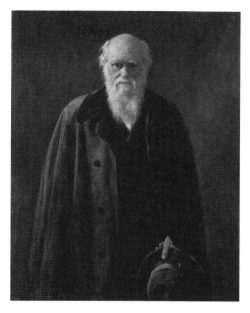

[Quelle: http://de.wikipedia.org/wiki/Charles_Darwin]

Er war das fünfte Kind einer wohlhabenden gebildeten Landarztfamilie. Nach einer weinig erfolgreichen Schulzeit begann Darwin, wie auch schon sein Vater und sein Großvater vor ihm, in Edinburgh Medizin zu studieren, musste jedoch nach zwei Jahren feststellen, dass Medizin nicht das Richtige für ihn ist.
Mit wenig Begeisterung begann er daraufhin Theologie in Cambridge zu studieren und schloss dieses Studium mit 22 Jahren ab. Seine Freizeit verbrachte er mit naturwissenschaftlichen Vorträgen, geologischen Exkursionen und dem Sammeln von Käfern.
Nach seinem Abschluss bekam er das Angebot als naturwissenschaftlich gebildeter Begleiter an Board der HMS Beagle an einer Expedition nach Patagonien und Feuerland teilzunehmen, um dort kartographische Vermessungen durchzuführen. Am 27. Dezember 1831 stach die HMS Beagle in See und während dieser fünf Jahre andauernden Reise hatte Darwin die Gelegenheit, geologische Formationen der verschiedenen Kontinente und zahlreiche Fossilien und lebende Tiere zu untersuchen.

Zur damaligen Zeit war George Cuviers Kataklysmentheorie die anerkannte Lehrmeinung unter Geologen und Biologen. Die Theorie basiert auf der Annahme, dass der Unterschied der Faunen und Floren zwischen den einzelnen geologischen Zeiten nur durch das Eintreten großer Katastrophen (Kataklysmen) erklärbar sei, die plötzlich und ohne alle Zwischenstufen die Mehrzahl der Lebewesen eines Gebietes vernichtet hätten. Im Anschluss daran seien Tiere und Pflanzen entweder durch Neuschöpfung entstanden oder aus anderen Gebieten eingewandert. Darwin jedoch machte auf den Galapagosinseln eine Entdeckung, die diese Theorie zu wiederlegen schien: Er beobachtete Finken, welche nahe verwandt, aber von Insel zu Insel verschieden in ihren äußeren Merkmalen und ihren Essgewohnheiten waren.
Heute weiß man, dass sich aus den ersten Finken, die sich vor tausenden Jahren von Südamerika aus auf der Inselgruppe angesiedelt haben, 13 verschiedene Arten entwickelt haben. Diese nach ihrem Beobachter benannten „Darwin-Finken" hatten sich im Laufe der Zeit den verschiedenen gegebenen Lebensweisen und -räumen optimal angepasst. Neben den Finken fand Darwin auch

bei Riesenschildkröten, die auf jeder der Inseln heimisch waren und zwar zur selben Gattung gehörten (Testudo Elephantopus), aber dennoch unterschiedliche Formen ihres Rückenpanzers aufwiesen, Grund zu einer Frage: Waren ausgestorbene und heute lebende (rezente) Lebewesen möglicherweise miteinander verwandt?

Nachdem Darwin 1836 zurückgekehrt war, begann er seine Ideen über die Wandelbarkeit der Arten aufzuschreiben. Etwa im Jahre 1838 hatte er seine Theorie der Evolution durch natürliche Selektion grob fertiggestellt, in den darauffolgenden 20 Jahren verbrachte er seine Zeit damit, die Anatomie und Biologie von Tiergruppen wie Seepocken intensiv zu studieren.

Erst 1859 wurde eine Kurzfassung von Darwins „*Origin of Species*" herausgegeben, nachdem Darwin sie zwei Jahre zuvor, angespornt durch ein Manuskript von einem Biologen namens Alfred Russel Wallace, welcher ähnliche Ideen hatte, der Linnean Society vorgelegt hatte. Darwin wurde die Urheberschaft seines Gedankens anerkannt, sein Buch war bereits am ersten Tag seines Erscheinens vergriffen, wenngleich es auch viel Kritik hagelte, vor allem seitens der Kirche.
Erst nach der Wiederentdeckung der Mendel'schen Genetik wurde der Boden für den Darwinismus geebnet.

2.4 Biologische Evolution

Darwins *Evolutionstheorie* war im Prinzip auf vier Hypothesen aufgebaut:
1. Veränderlichkeit: Die Welt ist nicht unveränderlich, sondern unterliegt einem kontinuierlichen Veränderungsprozess.
2. Gemeinsame Abstammung: Alle Organismen stammen durch einen kontinuierlichen Verzweigungsprozess von gemeinsamen Vorfahren ab.
3. Allmählichkeit der Evolution: Die Evolution erfolgt stets allmählich und nicht in Sprüngen.
4. Natürliche Auslese (Selektion): Die am besten angepassten Organismen zeugen am meisten Nachkommen, dadurch werden schlechter angepasste Organismen verdrängt.

Die *Selektion* ist der Grundpfeiler von Darwins Evolutionstheorie. Sie setzt sich wiederum aus verschiedenen Faktoren zusammen:

- Abiotische Faktoren, also Faktoren der Umgebung, die das (Über)leben einer Spezies beeinflussen.
- Zwischenartliche Faktoren, wie die Existenz von links und rechtsgedrehten Schneckenhäusern in einer Gattung. Die linksgedrehten können aufgrund ihrer Physiologie von bestimmten Vögeln nicht gefressen werden und haben so einen Vorteil.

➤ Innerartliche Faktoren, die bewirken, dass innerhalb einer Herde schwache oder kranke Tiere zurückgelassen werden um das Gesamtwohl der Herde nicht zu gefährden.

Der Begriff **_Art_** oder **_Spezies_** gehört zu den grundlegenden biologischen Klassifiktationsschemata.

In der Biologie unterscheidet man verschiedene Artkonzepte, die sich überschneiden, aber nicht zu identischen Klassifikationen führen.

Meistens bezeichnet der Begriff _Art_ eine Gruppe von Organismen, die so viele unverwechselbare morphologische und physiologische Merkmale gemeinsam haben, dass sie dadurch gegenüber jeder anderen Gruppe von Lebewesen abgegrenzt werden können.

Nach einer anderen Auffassung gehören jene Organismen und ihre direkten Nachkommen zu einer _Art_, die sich miteinander auf natürliche Weise unter Zeugung fruchtbarer Nachkommen fortpflanzen (Alles was sich schart, und paart nenne ich Art).

Der Begriff **_Artbildung_** oder **_Speziation_** beschreibt die Entstehung neuer biologischer Arten und wurde im Prinzip von Darwin geprägt.

Der Mechanismus der Artbildung wurde später von Ernst Mayr in der Synthetischen Evolutionstheorie diskutiert und zusammengefasst und ist in folgenden Stufen erklärt:

1. Zwei Populationen derselben Art werden getrennt. Die Separation findet **durch geographische Barrieren** statt, die durch klimatische Faktoren (beispielsweise Eiszeiten), geologische Faktoren (z. B. Grabenbruch, Vulkanismus, Plattentektonik, Landhebungen und Senkungen mit Einbruch oder Austrocknung von Meeresarmen), möglicherweise auch durch menschliche Eingriffe (z. B. Verinselung ehemals zusammenhängender Biotope (Lebensräume) durch Zerstörung der verbindenden Flächen) entstehen. Möglich ist auch Isolation aufgrund von Migrationen, z. B. durch die Neubesiedlung von Inseln und abgetrennten Binnengewässern. Alle diese Mechanismen heben die Fortpflanzungsgemeinschaft auf und trennen die Populationen in zwei Genpools (allopatrische Artbildung).
2. Die Populationen entwickeln sich durch adaptive **Mutationen**, aber auch durch zufällige Mutationen (Gendrift*) auseinander, wodurch die genetische Übereinstimmung sinkt. Immer mehr Gene bilden unterschiedliche Allele aus.
3. Es entstehen dadurch unterschiedliche **Phänotypen**, die sich anatomisch, im Stoffwechsel und/oder im Verhalten voneinander unterscheiden. Teilweise sind diese Unterschiede adaptiv, das heißt, dass die Populationen unterschiedlichen Selektionsdrücken auf Grund unterschiedlicher ökologischer Bedingungen in den beiden Gebieten ausgesetzt sind und sich dadurch in der ökologischen Nische unterscheiden.

4. Unabhängig davon kommt es zu **Inkompatibilitäten**, die in der Morphologie und Anatomie (zum Beispiel unterschiedliche Formen von Geschlechtsorganen), Ökologie (unterschiedliche Symbionten, verschiedene Insektenarten für die Bestäubung und Anpassung des Blütenbaus), Genetik (beispielsweise unterschiedliche Chromosomenzahl oder Chromosomengröße, dadurch Probleme bei der Meiose (genetische Separation)) oder im Verhalten (zum Beispiel unterschiedliches Balzverhalten) begründet sind und bei einer Aufhebung der Barriere eine Vermischung der Populationen verhindern.

Es hat eine so genannte **reproduktive Isolation** stattgefunden und damit sind zwei unterschiedliche biologische Arten entstanden.

***Gendrift** ist die zufällige Änderung des Genpools einer Population. Diese ist in kleinen Populationen viel wirksamer als in großen, da Änderungen in großen Populationen im Prinzip viel leichter „untergehen" als in Kleinen, unter **Polymorphismus** versteht man das Auftreten von mehreren Genvarianten in einer Population (>1%).

Als Relikte dieser Artbildung weisen verschiedene Lebewesen untereinander selbst nach Jahrmillionen noch sehr viele sogenannte *Homologien* auf. Das bedeutet, dass verschiedene Organe, Organsysteme oder andere anatomische Strukturen trotz möglicher unterschiedlicher Funktion und unterschiedlichem Aussehen den gleichen Evolutionären Ursprung haben. Anhand der Homologie der Handknochen verschiedener Säugetiere lässt sich das sehr gut erkennen:

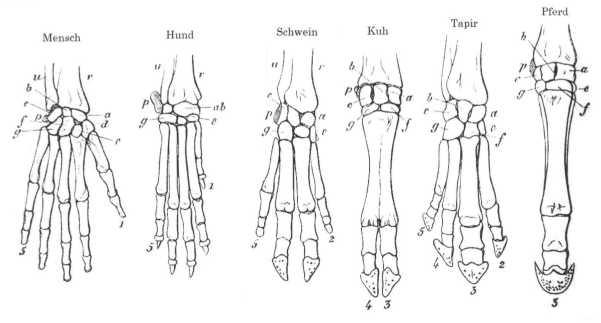

[Quelle: https://de.wikipedia.org/wiki/Homologie_(Biologie)]

2.5 Mutationen

Als Mutation bezeichnet man eine dauerhafte Veränderung des Erbgutes. Der Fachbegriff wurde 1901 vom Botaniker Hugo de Vries geprägt. Sie betrifft zunächst nur das Erbgut einer Zelle, wird aber von dieser an alle eventuell entstehenden Tochterzellen weitergegeben. Bei mehrzelligen Tieren kann man unterscheiden zwischen Keimbahn-Mutationen, die an die Nachkommen weitergegeben werden können, und somatischen Mutationen, die in anderen Geweben stattfinden und daher nicht an die Nachkommen weitergegeben werden.

Ursachen von Mutationen können **chemische Mutagene** (Nitrite, alkylierende Substanzen) sein, die zu einer lokalen Veränderung der Nukleotidsequenz führen, **physikalische Mutagene** (Hitze, UV Strahlung, ionisierende Strahlung), sowie **Viren**, die Chromosomenbrüche verursachen und ihre DNA ins Wirtsgenom einfügen.

Auch erhöhtes Alter, das zur Zunahme von somatischen Mutationen und Keimbahnmutationen beiträgt, gilt als Ursache für Mutationen.

Die *Keimbahnmutation* findet in den Zellen der Keimbahn statt und kann auf die nächste Individualgeneration vererbt werden.

Die *somatische Mutation* läuft in somatischen Zellen ab (nach der Zygotenbildung).
Das betroffene Individuum ist ein Mosaik aus normalen und mutierten Zellen (genetisches oder chromosomales Mosaik) oder hat einen mutierten Zellklon (Tumor)
Dieses Mosaik somatischer Zellen kann meist nicht auf die nächste Individualgeneration vererbt werden.

Genmutationen führen zu Veränderungen der DNA im submikroskopischen Bereich und können an ihren Folgen (verändertes Genprodukt, veränderter Phänotyp) oder mit molekularen Methoden nachgewiesen werden.
Es gibt zwei Entstehungsmechanismen:

> ⇒ *Basenaustausch (Punktmutation):* Veränderung einer Nucleotidbase (durch Desaminierung, tautomere Umlagerung u.a.), die zu Fehlpaarungen bei der Replikation oder Transkription führt:
> Transition (Purin <-> Purin; Pyrimidin <-> Pyrimidin) und Transversion (Purin <-> Pyrimidin) können zum Einbau einer anderen Aminosäure („missense") oder Abbruch der Polypeptidsynthese („nonsense") führen, oder auch ohne Folgen bleiben.

⇨ *Deletion und Insertion*: Wegfall oder Hinzufügen eines oder mehrerer Nucleotide können zur Verschiebung des Ableserasters auf der DNA führen.

Reparaturmechanismen für Genmutationen sind die <u>Korrekturlesefunktion der DNA-Polymerase</u>, das <u>Photoreparatursystem für Thymindimere</u> sowie das Excisionreparatursystem für Basen und Nukleotide.

<u>Chromosomenmutationen</u> weisen eine veränderte Chromosomenstruktur auf und werden durch Chromosomenbrüche und Fehlteilung im Centromer verursacht.
Man unterscheidet zwischen balancierten und unbalancierten Chromosomenabberationen:

⇨ **Balanciert:**
Gesamtmenge des genetischen Materials im Wesentlichen unverändert, meist keine phänotypischen Auswirkungen. Träger haben allerdings ein erhöhtes Risiko für unbalancierte Nachkommen.

- Als <u>Inversion (inv)</u> bezeichnet man eine 180° Drehung mit Wiedereinfügung eines, durch 2 Chromosomenbrüche herausgelösten, Abschnitts.
Bei der <u>parazentrischen Inversion</u> geschieht dies innerhalb eines Armes, bei der <u>perzentrischen Inversion</u> ist das Centromer miteinbezogen.

- <u>Translokation (t)</u> ist die Verlagerung eines oder mehrerer Chromosomenabschnitte.
Bei der einfachen Translokation wird ein Abschnitt auf ein anderes Chromosom verlagert, bei der reziproken Translokation findet ein Stückaustausch zwischen einem oder mehreren Chromosomen statt.

- Die <u>zentrische Fusion</u> oder auch <u>Roberton'sche Translokation</u> ist der Austausch zwischen den langen Armen zweier akrozentrischer Chromosomen (Chromosom, dessen Einschnürung in der Nähe der Chromosomenenden liegt) unter Verlust der beiden kurzen Arme (NOR-Regionen)

⇨ **Unbalanciert:**
Die Gesamtmenge des genetischen Materials ist verändert, was phänotypische Auswirkungen hat. Hier haben Träger selten Nachkommen.

- Als <u>Deletion (del)</u> bezeichnet man einen chromosomalen Stückverlust. Hier wird zwischen terminaler Deletion am Ende eines Armes und interstitieller Deletion innerhalb eines Armes unterschieden.

- Bei der <u>Duplikation (dup)</u> wird ein Chromosomenabschnitt verdoppelt.

- Beim <u>Ringchromosom</u> findet ein terminaler Stückverlust an beiden Armen statt (Ringschluss).

- <u>Unbalancierte Translokation</u> ist eine Neumutation oder Folge einer balancierten elterlichen Translokation.

- Die <u>zentrische Fusion</u> ist ebenfalls eine Folge einer elterlichen Translokation. Beispielsweise kommt es bei einem Isochromosom zu einer Fehlteilung des Centromers (Tumor).

<u>*Genommutationen*</u> betreffen die Anzahl der Chromosomen und kommen durch einen Fehler bei der Meiose zustande. Man unterscheidet hier zwischen:

⇨ **Aneuploidie:** 1 Chromosom fehlt, oder ist doppelt vorhanden. Beispiele hierfür wären:
- Trisomie 21 (Down-Syndrom)
- Monosomie X (Turner-Syndrom)
- Trisomie 13 (Pätau-Syndrom)
- Trisomie 18 (Edwards-Syndrom)
- Klinefelter Syndrom (Mann hat zwei X-Chromosomen)
- Trisomie X (Triplo-X-Syndrom bei Frauen)

Die Nomenklatur gibt hier genau an, welches Chromosom (Nummer) betroffen und wie oft es vorhanden ist (Mono- oder Trisomie).

⇨ **Polyploidie:** Mehr als zwei Chromosomensätze sind in einer Zelle vorhanden.

Der Begriff *__Mutationsrate__* beschreibt die Häufigkeit der Mutationen pro Genort und Generation, bei gleichbleibenden Bedingungen. Die durchschnittliche Mutationsrate liegt bei ca. 3×10^{-5}.

2.6 Entwicklung des Menschen

Im entwicklungsgeschichtlichen Stammbaum des Menschen gibt es nach wie vor sehr viele ungeklärte Fragen und sehr viele "Missing Links". Als geklärt gilt, dass Afrika die Wiege des Menschheit ist und alle Bevölkerungswellen von dort ausgingen. Als letztes kam der Homo sapiens und bevölkerte mit Ausnahme der Antarktis, alle Kontinente. Für den Aufnahmetest sollte man den die Linie des Homo Sapiens bis hin zum Australopithecus kennen.

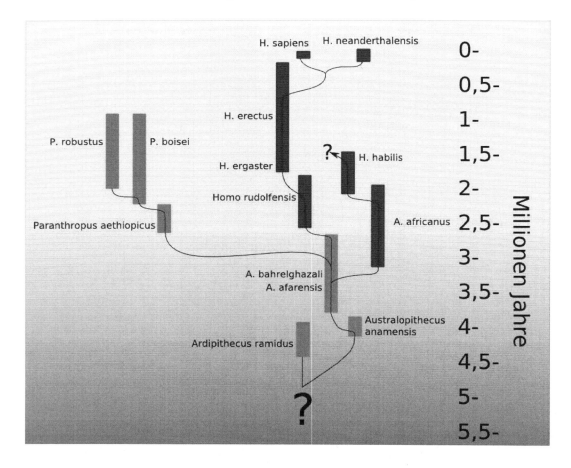

[Quelle: https://de.wikipedia.org/wiki/Stammesgeschichte_des_Menschen]

Aus einer Art der Gattung **Australopithecus** entwickelten sich vor zwei bis drei Millionen Jahren die ersten Vertreter der Gattung Homo, die sich neben den Fossilienfunden besonders durch die Fähigkeit Werkzeuge herzustellen und zu verwenden auszeichneten. Der **Australopithecus anamensis** gilt heute als wahrscheinlichster Urvater der Homini-Art.

Die beiden ältesten bekannten Homo-Arten sind der **Homo rudolfensis** und der **Homo habilis**. Die Verwandtschaftsbeziehungen dieser beiden Arten ist in alle Richtungen äußerst umstritten. Sie haben jedoch noch eine sehr starke anatomische Ähnlichkeit zum Australopithecus, weshalb in Fachkreisen bereits darüber diskutiert wurde, sie rückwirkend dieser Art zuzusprechen.

Vor etwa zwei Millionen Jahren entwickelte sich dann der **Homo ergaster**. Ob es sich dabei um eine abgegrenzte Art gehandelt hat, ist auch mehr als umstritten. Einige Forscher sehen diese Gattung eher als frühe Vertreter der Art **Homo erectus**. Der Homo erectus war der erste Vertreter der Gattung Homo, der Afrika verließ und sich über den vorderen Orient nach Asien und Europa ausbreitete.

Vor ca. 800.000 Jahren entwickelte sich aus dem Homo erectus eine Form, die ein größeres Gehirn besaß: der **Homo heidelbergensis**. Es ist auch hier wiedermal umstritten, ob sie als eigene Art oder, oder als eine Unterart des Homo erectus zu sehen ist.

Aus Homo heidelbergensis bzw. Homo erectus heidelbergensis entwickelten sich in Europa die Neandertaler (**Homo neanderthalensis**), während fast zeitgleich aus den in Afrika verbliebenen Exemplaren des Homo erectus der **Homo sapiens** hervorging, der heutige Mensch.

Wie der Homo sapiens seinen Siegeszug bestritten hat, ist ebenfalls umstritten (Forschungen in diese Richtung müssen mit einer sehr hohen Selbstmordrate verbunden sein). Es gibt dazu aber zwei gängige Theorien:

- Die "Out of Africa" - Theorie besagt, dass der Homo sapiens vor 100.000 bis 200.000 Jahren in Afrika entstand und vor 60.000 bis 70.000 begann, die Welt zu erobern.

- Die zweite besagt dass der Homo erectus viel früher ausgewandert ist und sich dann multiregional gleichzeitig zu Vertretern des modernen Menschen entwickelt hat.

Genetische Untersuchungen haben aber bislang die "Out of Africa" - These bestätigt.

3. Die Zelle

Die Größe von Zellen variiert zwischen 0,5 und 400 µm, beim Menschen beträgt sie zwischen 3 und 200 µm. Allgemein gesehen besteht sie aus Organellen, also Bereichen mit bestimmten Funktionen, und dem Zytoplasma, welches aus Cytosol (Zellflüssigkeit) und Cytoskelett (Proteinnetzwerk) besteht.

3.1 Adenosintriphosphat (ATP)

ATP ist die energetische Währung der Zelle, welche bei der inneren Atmung in der Mitochondrien oder bei der Glykolyse im Zytoplasma entsteht, dabei werden 60% Wärme und 40% ATP frei. Werden ein oder zwei Phosphate durch Enzyme hydrolytisch abgespalten, so entsteht ADP (Adenosindiphosphat) oder AMP (Adenosinmonophosphat). Die Spaltung der Bindung verbraucht zunächst wie jede Bindungsspaltung Energie.
Insgesamt werden jedoch durch die anschließende Hydratation des abgespaltenen Phosphats unter Standardbedingungen jeweils 32,3 kJ/Mol (Spaltung einer Bindung) oder 64,6 kJ/Mol (Spaltung beider Bindungen) Energie für Arbeitsleistungen in den Zellen frei.

[Quelle: http://de.wikipedia.org/wiki/Adenosintriphosphat]

3.2 Die Zellteilung

Die Zellteilung ist der biologische Prozess, der das Wachstum und die Fortpflanzung aller Lebewesen gewährleistet. Dabei entstehen zwei Tochterzellen aus einer Mutterzelle und der Ablauf folgt dem sogenannten Zellzyklus, der sich bei den Eukaryonten in die **Zellkernteilung (Mitose oder Karyogenese)** und die **Zellplasmateilung (Zytokinese)** gliedert.
Da die Prokaryonten keinen Zellkern besitzen, findet hier keine Mitose statt. Hier heftet sich die Bakterien-DNA nach der Replikation an die Zellmembran und über eine Einschnürung dieser Membran folgt eine Teilung, aus der zwei identische Tochterzellen entstehen. Dieser Vorgang dauert 20 Minuten.

Im Normalfall ist nach der Teilung das Erbgut der Tochterzellen identisch mit dem der Elternzelle. Findet trotzdem eine Änderung der genetischen Information während der Zellteilung statt, so handelt es sich um eine Mutation.

TMK

Beim Menschen teilen sich nicht alle Zellen in derselben Geschwindigkeit. Darmzellen beispielsweise teilen sich jeden Tag, Leberzellen hingegen nur einmal im Jahr und Nervenzellen so gut wie nie.

Das menschliche Genom besteht aus 46 Chromosomen, je 23 stammen vom Vater und 23 von der Mutter. Eine menschliche Zelle mit 46 Chromosomen nennt man diploid, eine mit 23 ist haploid.

Die menschlichen Chromosomen werden in 44 Autosomen, die nach ihrer Größe sortiert sind, und zwei Geschlechtschromosomen (Gonosomen), X und Y, unterteilt. Die Gesamtheit der Chromosomen bildet das Chromatin im Zellkern.

Der Zellzyklus

Wenn eine eukaryontische Zelle das Signal erhält, sich zu teilen, dann tritt sie in den sogenannten Zellzyklus ein. Der Zellzyklus ist der regelmäßige Wechsel zwischen Interphase und Kernteilung (Mitose). Einer Mitose geht immer eine Interphase voraus, da in ihr die Zelle wächst und bereits Baumaterial synthetisiert.

Bei der Mitose wird die Erbinformation durch ein vorgegebenes Teilungsmuster exakt auf die beiden entstehenden Tochterzellen verteilt.

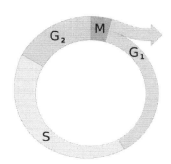

[Quelle: http://de.wikipedia.org/wiki/Zellzyklus]

Bei Säugetieren dauert der Zellzyklus in der Regel 22 Stunden, wobei der größte Teil der Zeit, ca. 90% auf die Interphase fällt.

Die Interphase:

Diese Phase wird wiederum in mehrere Phasen unterteilt:

- ➢ *G1-Phase (Gap):* Hierbei handelt es sich um die Wachstumsphase der Zelle, deren Dauer variabel ist. In dieser Zeit werden Organellen vermehrt, Replikationsenzyme und Nukleotide, sowie der S-Phase-Aktivator werden gebildet.

- ➢ *G0-Phase:* Bestimmte Zelltypen können nach der G1-Phase auch in eine Art Ruhephase übergehen. Diese ist meist reversibel, beispielsweise bei Stammzellen, die sehr lange in dieser Phase verbleiben können.
  Es gibt aber auch Zelltypen, bei denen nach Abschluss ihrer Differenzierung keine weitere Zellteilung mehr vorgesehen ist. Nervenzellen zählen zu diesen Zelltypen, ihre G0-Phase ist irreversibel.

- **S-Phase (Synthese-Phase):** In der Synthesephase findet die Verdoppelung der DNA statt. Es wird zu jedem vorhandenen Chromatid ein Schwesternchromatid gebildet. Ein Chromosom besteht infolgedessen aus zwei identischen Schwesterchromatiden, welche am Zentromer verbunden sind. Auch die Histone (Protein, um das die DNA gewickelt ist) und die Centriolen werden in der S-Phase verdoppelt. Euchromatin wird in der frühen, Heterochromatin in der späten S-Phase verdoppelt.

- **G2-Phase:** Der Kern hat bereits eine enorme Größe erreicht und die Teilungsebene der Zelle wird festgelegt. Weiters wird der M-Phase-Förderfaktor gebildet, dieser leitet die Mitose ein.

Die Mitosephase:

- **M-Phase:** Die Mitose wird in mehrere Stadien geteilt. Im Normalfall entstehen aus einem diploiden Kern zwei identische diploide Tochterkerne:

    - Prophase: Da das Chromatin kondensiert, werden die Chromosomen sichtbar. Die Nucleoli lösen sich auf, die Centriolen wandern zu den Zellpolen und der Aufbau des Spindelapparats beginnt.

    - Prometaphase: Die Chromosomen kondensieren weiter und die Kernhülle zerfällt in Vesikel, woraufhin die Spindelfasern in den ehemaligen Kernbereich eindringen und die Chromosomen anfangen, sich in die Metaphasenebene zu bewegen.

    - Metaphase: Die Chromosomen sind nun am stärksten kondensiert. Die Transkription ist stark eingeschränkt, die Schwesternchromatiden sind aber noch verbunden.
      Die Spindel ist voll ausgebildet und die Chromosomen ordnen sich durch Mikrotubuli einzeln in der Metaphasenplatte (Äquatorialebene) an. Die verschiedenen Chromosomen können jetzt nach Form und Größe deutlich unterschieden werden.

    - Anaphase: Nun erfolgt die endgültige Trennung der Schwesterchromatiden. Die Chromatiden wandern durch Verkürzung der Spindelfasern zu den Zellpolen, die Spindelpole weichen auseinander und die Zelle streckt sich.

- Telophase: Die Chromatiden befinden sich nun an den Zellpolen, es kommt zur Dekondensation, zur Bildung der Kernhülle und zu Neubildung der Nucleoli.

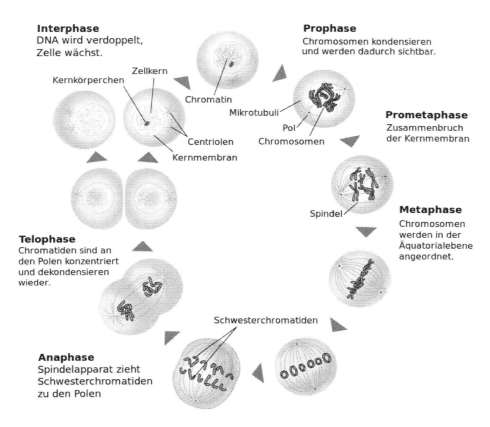

[Quelle: http://de.wikipedia.org/wiki/Mitose]

Die Regulation des Zellzyklus unterliegt strengen Auflagen, so auch die Abfolge der einzelnen Phasen.

Außerhalb des Zellkerns läuft die Mitose folgendermaßen ab:
An der Zellwand entsteht zunächst in der Äquatorialebene eine dünne Haut, die Zellplatte, durch das Zusammenfließen von Vesikeln (von Golgi-Apparat).
Nach der Fertigstellung der Zellwand bleibt diese Zellplatte als Mittellamelle erhalten.
In einem weiteren Schritt werden beidseitig Mikrofibrillen in einer regellosen Streuungstextur aufgelagert und bilden so die Primärwände.
Diese Fibrillen sind durch Wasserstoffbrückenbindungen mit einander verbunden und durch ihre regellose Struktur sehr dehnbar, was zur Kompensation des Flächenwachstums der Zelle

während der Teilung auch nötig ist. Durch die Dehnung der Zellwand wird diese immer dünner, was durch die Auftragung weiterer Fibrillen kompensiert wird.

Nach dem Flächenwachstum der Zellwand setzt nun das Dickenwachstum ein, indem Mikrofibrillen schichtweise parallel aufgetragen werden, wobei die Fibrillen aneinander liegender Schichten sich meist kreuzen (Paralleltextur).

Die so entstehende Sekundärwand macht den Großteil der Zellwand aus und gibt ihr Stabilität, ist jedoch nicht so dehnungsfähig wie die Primärwand.

Gegen Ende des Wachstums wird die letzte Schicht, die Abschlusslamelle oder Tertiärwand, aufgetragen, welche aus Hemizellulose und Protopektin besteht.

Die DNA-Replikation

Hierbei handelt es sich um die Verdoppelung der DNA in der S-Phase des Zellzyklus. Die DNA-Replikation verläuft semikonservativ, das heißt jeder der beiden daraus entstehenden Stränge besteht zur Hälfte aus altem und zur Hälfte aus neu synthetisiertem Material.

Sie beginnt an ca. 10.000 Startpunkten, den sogenannten *Origins* gleichzeitig, was bedeutet dass sie immer abschnittsweise verläuft. Die gesamte DNA wird während der Synthese-Phase einmal verdoppelt, was ca. 7 bis 8 Stunden dauert.

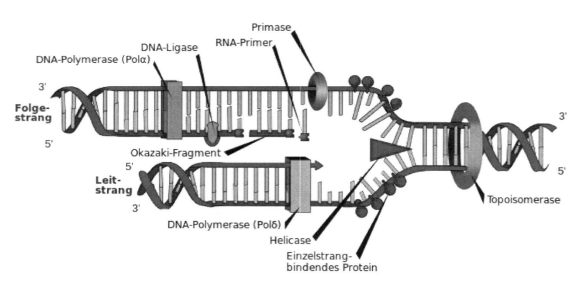

[Quelle: http://de.wikipedia.org/wiki/Replikation]

Die **Replikation** läuft mit Hilfe der abgebildeten Enzyme ab, die nun genauer erklärt und beschrieben werden:

> *Die Topoisomerase* entspiralisiert die Doppelhelix.

- *Die Helikase* öffnet den Doppelstrang, durch Lösung der Wasserstoffbrücken-Bindungen.

- *Die Primase* setzt kurze Anfangsstücke aus RNA, die sogenannten Primer, an beiden Strängen. Diese Primer sind nötig, da die DNA-Polymerase ein freies 3'Ende benötigt.

- *Die DNA-Polymerase* synthetisiert ausgehend vom Primer in 5'3' Richtung den neuen DNA-Strang. Es gibt einen Leitstrang mit einem Primer. Die Synthese erfolgt kontinuierlich in 5'3' Richtung, was aber die Gegenrichtung zur Öffnungsrichtung darstellt. Inzwischen öffnet die Helikase weiter und Einzelstrangbindeproteine werden angelagert, damit der Strang auch offen bleibt. Weiter vorne wird wieder ein neuer Primer gesetzt, wodurch die DNA-Polymerase nach vorne springen kann und wieder entgegen der Öffnungsrichtung bis zum vorigen Primer einen Abschnitt synthetisieren kann.

- *Die Nukleasen* bauen die bereits verwendeten Primer ab und die Lücken, die sie hinterlassen, werden von der DNA Polymerase geschlossen.

- *Die Ligase* verbindet die einzelnen Abschnitte (Okazaki-Fragmente) miteinander.

- *Die Telomerase* verhindert das Kürzerwerden der Chromosomen an den Enden der Strangfragmente und an den ehemaligen Primerstellen, indem es repetitive Sequenzen anhängt. Dadurch hat die Polymerase wieder Platz und kann weiter synthetisieren.
Die Telomerverkürzung wird für das Altern der Zelle verantwortlich gemacht, da das Enzym in somatischen Zellen inaktiv ist. Die Telomere, also die Enden der Chromosomen, werden so immer kürzer, bis die Gene selbst betroffen sind.
Lediglich in der Keimzellenentwicklung wird die Telomerase aktiviert und auch in Tumorzellen ist die Telomerase aktiv, was für die Unsterblichkeit dieser Zellen verantwortlich gemacht wird.
Die Telomere der Chromosomen sind grundsätzlich einzelsträngig und klappen sich um, um die Enden des Strangs vor dem Abbau zu schützen.

Die Frage, warum die DNA-Polymerase nur in 5'3' Richtung lesen kann, ist darin beantwortet, dass sie eine *Korrekturlesefunktion* hat. Das heißt, sie kann ein falsch eingebautes Nukleotid erkennen, daraufhin stoppen und es ausschneiden. Bei diesem Vorgang handelt es sich dann um eine **3'5' Exonuklease**.

Diese Funktion ist sehr wichtig, da die DNA-Polymerase Fehler macht und diese so ausgemerzt werden können. Würde sie in 3'5' Richtung lesen, hätte sie diese Funktion nicht.

3.3 Die Zellmembranen

Alle Zellen sind von Membranen umgeben. Bei der Eucyte (Eukaryontenzelle) finden sich auch zahlreiche Membranen innerhalb der Zelle, sie grenzen die Zellorganellen ab.
Membranen in der Zelle dienen der Kompartimentierung in verschiedene Stoffwechselräume.
Organellen sind von einer oder zwei Membranen umgeben, Ribosomen sind nicht von Membranen umgeben.
Alle Zellmembranen besitzen den gleichen Grundaufbau, sie bestehen aus Lipiden und zu 30 bis 70% aus Proteinen.
Die *Glykocalyx* liegt an der Außenseite der Membran und besteht hauptsächlich aus Kohlenhydraten die durch Proteine und Lipide befestigt sind.
Ihre Zusammensetzung ist genetisch bestimmt und ihre Aufgaben liegen in der Kontakthemmung (infolge der Transkription), in der Blutgruppendefinition und als Rezeptor für die Endozytose.
Die Lipide bilden eine sogenannte Lipiddoppelschicht, in der die hydrophoben Teile der Moleküle jeweils zueinander ausgerichtet sind.
Die hydrophilen Anteile weisen zum wässrigen Cytosol hin.
In der Regel sind reine Lipiddoppelschichten ca. 5 nm dick, Biomembranen sind jedoch dicker (7 bis 10nm), da größere Proteine in sie eingelagert sind.

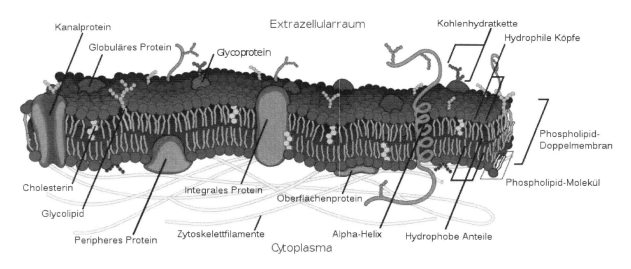

[Quelle: http://de.wikipedia.org/wiki/Zellmembran]

Die *__Biomembran__* dient als Trennschicht zwischen den verschiedenen Bereichen innerhalb einer lebenden Zelle oder auch zur Abgrenzung zum extrazellulären Raum (Plasmamembran).
Sie besteht aus einer Phospholipiddoppelschicht. Phospholipide bestehen aus einer hydrophilen Kopfgruppe (Cholin, Serin), die wie bereits erwähnt nach außen gerichtet ist, und aus hydrophoben Schwänzen, die zueinander, also nach innen zeigen.
Phospholipide sind daher amphipatisch (hydrophob und hydrophil). Die hydrophoben Schwänze sind Fettsäuren und da ungesättigte Fettsäuren einen Knick haben, wird die Membran fluider, je mehr ungesättigte FS in der Membran vorhanden sind, da die Phospholipide aufgrund des Knicks nicht so eng gepackt werden können.
Die *__Plasmamembran__* umgibt die eukaryontische und die prokaryontische Zelle, sie ist Schutz, Abgrenzung und Barriere, dient der Oberflächenvergrößerung, der Erregungsleitung und der Erkennung. Sie ist durchlässig für Wasser, Sauerstoff und kleine organische Moleküle, aber undurchlässig für große und geladene Moleküle.

Membranbestandteile:

- *Cholesterol*: Ist ein Membranbestandteil, der einen starren Steroidring besitzt und dadurch die Stabilität einer Membran erhöht und ihre Fluidität stark verringert.

- *Membranproteine*: Sind wichtige Bestandteile, die integral als Transporter (Kanäle oder Carrier) und peripher als Enzyme oder Rezeptoren fungieren.

Membrantransportmechanismen:
Die Zelle nimmt ständig Stoffe aus ihrer Umgebung auf, setzt diese um und gibt wiederum Stoffe an ihre Umgebung ab.
Man unterscheidet zwischen einem passivem Transport, der keine Energie benötigt, und einem aktiven Stofftransport mit Energieaufwand:

- Diffundieren können nur sehr kleine ungeladene Teilchen. Solch eine *Diffusion* läuft immer passiv ab und benötigt ein Konzentrationsgefälle, durch dessen Ausgleich sie ablaufen kann.

- *Kanäle* ermöglichen eine erleichterte Form der Diffusion und fungieren daher auch nur passiv, entlang eines Konzentrationsgradienten.
  Zum Start der Reaktion und somit zum Öffnen der Kanäle ist ein bestimmtes Signal nötig (Spannungsänderung, Hormon).
  Mit ca. 10.000 Ionen pro Sekunde läuft diese Art der Diffusion sehr schnell ab.

- *Carrier* sind membranständige Transportproteine, die aktiv und passiv fungieren können. Der aktive Transport erfolgt gegen ein Konzentrationsgefälle und daher unter Energieverbrauch, zum Beispiel durch die Spaltung von ATP.

Membrantransport:

Unter Membrantransport wird in der Biologie der Transport von unterschiedlichen Stoffen durch eine Biomembran verstanden. Werden dabei zugleich Teile der Membran selbst verlagert, wird dies gelegentlich gesondert als Membranfluss bezeichnet.

Das Innere eines von einer Biomembran umschlossenen Bereiches (beispielsweise das Zytoplasma einer Zelle) stellt eine biologisch aktive, in sich weitgehend geschlossene Einheit dar. Diese (selektive und selbstgesteuerte) Abgeschlossenheit gegenüber der Umwelt ist es, die der Zelle den Aufbau eines für ihre Funktion unerlässlichen Zellmilieus ermöglicht, um die aufgebauten Unterschiede gegenüber der Umgebung zu bewahren.

- *Lateraldiffusion* ist der Lagewechsel eines Phospholipids in derselben Schicht der Membran. Diese Art des Transports ist Voraussetzung für das Zellwachstum, Vesikelabschnürungen, alle Cytosen (Endo-, Exo-, Transcytose), für die Zellverschmelzung (Hybridisierung), sowie für alle Vorgänge bei denen sich die Größe der Membran verändern muss. Aufgrund der vielen genannten Anwendungsgebiete kommt diese Art des Membrantransports sehr häufig vor.

- *Endocytose* ist die Aufnahme von flüssigen und festen Stoffen in die Zelle durch bläschenförmige Abschnürungen (Vesikel) der Plasmamembran unter Energieverbrauch. Flüssigkeitsaufnahme nennt man *Pinocytose*, Aufnahme von Feststoffen *Phagozytose*.
  Die beladenen Vesikel verschmelzen mit dem Lysosom. Auch das Cytoskelett ist an der Endocytose beteiligt, durch den Actincortex der die Plasmamembran von innen verstärkt.

- *Exocytose* ist die Abgabe von Hormonen oder Abfallstoffen aus der Zelle, durch Fusionierung eines Vesikels (vom Golgi Apparat) mit der Membran.
  Dieser Vorgang benötigt ebenfalls Energie und auch das Cytoskelett ist gleich wie bei der Endocytose an dem Vorgang beteiligt.

- *Transcytose* ist der Transport durch die Zelle über Vesikel. Beispielsweise werden so Fetttröpfchen durch die Zellen der Darmschleimhaut transportiert

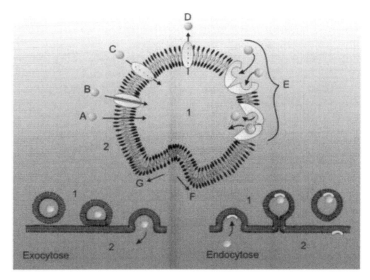

[Quelle: http://de.wikipedia.org/wiki/Membrantransport]

Die während der Cytosen ablaufende Neubildung, Abtrennung, Vergrößerung, Verschmelzung und Formveränderung von Membranen bezeichnet man als **Membranfluss**.

3.4 Die Zellwand

Eine Zellwand ist eine aus Polymeren aufgebaute Hülle, die in der Regel die Zellen der Bakterien, Pflanzen und Pilze umgibt. Sie liegt stets außerhalb der Plasmamembran der Zelle. Tierische Zellen besitzen keine Zellwände, doch Zellwände sind nicht der einzige Unterschied zu pflanzlichen Zellen: auch das Vorhandensein von Chloroplasten zur Photoysnthese, Vakuolen als Proteinspeicher und die Art der Speicherung von Kohlenhydraten, nämlich als Stärke (nicht als Gycogen) gelten als wesentliche Unterscheidungsmerkmale.

Der Übergriff für die Gesamtheit aller Zellwände und Zellzwischenräume in der Zelle ist *Apoplast*. Der Apoplast entsteht durch die Abgabe von Stoffen aus dem lebenden Teil der Zelle. Zellwände selbst entstehen nur während der Zellteilung neu.

Pflanzliche Zellwände geben der Zelle zum einen Stabilität und verhindern andererseits das Eindringen von Wasser. Könnte das Wasser ungehindert eindringen, so würde die Zelle nach einer gewissen Zeit unweigerlich platzen und wäre damit zerstört. Dieser Vorgang wird als *Turgor* bezeichnet. Die Zellwände umschließen die Zelle komplett und schützen sie.

Pflanzliche Zellwände bestehen aus zu Mikrofibrillen zusammengelagerter Cellulose, die in eine Matrix aus Pektinen, Hemizellulosen, Proteinen und Lignin eingefasst sind.

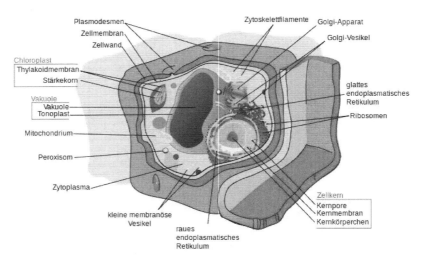

[Quelle: http://de.wikipedia.org/wiki/Zellwand]

Die bakterielle Zellwand trennt das Cytoplasma von der Umgebung, schützt vor widrigen Umweltbedingungen und hält die Zellgeometrie aufrecht.
Trotzdem ist sie flexibel und dünn genug, um Zellwachstum, Zellteilung und Transportvorgänge der Zelle nicht zu behindern. Zusätzlich zu diesen Aufgaben muss die Zellwand auch den hohen osmotischen Druck innerhalb der Zelle aufnehmen können, der durch die hohe Anzahl an löslichen Stoffen im Cytoplasma entsteht.
Außerdem dient die bakterielle Zellwand dem Schutz vor Phagen und bei pathogenen Bakterien gegen das Immunsystem ihrer Wirte, außerdem muss sie aggressiven Metaboliten konkurrierender Mikroorganismen standhalten. Bakterien können mit der so genannten Gram-Färbung grob nach ihrem Zellwandaufbau klassifiziert werden. Der Farbstoff Gentianaviolett ist bei gram-positiven Bakterien aufgrund ihrer vielschichtigen Zellwand nicht auswaschbar, daher erscheinen diese Bakterien unter dem Mikroskop blau. Gram-negative Bakterien hingegen haben eine dünnere Zellwand und erscheinen daher eher rot oder weisen gar keine Färbung auf. Ob ein Bakterium gram-positiv oder gram-negativ ist beeinflusst die Medikation.

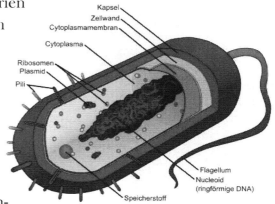

[Quelle: http://de.wikipedia.org/wiki/Zellwand]

3.5 Das Zytoskelett

Das Zytoskelett (auch Cytoskelett) ist verantwortlich für die mechanische Stabilisierung der Zelle und die Aufrechterhaltung ihrer äußeren Form, sowie für Bewegungen in der Zelle (Transporte etc.) und Bewegungen der Zelle als Gesamtes.
Im Zytoplasma bildet es ein Netzwerk aus dünnen fadenförmigen Zellstrukturen (Filamenten), die aus Proteinen bestehen.

Der Name Zellskelett ist nicht ganz richtig, da es sich dabei nicht wirklich um ein starres Gerüst, sondern viel mehr, um ein sehr flexibles Geflecht von Strukturen handelt.
Das gilt für alle Zytoskelettkomponenten:

Mikrotubuli (25nm) sind stabile Hohlzylinder, welche aus α- und β- Untereinheiten (Tubulin) bestehen und ein Dimer bilden. Mikrotubuli entstehen am γ-Tubulin der Centriosomen und erstrecken sich von dort aus in das Cytoplasma.
Sie bilden ein Schienensystem für den Vesikeltransport und sind wichtig für den Chromosomentransport (Spindelfasern) und die Polarität der Bewegung.
So genannte Capping-Proteine stabilisieren die Mikrotubuli, Dynein und Kinesin sind die Motorproteine, welche im Basalkörper einer Cilie oder Geißel für die Bewegung verantwortlich sind.

Die Hauptaufgaben der ***Aktinfilamente (Mikrofilamente)*** sind Zellausstülpungen, Bewegungen der Zelle, Kontraktion und Zellteilung. Aktin besteht aus einer doppelsträngigen Helix aus globulären Aktinmolekülen (mit plus und minus Ende), die unter der Plasmamembran den Zellkortex bilden.
Es gibt aktinbindende Proteine, Motorproteine, capping-Proteine und quervernetzende Proteine.
Aktin ist auch für die Ausbildung von Zellfortsätzen wichtig, welche man zum Beispiel in Nervenzellen und weißen Blutkörperchen findet.
Zusammen mit Myosin ist Aktin für Muskelkontraktionen verantwortlich. Während der Wechselwirkung zwischen Myosin und Aktin wird ATP hydrolisiert.

Ein ***Intermediärfilament*** (48 nm) besteht aus Monomeren mit aminoterminalem und carboxyterminalem Ende, die sich zu Coiled-Coil Dimeren zusammenhängen (2 parallele, seilartig umeinander gewundene Monomere).
Diese Dimere lagern sich dann antiparallel und leicht verschoben durch nicht kovalente Bindungen zu Tetrameren.

Wenn mehrere dieser Tetramere sich zusammenfinden, entsteht das seilartige Intermediärfilament, welches im Querschnitt ein Tetramer im Zentrum hat und sieben darum gewickelte Tetramere mit einem Gesamtdurchmesser von 10 nm.
Durch Intermediärfilamente wird der Zelle große Zugfestigkeit verliehen.
Je nach Anwendungsgebiet in der Zelle wird in verschiedene Untertypen unterteilt:

- Kernlamina: Liegt innerhalb des Kerns, besteht aus Lamin (Bei Fehlausbildung: Krankheit Progerie) und Keratin
- Neuronale Intermediärfilamente
- Vimentinartige Intermediärfilamente: Bei Erbleiden kommt es zu spontaner Blasenbildung in der Haut (Schmetterlingskinder)

Das **_Zentrosom_** besteht aus zwei Zentriolen, bei denen es sich um 0,2nm dicke und 0,5nm lange Hohlzylinder handelt. Zentrosome werden auch als Mikrotubulus-Organisationszentren bezeichnet, da sie für das Wachstum und die Neubildung des Zytoskeletts und der Spindelfasern verantwortlich sind.

3.6 Zellkontakte

Als Zellkontakte oder Zellverbindungen werden die direkten zwischenzellulären Berührungsstellen von Zellen im Gewebe bezeichnet. Alle mehrzelligen Lebewesen bilden Zellkontakte, diese können entweder vorrübergehend oder dauerhaft sein.
Zellkontakte werden durch Proteine gebildet, die so genannten Zelladhäsionsmoleküle. Diese ragen aus den Zellen heraus und bilden im intrazellulären Raum als Ankerproteine eine zytoplasmatische Plaque und haben neben der Zellkontaktfunktion die Aufgabe, die Zellen untereinander und somit das Gewebe zusammenzuhalten.
Viele Zelladhäsionsmoleküle sind Transmembranproteine, das heißt, sie verlaufen durch die Membran hindurch und ragen innen und außen aus der Zellmembran heraus. Diese Moleküle können Signale von außen (von anderen Zellen) ins Innere der Zelle weiterleiten oder Signale der Zelle selbst an Nachbarzellen weitergeben. Zelladhäsionsmoleküle vermitteln sowohl Information zwischen Zellen unter sich, als auch zwischen Zelle und extrazellulärer Matrix.
Man unterscheidet drei Arten von Zellkontakten:

- _**Tight Junctions**_ verlaufen gürtelförmig um die Zelle und dichten unter Anderem den Zellzwischenraum komplett ab. Es besteht kein Informationsaustausch, aber eine Permeabilitätsbarriere.

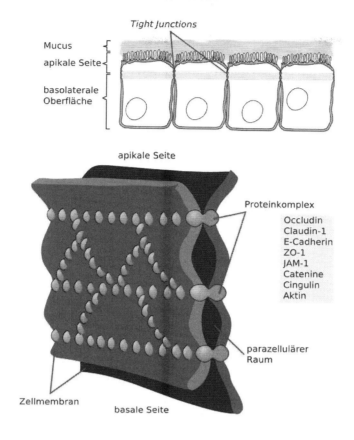

[Quelle: http://de.wikipedia.org/wiki/Tight_Junction]

- *Gap Junctions* sind die Kontakte für die Kommunikation. Der Informationsaustausch verläuft über Kanalproteine, anorganische Ionen; kleine Moleküle werden ausgetauscht, vor allem bei elektrisch aktiven Zellen.

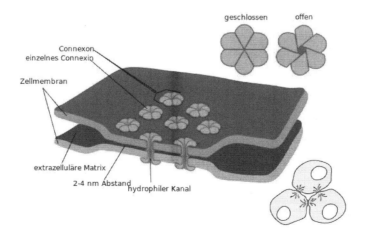

[Quelle: http://de.wikipedia.org/wiki/Gap_Junction]

- Die *Haftverbindungen* werden in Desmosomen, Hemidesmosomen und Adhärenzverbindungen unterteilt. Desmosomen verbinden zwei Zellen über Intermediärfilamente, während die Adhärenzverbindungen zwei Zellen über Actinfilamente verbinden. Hemidesmosomen verbinden eine Zelle mit einer Unterlage (Matrix), ebenfalls über Intermediärfilamente.

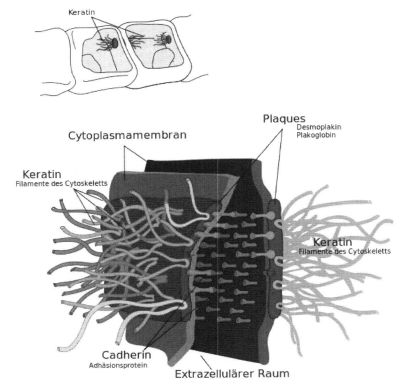

[Quelle: http://de.wikipedia.org/wiki/Desmosom]

Menschliche Zellen zum Beispiel sind keine Einzelgänger, sondern bilden immer *Gewebe*. Als Gewebe wird jede Ansammlung von Zellen bezeichnet, die in ihrer Gesamtheit eine bestimmte Aufgabe erfüllen. Verschiedene Gewebe, die zusammen eine bestimmte Aufgabe erfüllen, bilden dann ein *Organ*. Das Herz beispielsweise besteht aus Haut-, Nerven- und Muskelgewebe und wird von Bindegewebe zusammengehalten.

Mehrere Organe, die eine große Gesamtaufgabe erfüllen und hierzu zusammenarbeiten, werden als *Organsystem* bezeichnet, wie der Verdauungstrakt, der aus Magen, Darm, Leber und Bauchspeicheldrüse besteht.

3.7 Lysosomen

Lysosomen sind im Prinzip der Magen der Zelle, dessen Funktion sie mit Hilfe von ca. 50 sauren Hydrolasen erfüllen. Ein Lysosom hat eine Größe von ca. 25 - 100nm, ist von einer eigenen Membran umgeben und zählt somit zu den Organellen.
Die Aufgaben der Lysosomen bestehen aus:

- dem Abbau von endozytiertem Material
- dem Abbau von zelleigenem Material
- infolge der ersten beiden Punkte aus der Bereitstellung von einfachen Monomeren zur Neusynthese

Bei der Entstehung der Lysosomen gibt es verschiedene Möglichkeiten. Sowohl bei rezeptorvermittelter als auch bei nicht rezeptorvermittelter Endozytose wird das zu verdauende Material von der Plasmamembran in Vesikel abgeschnürt und somit in die Zelle aufgenommen. Vesikel, die Material endozytieren, werden als Endosome bezeichnet.
Die lysosomalen Enzyme werden im Golgi-Apparat ebenfalls in Vesikel verpackt, diese Vesikel nennt man *„Primäres Lysosom"*.
Diese primären Lysosomen verschmelzen im nächsten Schritt mit den Endosomen und bilden somit die *„Sekundären Lysosomen"*, in denen die Enzyme und das zu verdauende Material zusammenkommen. In den sekundären Lysosomen werden die endozytierten Makromoleküle aufgespalten, die dabei entstehenden Spaltprodukte verlassen das Lysosom dann über verschiedene Transporter und gelangen so ins Zytosol. Unverdauliche Stoffe verbleiben in den Lysosomen, die so zu **Telolysosomen** werden und in der Zelle verbleiben. Diese Telolysosomen werden auch **Residualkörper** genannt.

Durch die Autophagozytose werden alte Zellteile und Zellorganellen verdaut.
Die entstehenden Spaltprodukte (Glukose, Aminosäuren und Fettsäuren) werden auch ins Zytoplasma abgegeben und zur Energiegewinnung und zur Neusynthetisierung von Makromolekülen verwendet.
Entsprechend ihrer Aufgabe ist der pH-Wert in den Lysosomen sehr niedrig, also sauer (unter 6), da sie in diesem Milieu am besten arbeiten.
Dieser saure pH-Wert entsteht durch Protonenpumpen die H+ Ionen in die Lysosomen pumpen, dabei wird ATP gespalten.

Es gibt lysosomale, fortscheitende (progrediente) Speicherkrankheiten, die durch einen genetischen Defekt eines einzelnen lysosomalen Enzyms entstehen.

Es handelt sich um einen angeborenen, im Erkrankungsalter variablen Defekt, bei dem es zum Beispiel zu Ablagerung von Eiweißzuckermolekülen in verschiedenen Organen kommen kann (Mukopolysaccharidose).

3.8 Mitochondrien

Mitochondrien sind die Kraftwerke der Zelle, gehören ebenfalls zu den Zellorganellen und sind so groß wie Bakterien.

Energie produzieren sie durch Innere Atmung, dabei werden organische Moleküle unter Zuhilfenahme von O_2, CO_2 und H_2O abgebaut, also oxidiert.

Dabei entsteht Energie in Form von ATP. Besonders häufig wird diese Form der Energiegewinnung in Geweben praktiziert, die viel Energie benötigen, wie zum Beispiel Muskelzellen und Gehirn.

Aufbau:

Nach außen hin werden Mitochondrien von einer Doppelmembran begrenzt. Die innere Membran ist stark gefaltet (**Cristae**), beinhaltet die Proteine der Atmungskette und ist undurchlässig, da in ihr spezielle Phospholipide eingelagert sind. Zwischen innerer und äußerer Membran befindet sich der Intermembranraum.

Im Inneren ist die sogenannte Matrix, wo sich auch die mitochondriale, circuläre DNA befindet. Damit sind Mitochondrien **semiautonome Organellen**, die ein eigenes Genom haben, welches unabhängig vom Chromosom vererbt wird.

[Quelle: http://de.wikipedia.org/wiki/Mitochondrium]

Nährmedien:

- Fette werden zu Fettsäuren und zu Glycerin abgebaut, Fettsäuren infolgedessen in der Matrix durch β-Oxidation zu **Acetyl-Coenzym A**.

- Glukose wird schon im Cytoplasma durch Glykolyse zu Pyruvat abgebaut, wenn Pyruvat nun in die Mitochondrien gelangt, reagiert es mit dem Coenzym A. Das Pyruvat gibt eine COOH- Gruppe in Form von CO_2 ab, die beiden restlichen C-Gruppen werden an das Coenzym A angelagert. Es entsteht das sogenannte Acetyl-Coenzym A.

- Aminosäuren werden ebenfalls im Cytosol zu Pyruvat umgebaut oder direkt in den Mitochondrien zu Acetyl-Coenzym A.

Der *Citratzyklus* (auch Zitratzyklus, Zitronensäurezyklus) ist ein Kreislauf biochemischer Reaktionen, der eine wichtige Rolle im Stoffwechsel (Metabolismus) aerober Zellen von Lebewesen spielt und hauptsächlich dem oxidativen Abbau organischer Stoffe zum Zweck der Energiegewinnung und der Bereitstellung von Zwischenprodukten für Biosynthesen dient. Das beim Abbau von Fetten, Zuckern und Aminosäuren als Zwischenprodukt entstehende Acetyl-Coenzym A wird darin zu Kohlenstoffdioxid (CO_2) und Wasser (H_2O) abgebaut.
Dabei werden sowohl für den Aufbau organischer Körperbestandteile des Lebewesens (Anabolismus) nutzbare Zwischenprodukte gebildet, wie auch direkt und indirekt Energie in biochemisch verfügbarer Form (als ATP) zur Verfügung gestellt.
Während dieser vielen Abbauschritte wird NADH/H+ gewonnen. NADH bringt die energiereichen Elektronen an die innere Membran, wo sich die Enzyme des Atmungskomplexes befinden.
Der Citratzyklus läuft bei Eukaryonten in der Matrix der Mitochondrien, bei Prokaryonten im Zytoplasma ab.

Die *Atmungskette (Elektronentransportkette)* bekommt nun die Elektronen, die während der Oxidation von NADH frei werden. Die Atmungskette besteht aus drei großen Enzymkomplexen in der inneren Membran:

1. Dehydroxygenase Komplex
2. Cytochrom b/c1 Komplex
3. Cytochrom-Oxidase Komplex

Die energiereichen Elektronen fallen bei ihrem Transport durch die genannten Enzymkomplexe jeweils auf ein niedrigeres Energieniveau, wobei Energie frei wird.
Der Transport der Elektronen zwischen den drei großen Komplexen erfolgt durch freie Enzymkomplexe wie Ubichinon und Cytochrom C.
Nach dem Transport benötigen die Elektronen einen Akzeptor, den Sauerstoff.
H+, e- und O_2 verbinden sich zu H_2O – dabei entsteht eine Knallgasreaktion.
Die freiwerdende Energie der Elektronen wird dazu benützt, H+ Ionen aus der Matrix durch Protonenpumpen in den Intermembranraum zu transferieren. Dabei entsteht ein

Konzentrationsunterschied, aufgrund dessen die die H+ Ionen entsprechend des Gefälles zurück in die Matrix wollen.
Durch das Enzym ATP-Synthase, das einen Kanal bildet, gelangen sie zurück in die Matrix, wodurch wieder Energie frei wird, die zur Synthese von ATP genutzt wird.
Pro Glykose-Molekül werden 34 ATP gebildet.

Glycolyse und Gärung sind zwei sehr alte Prozesse, die im Inneren von Zellen (Cytoplasma) ablaufen und relativ wenig Energie liefern, da Glukose nicht vollständig zu CO_2 abgebaut werden kann.

Die *Vermehrung der Mitochondrien* geschieht durch Zweiteilung, wie bei Bakterien, zuvor muss die DNA verdoppelt werden. Das ringförmige Mitochondriengenom enthält 35 Gene, die meisten Proteine stammen daher aus dem Cytoplasma. Die Mutationsrate ist in der Mitochondrien-DNA 10 mal höher als im Kern.
Die Universalität des genetischen Codes gilt hier ebenfalls nicht, da es Unterschiede zwischen allen Lebewesen gibt.
Die Vererbung der Mitochondrien erfolgt bei Säugern nur über die maternale Linie, also nicht den Mendel'schen Regeln folgend.

Mutationen in der mitochondrialen DNA können zu erblichen Muskelkrankheiten führen, diese werden als Mitochondriopathien bezeichnet.
Es betrifft vor allem Organe, die einen hohen Energiebedarf haben, wie zum Beispiel Herz, Gehirn und Leber. Durch Energiemangel und Anhäufung von Radikalen kommt es zur Störung zahlreicher Stoffwechselprozesse und in Folge dessen zur Zellschädigung.
Erhöhte Laktatwerte (Milchsäure) sind ein Merkmal für diese Erkrankungen.

3.9 Peroxisomen

Peroxisomen sind kleine Organellen mit einem Durchmesser von 200 – 250nm, die früher auch „Microbodies" genannt wurden. Sie besitzen eine eigene Membran, die sie umgibt, und führen Oxidationen zum Zwecke der Entgiftung durch. Weiters dienen sie auch dem Abbau von Fettsäuren durch die β-Oxidation, demselben Vorgang wie in den Mitochondrien.

Bei den Entgiftungsvorgängen werden zum Beispiel schädliche Stoffe, die ein Wasserstoffmolekül enthalten ($RH_2 + O_2$), zu H_2O_2 (Wasserstoffperoxyd) abgebaut, damit das Radikal (R) ausgesondert werden kann. Das entstandene H_2O_2 wird dann in einer zweiten

Reaktion von der Katalase, dem Leitenzym der Peroxisomen, wieder zu H_2O und zu O_2 umgewandelt.

Vor allem in Leber und in Nierenzellen hat es auch für die Entgiftung von organischen Molekülen wie Formaldehyd (CH_2O) und Ethanol eine große Bedeutung.

Der Ursprungsort der Peroxisomen ist das Endoplasmatische Retikulum, von dem sich Vorläufervesikel abschnüren, um dann zur endgültigen Zellorganelle zu fusionieren.
Die peroxisomalen-Protein m-RNAs werden an freien Ribosomen translatiert, die so entstandenen Enzyme aus dem Zytosol in das Peroxisom gebracht.

Krankheiten: Das Zellweger-Syndrom ist ein autosomal rezessives Erbleiden, bei dem es durch völliges Fehlen von Peroxisomen zu einem Ausfall sämtlicher peroxisomaler Funktionen kommt. Bereits ab der Geburt sind schwere Muskelschwächen und auffallende Gesichtszüge zu beobachten. Zusätzlich kommt es zu schweren epileptischen Anfällen und auch die Funktion von Leber und Nieren ist schwer beeinträchtigt. Bei dieser Krankheit besteht keine Behandlungsmöglichkeit.

3.10 Der Zellkern (Nukleus, Karyon)

Achtung: Einen Zellkern gibt es **NUR** bei Eukaryonten (Eucyten)!

Aufbau: Der Zellkern (Größe: 5-16 µm) ist von zwei Membranen umgeben, von denen die Äußere in das Endoplasmatische Retikulum übergeht. Beide Membranen sind von Poren durchsetzt, durch die Proteine in den Zellkern hinein transportiert werden (Histone, Polymerasen, Helikase, ribosomale Proteine).

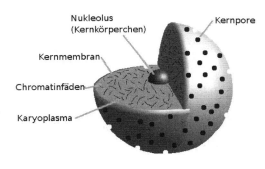

[Quelle: http://de.wikipedia.org/wiki/Zellkern]

Aus dem Kern heraus transportiert werden mRNAs, tRNAs und ribosomale Untereinheiten.
In den _Kernkörperchen_ (Nucleoli) findet die rRNA-Synthese und die Bildung der ribosomalen Untereinheiten statt. Der Zellkern ist der Ort der DNA-Aufbewahrung, der Replikation und der Transkription. Die DNA kann den Kern nicht verlassen.
Innerhalb der inneren Membran befindet sich das Kernskelett, die so genannte _Kernlamina_. Es besteht aus Intermediärfilamenten, stützt den Kern und dient dem Heterochromatin als Aufhängung. Bei der Zellteilung zerfällt es in Vesikel.

Die DNA ist die Erbsubstanz und besteht aus 5×10^9 bp. Sie enthält die Information für Proteine, ist immer doppelsträngig und befindet sich im Zellkern. Jede menschliche Zelle enthält die gesamte Erbinformation in Form von 46 Chromosomen.

Ihre Form ist die gegenläufige Doppelhelix, nach dem Modell von Watson und Crick. Diese entsteht, da Cytosin und Guanin über drei Wasserstoffbrückenbindungen miteinander verbunden sind, Adenin und Thymin sind über 2 Wasserstoffbrückenbindungen mit einander verbunden. Im Kern ist die DNA um Histon-Proteine gewunden. DNA, Histone und „Nicht-Histon" Proteine werden zusammen als Chromatin bezeichnet, eine Chromatinspule wird als Nukleosom bezeichnet. Diese perlenartige Struktur wird noch komplexer, bis zu Metaphase, in der die DNA dann als Chromosomen erkennbar ist.

Chromosomen wurden zwar schon 1842 entdeckt, aber erst 1910 als Träger der Gene identifiziert.

Unter einem *Gen* versteht man einen bestimmten Abschnitt auf der DNA, der die Information für ein Protein enthält. Der Mensch beispielsweise besitzt ca. 30.000 Gene.

3.11 Proteinsynthese

Zum besseren Verständnis werden hier zuerst die wichtigsten Begriffe erklärt:

- **Codogen**: Abfolge von drei Nucleinbasen, entspricht den Basentripplets
- **Codon**: komplementäre Gruppe zum Codogen, besteht wieder aus drei Nucleinbasen

> *Transkription:*
> Bei der Transkription wird die DNA im Zellkern sowie in den Mitochondrien und Chloroplasten zu RNA umgeschrieben. Es werden in bestimmten Zellen nur bestimmte, d.h. nicht alle Gene transkribiert. Vor allem die Kontrolle der Genexpression wird von der Transkription ausgeführt, dabei gibt es *Aktivatoren* und *Repressoren*, die die Transkription bestimmter Gene, je nach Gewebeart oder Umweltbedingung, ermöglichen oder verhindern können.

[Quelle: http://de.wikipedia.org/wiki/Transkription_(Biologie)]

Zu Beginn der Transkription erkennt die RNA-Polymerase den **Promotor** des Gens, das ist ein Bereich am Anfang eines jeden Gens. Daraufhin wird der DNA- Doppelstrang geöffnet und einer der beiden Stränge, der codogene Strang in 5' 3' Richtung transkribiert. Die RNA Polymerase braucht keinen Primer und hat keine Korrekturlesefunktion. Zur Transkription verwendet sie Ribonukleotide.

Jedes Gen wird vollständig transkribiert, sowohl **Exons** als auch **Introns**. Introns sind die nicht codierten Abschnitte eines Gens und an der Regulation der Genexpression beteiligt und können, wenn sie mutieren, zu Erbkrankheiten führen. Exons hingegen sind die Bereiche, die tatsächlich Information enthalten, die später auch in Proteine umgesetzt wird.

Als primäres Genprodukt entsteht die so genannte hn-RNA (heterogene nukleare RNA), welche sehr groß ist und aus Exons und Introns besteht.

Die hn-RNA wird nun im Karyoplasma des Zellkerns prozessiert. An das 5' Ende wird ein so genanntes Cap angehängt (Methylguanosin), an das 3' Ende ein Poly-A-Schwanz aus ca. 200 Adenosinen. An die gesamte hn-RNA werden Proteine (snurps/snRNP) angelagert.

Es bildet sich im Zuge dessen das so genannte Spliceosom und die hn-RNA wird gespliced. Das heißt, dass die Introns herausgeschnitten werden und die Exons, die bis dahin von den Introns getrennt wurden, miteinander verbunden werden.

Diese modifizierte RNA heißt mRNA, wird von der RNA-Polymerase II hergestellt und gelangt anschließend durch die Kernporen ins Cytoplasma.

Auch rRNA (Ribosomale RNA) und tRNA (Transfer-RNA) wird durch Transkription gebildet. Gleich wie bei mRNA-Produktion entstehen primäre Genprodukte, welche gespliced werden.

Der Unterschied liegt darin, dass tRNA und rRNA niemals in Proteine umgewandelt werden, sondern für die Lösung ihrer Aufgaben in ihrer RNA Form bleiben.

Diese beiden RNA-Typen werden von der RNA-Polymerase I und III hergestellt.

Da die Zelle sehr viel rRNA benötigt, gibt es mehrere rRNA-Gene (redundante Gene) auf verschiedenen Chromosomen.

➢ *Translation:*
Nachdem die fertigen mRNAs nach der Transkription durch die Kernporen ins Cytoplasma gelangt sind, werden sie jeweils von einem Ribosom (kleine Untereinheit) erkannt, dass sich dann auf sie drauf setzt.

- Bei der Translation wird die zuvor hergestellte mRNA dann von den Ribosomen in Proteine übersetzt. Die Translation findet im Zytoplasma, in den Mitochondrien und den

Chloroplasten, aber niemals im Kern statt. Wenn mehrere Ribosomen die Proteine an einem mRNA-Strang synthetisieren, nennt man das **Polysom**.

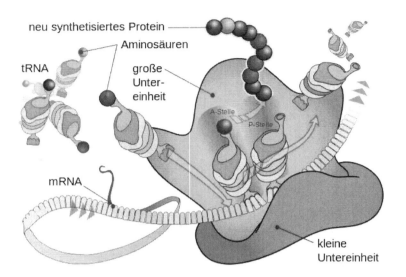

[Quelle: http://de.wikipedia.org/wiki/Translation_(Biologie)]

Ribosomen sind kleine Organellen, die millionenfach in jeder Zelle vorkommen. Sie sind 25nm groß und bestehen aus ribosomaler RNA und ribosomalen Proteinen. Ribosomen werden in zwei Untereinheiten aufgeteilt: Eukaryonten besitzen 80S-Ribosomen und Prokaryonten besitzen 70S-Ribosomen, wobei S für Svedberg steht und eine Gewichtsangabe ist.

Es gibt freie Ribosomen im Zytoplasma und jene, die ans Endoplasmatische Retikulum gebunden sind. Wo ein Ribosom ist, hängt davon ab, welche mRNA es gerade translatiert, denn die ersten Aminosäuren, die bei der Translation entstehen sind eine Art Richtungsweiser, der dem Ribosom sagt, wo in der Zelle das Protein hingehört.

Gehört das Protein in das Endoplasmatische Retikulum, den Golgi Apparat, die Plasmamembran oder in die Lysosomen, wird das Signal vom **_SRP Protein_** (Signal Recognition Particle) erkannt. Das SRP Protein stoppt dann die Translation und der Komplex aus Ribosom, mRNA und SRP wird an die Membran des rauen ER gebunden. Dort beginnt die Translation von Neuem und das Protein wird sofort in das Lumen des ER geschleust.

Alle anderen Proteine für Kern, Mitochondrien oder Chloroplasten werden an den so genannten freien Ribosomen im Zytoplasma gebildet und erst wenn sie fertig sind von **Signalfrequenzen** an den Ort ihrer Bestimmung geschickt.

rRNA (Ribosomale RNA) Gene sind redundante Gene, die auf verschiedenen Chromosomen liegen und in den Nucleolus im Kern ragen, wo große Mengen der rRNA transkribiert, gespliced und mit ribosomalen Proteinen verbunden werden, die aus dem Zytoplasma stammen.

Die Ergebnisse dieser Verbindung sind große und die kleine ribosomale Untereinheiten, welche dann getrennt ins Zytoplasma transportiert werden.

Die tRNA (Transfer RNA) wird nach der Transkription gespliced und gelangt auch direkt ins Zytoplasma, wo sie am 3' Ende von der Aminoacylt-RNA-Synthetase mit der entsprechenden Aminosäure beladen wird. Sie besteht aus ungefähr 80 Nukleotiden und hat die Form eines Kleeblattes.

Die Translation erfolgt in 5'3' Richtung, Startcodon ist immer AUG, das steht für die Aminosäure Methionin. Das Cap und der Poly-A-Schwanz sind für den Beginn der Translation wichtig.

Nachdem sich die kleine Untereinheit auf die mRNA gesetzt hat, kommt die tRNA, welche zuvor Methionin gebunden hat, hinzu, dann erst setzt sich die große Untereinheit auf die mRNA.

Ein Ribosom hat drei Bindungsstellen A, P und E. Es gelangt jetzt jeweils eine tRNA, die mit einer Aminosäure beladen ist, an den Ort A. Die tRNA enthält ein Anticodon, also drei Nukleotide, welche komplementär zur mRNA an der entsprechenden Stelle sein müssen.

An die Aminosäure, mit der die zweite RNA beladen wird, wird das Methionin unter Energieverbrauch angehängt.

Danach verlässt die leere tRNA das Ribosom, welches drei Stellen weiterrückt.

Der Genetische Code ergibt sich aus der Tatsache, dass drei Nukleotide für eine Aminosäure stehen. Er ist universell, das heißt bei allen Lebewesen gleich, da seine Wurzeln in der Entwicklungsgeschichte sehr weit zurückliegen.

Es gibt 20 Aminosäuren und 64 Nukleotidtripletts, deshalb werden manche Aminosäuren durch verschiedene Tripletts codiert (Degeneration des genetischen Codes).

Die Ausnahme der Universalität stellt die mitochondriale und die Chloroplasten- DNA dar, sie ist wesentlich älter und hat daher noch andere Tripletts für andere Aminosäuren.

3.12 Das endoplasmatische Retikulum

Das endoplasmatische Retikulum ist ein Kanalsystem, bestehend aus fluiden Membranen. Es gibt zwei Arten von ER, das Glatte und das Raue ER.

Im glatten ER findet die Lipidsynthese statt, im rauen ER die Proteinsynthese (Translation). Die äußere Kernmembran geht in das endoplasmatische Retikulum über.

Raues Endoplasmatisches Retikulum

- Produktion von Membranen für Zelle und Oragnellen (Transport erfolgt dann über Vesikel)
- An das raue Er binden sich die Ribosomen.
- Die entstehenden Proteine werden in das Lumen des ER transportiert oder bleiben in der Membran
- Die Proteine im ER werden durch Chaperone um- oder neugefaltet
- Proteine im ER werden durch N-Glykolisierung modifiziert

Es werden nicht alle Proteine am rauen ER synthetisiert, sondern nur die, die in das ER selbst, den Golgi Apparat, die Plasmamembran und die Lysosomen kommen, sowie sekretorische Proteine.

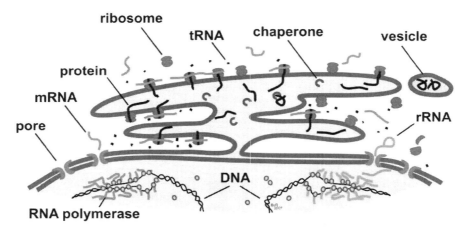

[Quelle: http://de.wikipedia.org/wiki/Endoplasmatisches_Retikulum]

Glattes Endoplasmatisches Retikulum

- Glycogenspeicherung in der Leber
- Synthese von Lipiden/Hormonen (Phospholipide, Geschlechtshormone, Steroide)
- Im sarcoplasmatischen Retikulum werden Ca-Ionen gespeichert (wichtig für Muskelzellen)
- Entgiftung über das Cytochrom P450 (besonders in Nieren und Leberzelen)

Das Endoplasmatische Retikulum ist Bildungsort der Bestandteile fast aller Zellmembranen. Der Transport dieser Produkte zum Golgi Apparat erfolgt über abgeschnürte Vesikel.
Somit gelangen in Form der Vesikel sowohl Membranteile zu ihrem Bestimmungsort, als auch der Inhalt, den sie transportieren (Lipide, Proteine).
Der Transport erfolgt immer entlang der Mikrotubuli des Zytoskeletts und die ER-Vesikel sind von Clathrin bedeckt.
Durch den ständigen Vesikelaustausch bzw. Transport vergrößern und verkleinern sich die Membranen ständig, dieses Phänomen wird als Membranfluss bezeichnet.

3.13 Der Golgi Apparat (GA) / Dictyosom

Der Golgi Apparat besteht aus Membranstapeln von flachen Zisternen, welche wie ein Tellerstapel übereinander liegen und Vesikel abschnüren.
Ein solcher Tellerstapel wird als Dictyosom bezeichnet. Der Golgi Apparat selbst liegt in der Nähe des Kerns und besitzt eine konvexe „cis" und eine konkave „trans" Seite. Die „cis" Seite ist dem Endoplasmatischen Retikulum zugewandt.

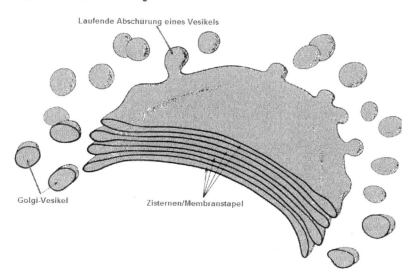

Die Dictyosomen erfüllen die Aufgaben der Umwandlung, Sortierung und Verpackung von Stoffen. Innerhalb der Dictyosomen findet der Transport ebenfalls über Vesikel statt.
Vesikel vom Endoplasmatischen Retikulum fusionieren auf der „cis" Seite mit der Golgi-Membran. Diese Vesikel enthalten sowohl Proteine vom rauen, als auch neu synthetisierte Lipide vom glatten Endoplasmatischen Retikulum.

Aufgaben des Golgi Apparats:
- Zuckerreste werden verändert, zurechtgeschnitten und neue Zuckerreste hinzugefügt.
- O-Glykolisierung: Zuckerreste werden an die OH-Gruppe der Aminosäuren Serin und Threonin angehängt
- Beteiligung an der Bildung der extrazellulären Matrix sowie der mucösen Schutzschicht

Besonderheiten des Golgi Apparats:

Vor allem in schleimbildenden Zellen (Becherzellen im Dünndarm) ist der Golgi Apparat sehr gut ausgebildet. Dieser Schleim besteht aus Glykoproteinen und Proteoglycanen und dient dem Schutz der Oberfläche gegen mechanische und chemische Belastung.

Durch den Mechanismus der Sekretion gelangen diese Schleime mit anderen Stoffe wie Hormonen durch Exozytose aus der Zelle. Dabei verschmelzen die Golgi-Vesikel mit der Plasmamembran (siehe Exozytose).

Es gibt eine regulierte Sekretion auf ein Signal hin (z.B. Insulin) und eine konstitutive (steigernde) Sekretion, die konstitutive Sekretion erneuert auch gleichzeitig die Membran.

4. Licht- und Elektronenmikroskopie

Ein **Elektronenmikroskop** ist ein Mikroskop, welches das Innere oder die Oberfläche eines Objekts mit Hilfe eines gebündelten Elektronenstrahls im Vakuum abbilden kann. Da schnelle Elektronen eine sehr viel kleinere Wellenlänge als sichtbares Licht haben und das Auflösungsvermögen eines Lichtmikroskops durch die Wellenlänge begrenzt ist, kann mit einem Elektronenmikroskop eine deutlich höhere Auflösung (derzeit etwa 0,1nm) erreicht werden, als mit einem Lichtmikroskop (etwa 200nm). Während bei optischen Mikroskopen die Auflösung tatsächlich nahezu die von der Lichtwellenlänge gesetzte physikalische Grenze erreicht, verschlechtern bei Elektronenmikroskopen die Aberrationen (Abbildungsfehler) der elektronenoptischen Bauteile die nutzbare Auflösung um etwa zwei Größenordnungen gegenüber der Elektronenwellenlänge, die für 100keV Elektronenenergie etwa 0,0037nm beträgt. Um einen Elektronenstrahl zu erzeugen, wird eine Haarnadelkathode verwendet, die meist aus Wolfram besteht. Im glühenden Zustand erzeugt diese Nadel Elektronen, welche in Richtung der Anode durch einen Wehnelt-Zylinder gebündelt werden und so auf sehr hohe Geschwindigkeiten beschleunigt werden. Die hierzu benötigte Beschleunigungsspannung beträgt ca. zwischen 20 und 100kV. Da allerdings reaktive Gase wie Sauerstoff zu Wechselwirkungen mit dem aufgeheizten Elektronenemitter führen würden und der Wolframfaden infolgedessen durchbrennen würde, wird im EM ein Vakuum benötigt.
Gelenkt und gebündelt wird der Elektronenstrahl mit Hilfe inhomogener magnetischer Felder (Linsen).

Es gibt zwei Typen von Elektronenmikroskopen, die in verschiedener Weise ein Bild des Objekts erzeugen:

Bei _**Transmissionselektronenmikroskopen**_ werden elektronenoptische Linsen eingesetzt, die mittels magnetischer oder elektrischer Felder die Elektronenbahnen, ähnlich wie Licht beim Durchgang durch lichtoptische Sammellinsen, ablenken. Dadurch ergibt sich eine Analogie zwischen traditionellen Durchlichtmikroskopen und den Transmissionselektronenmikroskopen bis hin zum Strahlengang.
Das TEM erzeugt ein Durchlicht-Elektronenbild mit einer 100- bis 500.00-fachen Vergrößerung und einem Auflösungsvermögen von ca. 0,2nm (wird von der Wellenlänge des Lichtes bestimmt).
Der Elektronenstrahl wird wie oben beschrieben erzeugt, passiert dann die Kondensorlinsen, durch die er verdichtet und auf die Proebene projiziert wird.

Die Objektivaperturblende der Objektivlinse ist häufig so eingestellt, dass die nicht gestreuten und die meisten unelastisch gestreuten Elektronen passieren können, was eine Kontrastverbesserung zur Folge hat.

Die Gesamtvergrößerung des vom TEM erzeugten Bildes ist schließlich das Produkt aller vergrößernden Linsen, nämlich der Objektivlinse, der Beugungslinse, der Zwischenlinse und der Projektivlinse.

Das Endbild wird auf einen Leuchtschirm oder eine Fotoplatte projiziert.

TEM finden Anwendung in der Medizin zur Identifikation von Viren und Bakterien, in der Biologie zum Sichtbarmachen von Zellstrukturen (DNA) und in den Werkstoffwissenschaften zur Untersuchung der Feinstruktur von Polymeren.

Der Nachteil der Transelektronenmikroskopie ist die aufwendige Probenpräparation, bei der die Probe isoliert, chemisch fixiert und entwässert oder schockgefroren werden muss, falls der Wassergehalt für die Erhaltung der Probe relevant ist.

Anschließend werden mithilfe eines Diamantmessers ultradünne Schnitte hergestellt, die dann mit einem Kontrastmittel behandelt werden

Für ***Rasterelektronenmikroskope*** ist die Probenherstellung bedeutend einfacher, da im REM ganze Proben untersucht werden.

Hier müssen die meisten Proben allerdings erst elektrisch leitend gemacht werden, indem sie beispielsweise mit Gold bedampft werden.

Rasterelektronenmikroskope können Proben ca. 20- bis 150.000-fach vergrößern und besitzen ein Auflösungsvermögen zwischen 3 und 6nm.

Mithilfe eines REMs können Proben plastisch und dreidimensional dargestellt werden.

Auch hier funktioniert die Elektronenstrahlerzeugung gleich wie oben beschrieben, danach wird der Strahl durch die Kondensorlinse gebündelt und durch eine Objektivlinse als sehr kleiner Punkt auf die Probenoberfläche fokussiert.

Im REM wird die Probe nicht durchstrahlt, stattdessen wird die Probe durch den Elektronenstrahl und mittels Ablenkspulen rasterförmig abgetastet, also Zeile für Zeile und Punkt für Punkt.

Wenn der Strahl auf die Probe trifft, treten Wechselwirkungen auf, die zu Sekundärelektronen führen und von einem Detektor gesammelt werden.

Das beste Auflösungsvermögen von Lichtmikroskopen beträgt 200nm, bei REM 3 nm und bei TEM sogar nur 0,2 nm.

Noch feinere Strukturen lassen sich nur mit dem Rastertunnelmikroskop oder dem Rasterkraftmikroskop erfassen.

5. Photosynthese

5.1 Chloroplasten (Plastiden)

Chloroplasten haben zwei Membranen, die sie umgeben. Zwischen diesen Membranen befindet sich der Intermembranraum.
Die innere Membran schnürt Membransäckchen, die so genannten Thylakoide, in den Innenraum ab. Die Stapel, die diese Thylakoide bilden, nennt man Grana.
Im Inneren der Chloroplasten befindet sich die Matrix, die die ringförmige DNA beherbergt.

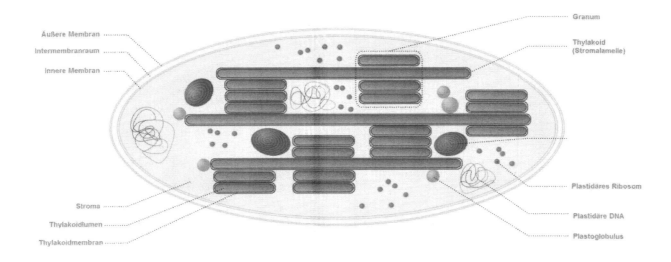

[Quelle: http://de.wikipedia.org/wiki/Chloroplast]

5.2 Der Vorgang der Photosynthese

Als Photosynthese wird der Vorgang bezeichnet, bei dem unter Verwendung von Licht organische Stoffe in Lebewesen erzeugt werden.
Die Energie des Lichts wir mit Hilfe von lichtabsorbierenden Farbstoffen aufgenommen. Diese Art der Lebensweise wird in der Biologie als phototroph bezeichnet.

Die Photosynthese läuft in drei Schritten ab:
- <u>Schritt 1:</u> Die elektromagnetische Energie (Licht) wird mit Hilfe der lichtabsorbierenden Farbstoffe absorbiert.

- Schritt 2: Die absorbierte elektromagnetische Energie wird in chemische Energie umgewandelt.
- Schritt 3: Die chemische Energie wird zur Synthese von organischen Stoffen und somit für das Wachstum verwendet. Der dafür benötigte Kohlenstoff stammt entweder aus einfachen organischen Verbindungen wie Acetat, oder aus Kohlendioxid (CO_2).

Abgesehen von den *photoheterotrophen* Bakterien sind die meisten phototrophen Organismen jedoch *photoautotroph* und gewinnen den Kohlenstoff aus CO_2.
Photoautotrophe Organismen, zu denen alle Landpflanzen und Algen gehören, fixieren mit ihrem Photosynthese-Stoffwechsel anorganisches Kohlendioxid und sind somit für den Fortbestand aller Ökosysteme verantwortlich.
Dieses gebundene Kohlendioxid aus früheren Zeiten wird derzeit eifrig von uns in Form von fossilen Treibstoffen wieder in die Atmosphäre gebracht, was in Zusammenhang mit der stetigen Vernichtung unserer Wälder in naher Zukunft noch ein großes ökologisches Problem darstellen wird bzw. jetzt schon ist.

Bei Pflanzen und vielen anderen Lebewesen ist das primäre Syntheseprodukt Glucose. Sie ist sowohl Ausgangsmaterial als auch Energielieferant für den Aufbau von Bau- und Reservestoffen.
Evolutionär gesehen hat sich die Photosynthese schon sehr früh entwickelt, vermutlich vor mehr als 3,5 Milliarden Jahren. Die oxygene Photosynthese wie sie heute überall abläuft, hat sich erst vor ca. 3 Milliarden Jahren aus der anoxygenen Photosynthese entwickelt.
Auf der Erde liegt der elementare, molekulare Sauerstoff gasförmig in der Atmosphäre und gelöst in den Gewässern vor und stammt fast ausschließlich aus der oxygenen Photosynthese. Ohne oxygene Photosynthese wäre das Leben wie es heute auf der Erde existiert nicht möglich, da davor kein freier Sauerstoff vorhanden war.
Auch die Stratosphäre setzt sich aus Sauerstoff und Ozon zusammen (O_3), welches einen Großteil der für Lebewesen schädlichen UV-Strahlung absorbiert.

Photosynthese setzt sich aus einer Licht- und einer Dunkelreaktion zusammen, die auch als Primär- und Sekundärreaktion bezeichnet werden:

In der ***Primärreaktion*** entsteht im Photosystem II zuerst unter Nutzung von Lichtenergie chemische Energie in Form von ATP, gleichzeitig wird ein Reduktionsmittel für Kohlenstoff gebildet.
Chlorophyllmoleküle nutzen die Lichtenergie um auf ein höheres Energieniveau (niedrigeres Redoxpotential) zu kommen, nach der Aufnahme der Lichtenergie ist das Chlorophyllmolekül in einem angeregten Zustand, das heißt es gibt leichter Elektronen ab.

Diese Elektronen werden dann über einen primären Elektronenakzeptor an das *Plastochinon* (PQ) weitergegeben, die fehlenden Elektronen im Photosystem II werden dann durch Spaltung von Wasser wieder aufgenommen - ein gespaltenes Wassermolekül ersetzt zwei Elektronen in den Photosystemen.

Vom Plastochinon werden die Elektronen über einen *Cytochrom-Komplex* an das *Plastocyanin* (PC) weitergegeben.

Neben den Elektronen werden hierbei auch gleichzeitig H+ Ionen in den Thylakoidinnenraum transportiert, wo die eigentliche Primärreaktion abläuft.

Das Photosystem I nutzt ebenso Lichtenergie um pro Vorgang zwei seiner Elektronen an das *Ferredoxin* (Fd) weiterzugeben, diese Elektronen werden wiederum durch die Elektronen aus dem Plastocyanin ersetzt.

Von dem Ferredoxin werden die Elektronen dann auf die *NADP+ Reduktase* übertragen, wo NADP+ zu NADPH reduziert wird.

Durch die Bildung von H+ Ionen entsteht zwischen Thylakoidinnenraum und Stroma ein Protonen-Konzentrationsunterschied, der die ATP-Synthese antreibt, wodurch ATP gewonnen wird.

Bei der Lichtreaktion wird somit sowohl eine Energiequelle in Form von ATP, als auch ein Reduktionsmittel in Form von NADPH gewonnen.

Die **_Sekundärreaktion_** ist lichtunabhängig und wird daher auch als Dunkelreaktion bezeichnet. Hier wird als erstes Kohlenstoffdioxid an ein Molekül gebunden und dann in mehreren Schritten vom NADPH zu Zucker reduziert. Die Energie für diese Reaktion liefert natürlich die Spaltung des ATP, Wasser dient hierbei als Reduktionsmittel für das Kohlenstoffdioxid. Das Wassermolekül wird gespalten, wobei Sauerstoff, Elektronen und Wasserstoffionen frei werden. Der Sauerstoff, der aus den gespaltenen Wassermolekülen stammt, wird sofort in molekularer Form an die Umwelt abgegeben.

Eben diese Bildung und Abgabe von Sauerstoff, gibt dieser Form der Photosynthese den Namen „*Oxygene Photosynthese*".

In einem weiteren komplizierten Prozess wird der Zucker zu Glucose umgewandelt, welche dann zu Stärke verarbeitet wird.

6. Ökologie

Als Ökologie wird die Wechselwirkung verschiedener Organismen untereinander bzw. mit ihrer Umwelt bezeichnet. Ein Ökosystem stellt also eine Einheit aus Lebensraum, beheimateten Lebewesen und deren Wechselwirkungen untereinander dar, denn Lebewesen in Ökosystemen werden von ihrer Umwelt beeinflusst und beeinflussen diese selbst auch. Diese Wechselwirkungen werden als biotische Faktoren bezeichnet. Abiotische Faktoren hingegen sind Gegebenheiten wie Temperatur, Licht, Wasser und Nährstoffe. Die Gesamtheit aller Ökosysteme nennt man **Biosphäre**.

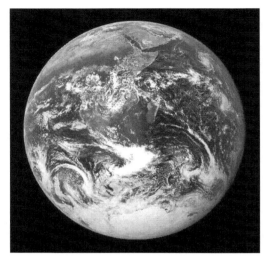

[Quelle: http://de.wikipedia.org/wiki/Ökologie

6.1 Lebewesen in Ökosystemen

In einem Ökosystem wird in verschiedene Klassen von Lebewesen unterteilt:

Produzenten, die durch ihre autotrophe Lebensweise, mit Hilfe von Photosynthese Glucose und Sauerstoff herstellen.

Konsumenten, die ihre Energie aus organischen Stoffen gewinnen und daher heterotroph leben.
Die organischen Stoffe werden zu CO_2 und H_2O unter Verbrauch von Sauerstoff abgebaut.
Zu den Konsumenten zählen sowohl die Karnivore (Fleischfresser), als auch die Herbivore (Pflanzenfresser). Letztere werden als Primärkonsumenten, Kleinraubtiere als Sekundärkonsumenten und Großraubtiere als Tertiärkonsumenten bezeichnet.

Destruenten hingegen bauen das abgestorbene organische Material toter Lebewesen oder deren Ausscheidungen zu anorganischen Substanzen wie Wasser und Mineralien ab, die wiederum von den Produzenten benötigt werden.
Dazu zählen beispielsweise die Saprophagen, das sind Abfallfresser wie Würmer und die Mineralisierer, genauso wie Bakterien und Pilze.

Der *Parasit* braucht einen lebenden Wirt, hierzu zählen Krankheitserreger.

Bakterien können mit einem Lebewesen auch in *__Symbiose__* leben, das heißt, es handelt sich um kein einseitiges parasitäres Verhältnis, sondern beide Teilnehmer haben etwas von der Übereinkunft. Beispiele wären Darmbakterien beim Menschen.

6.2 Die ökologische Nische

Die große Artenvielfalt auf der Welt im Gesamten und auch im Kleinen in verschiedenen Ökosystemen beruht auf der Nutzung von ökologischen Nischen.

Das heißt verschiedene Lebewesen spezialisieren sich auf verschiedene Bedingungen, wie unterschiedliche Tageszeiten oder Temperaturen, sowie die Größe der Beutetiere.

Auch die Besiedelung von Lebensräumen, die für andere Lebewesen nicht zugänglich oder zu feindlich sind, ist eine ökologische Nische. Die Fähigkeit, sich in einer Nische zu entwickeln, nennt man **ökologische Potenz**.

6.3 Ökologisches bzw. Biozönotisches Gleichgewicht

Ein ökologisches Gleichgewicht besteht, wenn über einen längeren Zeitraum hinweg eine bestimmte Anzahl an Individuen, Arten und ökologischen Nischen in einem Ökosystem praktisch unverändert bestehen bleibt bzw. um einen Mittelwert schwankt.

Unter folgenden Bedingungen kann sich solch ein Gleichgewicht einstellen:

- Konstanz der Individuenzahlen, bedingt durch Gleichheit von Geburten- und Sterberate
- Konstanz der Artenzahlen, bedingt durch Konstanz der Individuenzahlen und der ökologischen Nischen
- Konstanz der ökologischen Nischen, bedingt durch konstante Umweltbedingungen

Schwankungen der Umweltbedingungen können zwar bis zu einer gewissen Grenze ausgeglichen werden, beispielsweise durch die Selbstreinigung der Gewässer; ist die Störung aber zu stark, um rückgängig gemacht zu werden, geht das Ökosystem in einen anderen Zustand über.

Eine **Population** ist eine Gruppe von Individuen derselben Art, die aufgrund ihrer Entstehungsprozesse miteinander verbunden sind, eine Fortpflanzungsgemeinschaft bilden und zur selben Zeit in einem einheitlichen Areal zu finden sind.

Als *__Energiefluss__* im Ökosystem werden der Energietransfer und die Energieumwandlung von eingestrahlter Sonnenenergie über die Biomasse von Primärproduzenten hinein in die Nahrungskette der Konsumenten bezeichnet.

Letztlich wird dieser Energiefluss im Ökosystem weitestgehend in Wärmeenergie umgesetzt.

7. Der Mensch

7.1 Gewebe

Die **Histologie** beschäftigt sich mit dem Aufbau von Geweben. Als Gewebe wird jede Ansammlung von Zellen, die zusammen eine bestimmte Aufgabe erfüllen, bezeichnet. Per Definition ist ein Gewebe eine Ansammlung gleichartig oder unterschiedlich differenzierter Zellen, einschließlich der extrazellulären Matrix.

Zellen eines Gewebes besitzen gleiche oder ähnliche Eigenschaften und können so in ihrer Gesamtheit die Aufgaben des bestimmten Gewebes erfüllen. Im menschlichen Körper sind die meisten Zellen zu Geweben zusammengefasst, wie beispielsweise Nerven- und Muskelgewebe.

Als **Morphogenese** bezeichnet man die Differenzierung und Zellteilung, also die Formgebung von Zellen, sowohl bei neuen Organismen, als auch bei deren Aufrechterhaltung. Die Differenzierung der Zelle im Gewebe leitet sich von der aufgabenbedingten äußeren Gestalt und den inneren Strukturen der Zelle ab. Hierbei werden die Elemente der Zelle, die das Gewebe besonders benötigt (z.B.: Mitochondrien im Muskelgewebe), stärker ausgebildet. Gewebe aus eben diesen differenzierten Zellen heißen Dauergewebe, da sie sich auf zellulärer Basis nicht mehr teilen.

Grundsätzlich sind alle Anteile eines vielzelligen Organismus, wie zum Beispiel Organe von Tieren, einem Gewebetyp zuzuordnen und sind auch von einem Gewebetyp produziert worden.

Organe und Organsysteme

Strukturell kann man nun sagen, dass sich ein Gewebe aus vielen Zellen zusammensetzt und als Gesamtes eine Aufgabe erfüllt. Mehrere Gewebe, die zusammen eine Aufgabe erfüllen, werden als **Organ** bezeichnet. Das Herz beispielsweise enthält Haut-, Nerven- und Muskelgewebe und wird von Bindegewebe zusammengehalten.

Organe bestehen häufig aus dem eigentlichen Funktionsgewebe **Parenchym** und dem Zwischengewebe **Interstitium**. Die meisten Organe arbeiten nicht unabhängig voneinander, sondern erfüllen auch zusammen eine Aufgabe, dadurch gehören sie zu einem Organsystem: Darm, Leber und Bauchspeicheldrüse zum Beispiel verwerten als Verdauungssystem zusammen die Nahrung, Lunge und Atemwege bilden das Atemsystem, Herz, Blutgefäße und Blut das Kreislaufsystem.

Der Mensch hat neun Organsysteme:
- ➢ Das Skelett- und Muskelsystem (Stützen und sorgen für Bewegung)
- ➢ Das Nerven- und Hormonsystem (Koordinieren die Körpertätigkeiten)
- ➢ Das Kreislaufsystem (Transportiert Blut durch den Körper)

- Das Atemsystem (Erhält den Gasaustausch aufrecht)
- Das Verdauungssystem (Baut Nahrung ab)
- Das Ausscheidungssystem (Beseitigt Abfallstoffe)
- Das Fortpflanzungssystem (Dient der Vermehrung)

Stammzellen

Beim Menschen gibt es im frühen Embryonalstadium Zellen, die in ihrer Entwicklung noch nicht festgelegt sind. Diese Zellen werden embryonale Stammzellen genannt und erst während der Embryonalentwicklung determiniert, also ihrem Aufgabengebiet zugewiesen.
Bei Erwachsenen gibt es adulte Stammzellen, welche zwar schon determiniert, aber noch nicht differenziert sind. Diese adulten Stammzellen bilden den Ersatz für gealtertes Gewebe und können sich vielfach teilen, wobei immer ein Anteil als Stammzellen erhalten bleibt.

Grundgewebearten

Man unterscheidet 4 Grundgewebearten:

Epithelgewebe

Es besteht aus mehrlagigen Zellschichten und bedeckt alle inneren und äußeren Körperoberflächen von vielzelligen tierischen Organismen. Ausnahmen sind lediglich Gelenkskapseln und Schleimbeutel der Gelenke.
Es hat eine apikale, nach außen gerichtete Seite, wie zum Beispiel bei Haut und Darmlumen, und eine basale Seite, die über die Basallamina mit dem anschließenden Gewebe verbunden ist. Das Epithelgewebe wird wiederum - seine Anwendungsgebiete betreffend - grob in Oberflächen- und Drüsenepithelien gegliedert, ist durch seine Basalmembran vom Bindegewebe klar getrennt und enthält keine Blutgefäße.
Oberflächenepithelien dienen vor allem dem Schutz der darunter liegenden Schichten, können aber auch Stoffe aufnehmen (Resorption in der Darmschleimhaut) und bilden eine Abgrenzung, die beispielsweise Organe von ihrer Umgebung trennt.

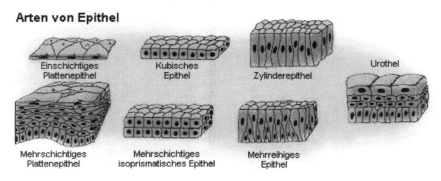

[Quelle: http://de.wikipedia.org/wiki/Epithel]

TMK

Das Epithelgewebe wird wiederum in 7 Unterarten unterteilt:

- *Einschichtiges Plattenepithel*
  Es kleidet innere Flächen aus und sorgt für eine glatte Oberfläche. Durch ihren geringen Durchmesser ermöglichen sie auch einen Stoffaustausch.

- *Einschichtiges isoprismatisches (kubisches) Epithel*
  Dieses Zellgewebe ist für Stoffwechselvorgänge und aktive Transporte zuständig, zum Beispiel in den Nierentubuli, den Speicheldrüsen und den Gallengängen.

- *Einschichtiges hochprismatisches (zylindrisches) Epithel*
  Hierbei handelt es sich um längliche Zellen, die Barriere- und Transportfunktionen übernehmen, wie in der Magenschleimhaut, der Darmschleimhaut und den Eileitern.

- *Mehrreihiges Epithel*
  Es gehört auch zu den einschichtigen Epithelien, da alle Zellen auf der Basallamina verankert sind. Die eigentliche Funktion wird von hochprismatischen Zellen erfüllt, während eine Reihe kleiner Basalzellen als Reserve für untergegangene Zellen bereit steht. Da die Zellkerne somit in unterschiedlicher Höhe liegen, bilden sie dadurch scheinbare Schichten, die namensgebenden "Reihen". Beispiele wären das Atemwegsepithel in der Luftröhre, Samenleiter oder die Nebenhodengänge

- *Mehrschichtiges Epithel*
  Das mehrschichtige Epithel hat mehr als zehn Zellschichten. In der basalen Schicht, an der Basallamina finden Zellteilungen statt. Diese Zellen steigen in die Intermediär- oder Mittelschicht auf und werden dort spezifisch differenziert. Danach erreichen sie die Oberflächen- oder Superfizialschicht.

- *Mehrschichtiges Plattenepithel*
  Überall im oder am Körper, wo ständig große mechanische Belastungen herrschen, erfüllt das mehrschichtige Plattenepithel seine Schutzfunktion.
  In feuchten Regionen wie der Mundschleimhaut, der Speiseröhre, dem Analkanal, der Vagina, der Hornhaut und der Bindehaut des Auges bleibt es unverhornt. Dort wo es der Luft ausgesetzt und somit trocken ist, verhornt es.

> *Mehrschichtiges isoprismatisches Epithel*
> Zu dieser Epithelart gehören Ovarialfollikel, die das Stadium des Sekundärfollikels erreicht haben, sowie Übergangsepithelien („Urothel") in den Harnwegen.

Funktion des Epithelgewebes

Schutzfunktion: Da Epithelgewebe schützt einerseits durch mehrschichtige Epithelien vor rein mechanischen Belastungen: beispielsweise muss die Epidermis ausreichende Reißfestigkeit haben und darf sich nicht vom Bindegewebe ablösen.
Zum anderen dichtet das Epithel innere Körperöffnungen ab. Die Kontrolle des Magen-Darminhalts (Hochprismatisches Epithel), sowie die Lagerung des Harns in der Harnblase (Übergangsepithel) und die Blut-Hirn-Schranke (Kapillarendothel) werden somit gewährleistet.

Resorption: Darunter versteht man den Transport von Stoffen von der apikalen zur basalen Seite. Auf diese Weise werden unter anderem Nährstoffe in der Darmschleimhaut resorbiert.

Sekretion: Die Drüsenepithelien sind für sämtliche Sekretionsvorgänge im Körper verantwortlich. In ihren Erscheinungsformen und Anwendungsgebieten treten sie daher in einer großen Vielfalt auf: Angefangen von den Becherzellen der Darmschleimhaut, über die Schweißdrüsen der Haut, bis hin zur Bauchspeicheldrüse, die ein eigenständiges Organ ist, um nur einige zu nennen.
Drüsen sind Organe aus spezialisierten Epithelzellen, die der Sekretion dienen.
Man unterscheidet:
- *Exokrine Drüsen:* Sie bringen ihre Sekrete durch einen speziellen Ausgang an die Oberfläche und scheiden sowohl an inneren, als auch an äußeren Oberflächen aus (Tränendrüse, Schweißdrüse)
- *Endokrine Drüsen:* Sie bringen ihre Hormone direkt in die Blutbahn (Schilddrüse, Hypophyse)

Binde- und Stützgewebe

Es füllt Zwischenräume aus und sorgt für strukturellen Zusammenhalt, bringt aber auch spezialisierte Gewebe hervor, wie Blut und freie Zellen.
Knochen, Knorpel und Fettgewebe werden auch zum Binde- und Stützgewebe gezählt, obwohl diese sich in Form und Funktion sehr unterscheiden, aber in der Entwicklung und dem strukturellen Aufbau signifikante Gemeinsamkeiten aufweisen.

Vor allem zeichnet es sich aber durch zwei besondere Eigenschaften aus:

- Die *Fibrocyten* sind ortsfeste Zellen und liegen im Verband nicht besonders dicht zusammen.

- Der dadurch entstehende interstitielle Raum wird von der *Extrazellulärmatrix* (ECM oder Interzellularsubstanz) ausgefüllt, die je nach Bindegewebstyp unterschiedliche Eigenschaften aufweist. Die ECM bestimmt weitestgehend die Eigenschaften des Bindegewebstyps. Sie besteht aus zwei Hauptkomponenten, den kollagenen, elastischen oder retikulären Fasern und den Proteoglykanen und Glykosaminoglykanen.

Diese Bestandteile kommen auch in anderen Gewebetypen vor, dort spielen sie aber nicht so eine entscheidende Rolle bei den Gewebseigenschaften und haben auch nicht so einen hohen prozentuellen Anteil.
Neben den Fibrocyten gibt es im Bindegewebe auch zahlreiche freie Zellen, die sich mobil bewegen können. Diese *Histiocyten* (Gewebsmakrophagen) gehören zum Abwehrsystem.
Üblicherweise tragen aktive, Matrix sezernierende bzw. aufbauende Zellen die Endung „-blasten" in ihrem Namen, während ruhende oder inaktive Zellen die Endung „-zyten" tragen. So findet man die Osteoszyten und Osteoblasten in den Knochen, die Chrondroblasten und Chrondrozyten im Knorpel und die Fibroblasten und Fibrozyten im kollagenen Bindegewebe.

Die **_Entstehung des Bindegewebes_** findet am Mesenchym, dem embryonalen Bindegewebe statt. Aus ihm gehen alle Arten des Binde- und Stützgewebes hervor.
Mesenchymzellen sind daher pluripotent und können sich in die späteren Gewebezellen differenzieren.

Muskelgewebe

Das Muskelgewebe besteht aus Zellen, die durch kontraktile Filamente auf aktive Bewegung spezialisiert sind. Per Definition ist die Muskulatur ein Organsystem, das die Gesamtheit der Muskeln eines Lebewesens umfasst.
Ein einzelner Muskel ist somit ein kontraktiles Organ, welches sich durch gezielte Abfolge von Kontraktionen und Erschlaffung, innere und äußere Strukturen und Teile eines Organismus bewegen kann. Aus dieser Bewegung gehen sowohl die Möglichkeit der Fortbewegung, als auch die Gestaltveränderung des Körpers, sowie viele innere Körperfunktionen (Atmung etc.) hervor.
Muskelgewebe wird über die Art der Kontraktion und die histologische Struktur in zwei Arten unterteilt, in die **glatte Muskulatur** und die **quergestreifte Muskulatur**, welche wiederum in Herz- und Skelettmuskulatur unterteilt wird.

Die Bezeichnung quergestreifte oder gestreifte Muskulatur leitet sich daraus ab, dass die Myofibrillen hier, im Gegensatz zur glatten Muskulatur, regelmäßig angeordnet sind und ein daher erkennbares Ringmuster aus roten Myosinfilamenten und weißen Aktinfilamenten erzeugen.

Skelettmuskeln sind die willkürlich steuerbaren Teile der Muskulatur und des Organismus und gewährleisten die Beweglichkeit desselben. Der Herzmuskel arbeitet ständig und kann im Gegensatz zur Skelettmuskulatur nicht krampfen. Er hat ein eigenes Erregungsleitungssystem und weist zwar die Querstreifung der Skelettmuskulatur auf, ist aber unwillkürlich gesteuert, in der Regel vom *Sinusknoten*.

Die glatte Muskulatur unterliegt nicht der bewussten Kontrolle, sondern wird vom vegetativen Nervensystem kontrolliert. Hierzu zählt zum Beispiel die Peristaltik.

Nervengewebe

Das Nervengewebe bezeichnet die Art von Geweben aus denen Gehirn, Rückenmark und periphere Nerven aufgebaut sind. Es besteht aus vernetzten Nervenzellen, zwischen denen Gliazellen die Verbindung zwischen Blutkapillaren, Neuronen und anderen Gliazellen herstellen. Durch diese Verbindung aus Nervenzellen ist das Nervengewebe klar abgrenzbar von anderen Gewebearten.

Neben den genannten Orten wie Gehirn, Rückenmark und peripheren Nerven, findet sich Nervengewebe auch am Darm (Enterisches Nervengewebe) und in der Netzhaut, wo ebenso netzartig verbundene Nervenzellen vorhanden sind.

Lebendiges Nervengewebe ist rosa bis weißlich, in grauem Gewebe überwiegen die Nervenzellen, daher der Farbton. Der weiße Farbanteil stammt von den myelinhaltigen Nervenfasern oder auch Leitungsbahnen.

Über die *Neuronen* werden Impulse selektiv transportiert, mit einer Erregungsleitung von ca. 360 km/h. Somit können sich die Impulse auf viele andere Neuronen verzweigen, auf diese konvergieren oder sie sogar hemmen.

Die häufigeren und kleineren *Gliazellen* hingegen erfüllen Hilfsaufgaben. Gliazellen halten die für die Nervenzellen erforderliche chemische Bindung aufrecht und produzieren gleichzeitig für die Nervenfunktion erforderliche Substanzen, entsorgen störende Stoffwechselprodukte und bekämpfen eindringende Mikroorganismen.

In ihrer Gesamtheit werden Gliazellen als Glia oder Neuroglia bezeichnet. Dieses Glia gibt die Befehle zur Bildung der Synapsen und legt in Wechselwirkung mit den Neuronen die Bahnen fest, auf welchen die Erregungen durchs Hirn strömen.

Wiederholt benutze Bahnen werden gefestigt, nicht benutzte werden wieder gelöst.

7.2 Ernährung und Verdauung

Unter Ernährung versteht man die Aufnahme von Nahrungsstoffen, die ein Organismus zum Aufbau und zur Erhaltung des Körpers, zur Aufrechterhaltung der Lebensfunktionen und zur Erbringung bestimmter Leistungen benötigt.

Die Aufnahme der Nahrungsmittel geschieht normalerweise durch "*perorale Zufuhr dem Leben dienlicher Stoffe in Form von Speisen und Getränken*".

Wichtigste Nährstoffe

Die wichtigsten Bestandteile der Nahrung sind:

- **_Kohlenhydrate:_** Als Hauptenergielieferant für den Organismus sind sie ein wesentlicher Bestandteil der menschlichen Nahrung, neben Fett und Eiweiß.
  Im Gegensatz zu den Fetten sind sie schnell verwertbar, aber sie sind nicht essentiell für den Körper, da dieser sie auch durch Gluconeogenese unter Energieaufwand aus anderen Nahrungsbestandteilen selbst herstellen kann.
  Mono- und Disaccharide stellen eine schnell verfügbare Energiequelle dar und werden bei einem Überschuss in Depotfett umgewandelt.
  Unverdauliche Kohlenhydrate wie Zellulose sind trotz ihrer Unverdaulichkeit als Ballaststoffe wichtig für den Körper. Ballaststoffe regen Bewegungen des Enddarms an und führen durch die hohe Wasserbindefähigkeit zu einer Volumsvergrößerung des Darminhalts.
  Die Verdauung der Kohlenhydrate beginnt im Mundraum, durch den Speichel und das Enzym Ptyalin, welches Stärke zu Oligosacchariden und Maltose abbaut. Diese werden wiederum im Dünndarm durch die Enzyme Lactase, Sachharase und Maltase in ihre einzelnen Bestandteile zerlegt und zwar in Fructose, Glucose, Galaktose und Mannose. Diese werden dann durch die Darmschleimhaut aufgenommen.

- **_Eiweiß:_** Eiweiß oder Proteine bestehen aus Aminosäuren, von denen es zwanzig proteinogene Arten gibt. Zwölf dieser Aminosäuren kann der Körper selbst herstellen, die übrigen werden via Nahrungsaufnahme beschafft.
  Das Fehlen dieser so genannten „*Essentiellen Aminosäuren*" führt, selbst wenn nur eine fehlt, zu schweren gesundheitlichen Schäden.
  Proteine werden hauptsächlich als Baumaterialen für Zellen, Enzyme und Plasmaeiweiße benötigt, während sie als Energielieferanten eher unwichtig sind. Die Proteinverdauung beginnt im Magen durch das Enzym Pepsin. Sobald die Proteine vorverdaut sind, liegen

sie als Peptide vor und werden durch Peptidasen aus dem Pankreassekret zu Aminosäuren zerlegt und dann in Zellen aufgenommen.

- *Fette:* Bei den Fetten handelt es sich um die energiereichsten Nahrungsstoffe, man unterscheidet tierische und pflanzliche Fette.
  Auch hier können bestimmte ungesättigte Fettsäuren nicht vom Organismus synthetisiert werden und müssen daher über die Nahrungsaufnahme beschaffen werden. Auch sie werden als „*Essentielle Fettsäuren*" bezeichnet.
  Die für den Menschen wichtigste essentielle Fettsäure ist die mehrfach ungesättigte Linolsäure.
  Aufgenommene Fettsäuren werden entweder verbrannt oder im Gewebe als Depotfett gespeichert. Kohlenhydrate und Eiweiße hingegen können nur in geringem Umfang gespeichert werden. Hier werden überschüssige Mengen abgebaut, ausgeschieden oder zu Körperfett umgewandelt und gespeichert.
  Unverdaute Lipide liegen als Fetttröpfchen vor und werden zuerst durch Lecithin und Gallensäure im Dünndarm zu primären Mizellen, die eine Fettemulsion ergeben, verkleinert. Dann werden sie durch das Enzym Lipase zu freien Fettsäuren und 2-Monoglycerid abgebaut.
  Die Salze der Gallensäure bilden nun mit den Fettsäuren die sekundären Mizellen, in denen das 2-Monoglycerid eingeschlossen ist. Nachdem diese Monoglyceride herausdiffundiert sind, bleiben die Salze der Gallensäure zurück und werden Großteils vom Ileum (Teil des Dünndarms) wieder aufgenommen.

- *Vitamine:* Organische Verbindungen, die der Organismus für lebenswichtige Funktionen und nicht als Energieträger benötigt, werden als Vitamine bezeichnet. Da sie Großteils nicht vom Körper synthetisiert werden können, müssen sie ebenso über die Nahrung aufgenommen werden. Manche Vitamine werden dem Körper nicht direkt, sondern als Vorstufe, dem so genannten Provitamin zugeführt. Diese Provitamine muss der Körper dann erst in ihre benötigte Wirkform umwandeln.
  Vitamine werden in:
    - Fettlösliche (lipophile) Vitamine (A, D, E und K)
    und
    - Wasserlösliche (hydrophile) Vitamine (B und C)

  unterteilt. Vitamin A wird aus mit der Nahrung aufgenommenen Karotinoiden gebildet, Vitamin D entsteht in der Haut unter Einfluss von UV-Strahlen (Tageslicht) und Vitamin K wird in der gesunden Darmflora hergestellt. Häufig sind Vitamine auch Bestandteile von Enzymsystemen.

TMK

Mangelerscheinungen durch fehlende Vitamine können zu Nachtblindheit (A), Rachitis (D), Beri-Beri (B1), Pellagra (B3), Anämie (B9) und Skorbut (C) führen.

Name	Abk.	Tagesbedarf eines Erwachsenen	Wirkungen	Vorkommen	Mangelerscheinungen (Beispiel)
Fettlösliche Vitamine					
Retinol	A	0,8-1 mg	Beeinflussung der Sehkraft, des Zellwachstums, Erneuerung der Haut	Leber, Milchfette, Fisch, als Provitamin in vielen Pflanzen	selten, siehe Hypovitaminose des Retinol
Chole-calciferol	D	20 µg	Förderung der Calciumaufnahme	Wird vom Körper bei UV-Einfluss hergestellt; Fischprodukte; in geringerer Menge in Milch	Rachitis
Tocopherole Tocotrienole	E	10-15 mg	Dienen der Zellerneuerung, hemmen entzündliche Prozesse, stärken das Immunsystem, wirken als Radikalenfänger	pflanzliche Öle, in geringerer Menge in Blattgemüse, Vollkornprodukten	selten, siehe Hypovitaminose des Vitamin E
Phyllochinon Menachinon Farnochinon	K$_1$ K$_2$	0,001-2,0 mg	Erforderlich für die Bildung der Blutgerinnungsfaktoren 2, 7, 9 und 10 sowie deren Gegenspielern Protein S und C.	Eier, Leber, Grünkohl	Gerinnungsstörungen

			Auch im Knochen wird es für die Synthese von Osteocalcin benötigt.		
Wasserlösliche Vitamine					
Thiamin	B$_1$	1,3-1,8 mg	beeinflusst Kohlenhydratstoffwechsel, wichtig für die Schilddrüsenfunktion und Nerven	Fleisch, Erbsen, Haferflocken	Beriberi
Riboflavin	B$_2$	1,8-2,0 mg	Gegen Migräne, fördert Merkfähigkeit und Konzentration	Fleisch, grünes Blattgemüse, Vollkornprodukte	Pellagra
Niacin auch Nicotinsäure	B$_3$, PP	15-20 mg	Verwertung von Fetten, Eiweiß und Kohlenhydraten, gut für Haut und Nägel	mageres Fleisch, Fisch, Hefe	Pellagra
Pantothensäure	B$_5$	8-10 mg	Fördert die Wundheilung, verbessert die Abwehrreaktion	Leber, Weizenkeime, Gemüse	Anämie
Pyridoxin	B$_6$	1,6-2,1 mg	Schützt vor Nervenschädigung, wirkt mit beim Eiweißstoffwechsel	Leber, Kiwis, Kartoffeln	hypochrome Anämie

Biotin	B7	0,25 mg	Schützt vor Hautentzündungen, gut für Haut, Haare und Nägel	Leber, Blumenkohl, durch Darmbakterien	selten, vor allem durch Verlust der Aufnahmefähigkeit, siehe Mangelerscheinungen des Biotin
Folsäure	B11 (B9)	0,16–0,40 mg	Gut für die Haut	Leber, Weizenkeime, Kürbis	perniziöse Anämie, Missbildungen bei Ungeborenen
Cobalamin	B12	3 µg	Bildet und regeneriert rote Blutkörperchen, appetitfördernd, wichtig für die Nervenfunktion	Leber, Fisch, Milch, Lupinen, Algen (*)	perniziöse Anämie
Ascorbinsäure	C	100 mg	Schutz vor Infektionen, wirkt als Radikalenfänger, stärkt das Bindegewebe	Hagebutten, Acerola-Kirsche, Zitrusfrüchte, Sanddorn, Kiwis, Paprika, Kohl, Kartoffel, Sauerkraut	Skorbut

[Quelle: http://de.wikipedia.org/wiki/Vitamin]

- **_Anorganische Salze:_** Bestimmte Salze bilden zusammen mit Wasser die Grundlage des inneren Milieus. Die optimale Zellfunktion unterliegt der ionalen Zusammensetzung und dem pH-Wert der Körperflüssigkeiten und ist wesentliche Voraussetzung einer ungestörten Zelltätigkeit.
Neben ihrer unentbehrlichen Funktion als Baustoffe sind manche anorganischen Ionen auch Bestandteile von Enzymen und Hormonen.
Die Kationen Natrium, Kalium, Calcium, Magnesium und die Anionen Chlorid und Phosphat sind die Wichtigsten.

- *Mineralstoffe:* Bei Mineralstoffen handelt es sich um lebenswichtige anorganische Stoffe, welche der Organismus nicht selbstständig herstellen kann, wodurch sie ihm mittels Nahrung zugeführt werden müssen.

  Da die Mineralstoffe nicht organisch sind und die Elemente meist als Ionen oder in Form von anorganischen Verbindungen vorliegen, sind sie, im Gegensatz zu den meisten Vitaminen, gegen die meisten Zubereitungs- und Lagerungsmethoden unempfindlich. Das heißt, man kann sie durch Hitze oder Luft nicht zerstören. Viele Mineralstoffe können aber durch zu langes Kochen in sehr viel Wasser aus der Nahrung ausgelaugt werden, was ein Problem darstellt, wenn das Kochwasser nicht verzehrt, sondern weggeschüttet wird.

  Zu den Mineralstoffen zählen die:

  - „Mengenelemente" wie Kalzium, Chlor, Kalium, Magnesium, Phosphor, Schwefel und Natrium

  - „Essentiellen Spurenelemente" wie Chrom, Kobalt, Eisen, Fluor, Iod, Kupfer, Mangan, Molybdän, Selen, Silizium, Vanadium und Zink

- *Wasser:* Der Menschliche Körper besteht zu 70% aus Wasser und scheidet täglich drei Liter Wasser über Nieren, Darm, Lunge und Haut aus.

Die Verdauung

Unter Verdauung oder Digestion versteht man die Aufspaltung der Nahrung im Verdauungstrakt mit Hilfe von Verdauungsenzymen. Dabei werden durch Hydrolyse aus hochmolekularen Molekülen wie Kohlenhydraten, Fetten und Eiweißen, niedermolekulare Verbindungen wie Mono- und Disaccharide, Fettsäuren und Aminosäuren hergestellt.

Diese werden dann im Dünndarm resorbiert und zum Teil in Energie umgewandelt bzw. zum Bau neuer Körpersubstanz verwendet.

Viele Nährstoffe, die über die Nahrung aufgenommen werden, sind nicht wasserlöslich und könnten daher nicht durch den Dünndarm ins Blut und in die Lymphe gelangen. Wasserlöslich werden die Nährstoffe erst, wenn sie durch Enzyme in kleinere Grundbausteine zerlegt werden. Beim Menschen findet die Verdauung hauptsächlich in Mund, Magen (Gaster), Zwölffingerdarm (Duodenum) und im restlichen Dünndarm (Jejunum und Ileum) statt.

Die Resorption, also die Aufnahme von Nährstoffen, findet jedoch fast nur im Zwölffingerdarm und im weiteren Dünndarm statt.

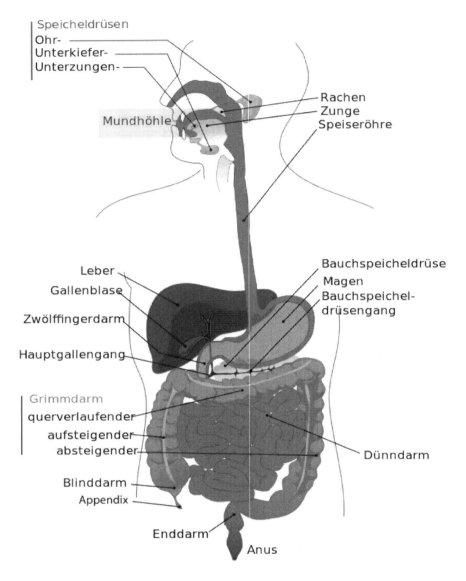

[Quelle: http://de.wikipedia.org/wiki/Dünndarm]

Mund und Speiseröhre

Die Nahrung, die dem Mund zugeführt wird, wird dort durch Kauen mechanisch verkleinert und mit Speichel versetzt, wodurch sie gleitfähiger wird. Danach wird
sie durch die Speiseröhre (Ösophagus) in den Magen befördert.
Täglich werden im Mund 1,5 Liter Speichel durch Drüsen wie die Ohrspeicheldrüse produziert. Durch den Speichel beginnt bereits im Mund die Kohlenstoff-Aufspaltung durch das Enzym

Ptyalin (α-Amylase). Dieses Enzym spaltet die Stärke der Nahrung in Maltose, Maltotriose und Oligosaccharide.

Während des Kauvorganges durchmischt die Zunge den Speisebrei, anschließend wird er von der Zunge gegen den Gaumen gepresst, was den Schluckreflex auslöst. Dabei wird der Kehlkopfdeckel so abgesenkt, dass er die Luftröhre verschließt, was ein Eindringen der Nahrung in die Atemwege verhindert.

So gelangt die Nahrung aus der Mundhöhle in die Speiseröhre, welche ein muskulöser Schlauch ist und hinter der Luftröhre liegt.

Durch wellenförmige Muskelbewegungen, die sogenannte Peristaltik, presst die Speiseröhre die durch den Mund empfangene Nahrung innerhalb von wenigen Sekunden in den Magen.

Magen:

Im Magen, der ein Fassungsvermögen von 1,5 – 2 Liter hat, wird der Speisebrei dann über längere Zeit gesammelt. Die Stärkespaltung durch Ptyalin läuft zunächst auch im Magen weiter. Die Innenwand des Magens, welche die Magenschleimhaut bildet, ist stark gefaltet und von Drüsenzellen durchsetzt. Diese Drüsenzellen werden in Neben-, Haupt-, und Belegzellen unterteilt:

- Belegzellen produzieren Salzsäure welche nach einer halben Stunde den gesamten Mageninhalt mit Säure versetzt. Dadurch wird das Ptyalin aus dem Mund unwirksam, mit der Nahrung eingedrungene Krankheitserreger werden abgetötet und Proteine denaturiert.

- Hauptzellen sondern das inaktive Enzym Pepsinogen ab, welches erst durch die Salzsäure zu Pepsin aktiviert wird. Pepsin spaltet Proteine in kleinere Peptide, welche später weiter zerlegt werden können. Da das Pepsin auch in der Lage ist, Bindegewebe umzuwandeln und der pH-Wert im Magen zwischen 1,0 und 1,5 liegt, ist es wichtig, dass die Magenschleimhaut besonders geschützt wird.

- Deshalb sondern die Nebenzellen ständig zähflüssigen Schleim ab, der sich schützend über die Magenschleimhaut legt und somit auch einen Puffer zur lokalen Neutralisation der Magensäure bildet.

Im Magensaft, von dem täglich ebenfalls 1,5 – 2 Liter produziert werden, befindet sich ein weiteres Enzym namens Kathepsin.

Die Magenperistaltik durchmischt den Speisebrei und presst ihn anschließend durch den Pförtner (M. sphincter pylori) in den Zwölffingerdarm (Duodenum).

Dünndarm:

Die Nahrung verweilt viele Stunden im Dünndarm, der den längsten Abschnitt des Verdauungskanals bildet. Dadurch gerät sie in engen Kontakt mit den Verdauungsenzymen und der resorbierenden Darmoberfläche.

Im Dünndarm werden alle Verdauungsvorgänge beendet, so dass resorbierende Grundbestandteile wie Monosaccharide, Aminosäuren, Fettsäuren und Monoacylglycerine entstehen, welche im Anschluss im Dünndarm resorbiert werden.

Der Dünndarm besteht aus dem *Duodenum* (20cm), dem *Jejunum* (2m) und dem *Ileum* (3m).
Die Oberfläche des Dünndarms ist im Verhältnis zu seinem Volumen enorm groß, was auf die Zotten und Falten (1mm lange Schleimhautaufwerfungen) zurückzuführen ist.
Das Darmepithelgewebe trägt an seiner Oberfläche Mikrovilli, fadenförmige Zellfortsätze, die die Darmoberfläche vergrößern und den Kontakt zum Darminhalt wesentlich verbessern.
Diese Zellfortsätze werden in ihrer Gesamtheit „Mikrovilli-Bürstensaum" genannt.
Durch die Kombination aus Zotten, Falten und Mikrovilli wird die innere Oberfläche des Dünndarms um das 250-fache vergrößert, damit verfügt der Dünndarm über mehr als 100m² resorbierende Oberfläche.

Im *Zwölffingerdarm* wird die Magensäure durch den Darmsaft alkalisch neutralisiert. Der Darmsaft enthält Exopeptidasen, proteinspaltende Enzyme und eine Enterokinase, die das Trypsin der Bauchspeicheldrüse aktiviert.
Außerdem geben die Leber und die Bauchspeicheldrüse Säfte wie die Galle und das Pankreassekret ab. Das *Bauchspeicheldrüsensekret* enthält Peptidasen (Trypsin, Chymotrypsin) zur Proteinverdauung, Nukleasen zum Abbau von Nukleinsäuren, Lipasen zur Fettverdauung und Amylasen zur Kohlenhydratverdauung.
Teilweise werden diese Enzyme als inaktive Proenzyme in das Duodenum abgegeben und erst dort aktiviert. Die Langerhans'schen Zellen oder Inseln der Bauchspeicheldrüse geben die Hormone Insulin und Glucagon ins Blut ab.

Die Galle wird in der **_Leber_** produziert, in den Gallenkanälchen gesammelt und in der Gallenblase gespeichert. Bei der Leber handelt es sich um ein Stoffwechselorgan und gleichzeitig um die größte Drüse des menschlichen Körpers. Sie wird von der Pfortader durchzogen und ihre Aufgaben sind neben der Galle-Produktion auch der Glucose- und Glykogenstoffwechsel, der Abbau und die Ausscheidung von Stoffwechselabfällen und Giftstoffen, sowie der Abbau von Erythrozyten (siehe Seite 75, **7.3 Der Blutkreislauf**).

Zu den Mahlzeiten wird die Galle dann von der Gallenblase in den Zwölffingerdarm abgegeben. Ihre wichtigsten Bestandteile sind Gallensäuren, Gallenfarbstoffe (aus dem Abbau der roten

Blutkörperchen) und Wasser. Sie dient der Fettverdauung durch die Emulsion von Lipiden, das heißt Lipide werden in kleine, für Enzyme angreifbare Fetttröpfchen zersetzt. Außerdem dient die Galle auch der Ausscheidung von Substanzen, die schlecht wasserlöslich sind und von der Leber in eine abtransportierbare Form gebracht werden müssen.

Im Dünndarm findet die Resorption der Nährstoffbausteine statt. Nachdem die zuvor genannten Nährstoffe in ihre einzelnen Bausteine zerlegt werden, werden diese über die Dünndarmzotten ins Blut und in die Lymphe resorbiert. Dieser Vorgang ermöglicht es dem Organismus auf einen Großteil der durch die Nahrung aufgenommen Energieträger zuzugreifen.

Am Übergang vom Dünndarm zum Dickdarm befindet sich der **_Blinddarm_** mit dem Wurmfortsatz.

Dickdarm
Im Dickdarm werden weitere 19% des Wassers aus dem bereits zum Teil verdauten Speisebrei resorbiert.
Ballaststoffe werden durch bakterielle Fermentation zu kurzkettigen Fettsäuren, die die Peristaltik anregen, und zu Gasen verarbeitet.
Jene Stoffe, die weder durch die Enzyme des Dünndarms, noch durch die Mikroorganismen im Dickdarm fermentiert werden können, werden durch das Rektum unverändert ausgeschieden.

Mastdarm
Der gesamte Verdauungsvorgang dauert je nach Art der zu sich genommenen Nahrung unterschiedlich lange. Bei Fleisch benötigt der Organismus ca. 3 – 4 Stunden, für Flüssigkeiten nur wenige Minuten.
Im Mastdarm findet keine Verdauung mehr statt, der Stuhl oder Kot (med. Fäzes), besteht aus unverdaulichen oder nicht verdauten Nahrungsresten, sowie aus Darmzellen und Darmbakterien. Er verweilt bis zu 2 Tage im Mastdarm, bevor er über den After ausgeschieden wird.

Fehl- und Mangelernährung
Deckt die Menge oder die Zusammenstellung der Ernährung nicht den Bedarf des Organismus, so spricht man von einer Fehl- oder Mangelernährung.
Unter Fehlernährung versteht man meist, dass ein oder mehrere Nahrungsbestandteile in falscher Menge konsumiert werden (zu fett- oder vitaminreiche Kost), während Mangelernährung

bedeutet, dass der Energie- oder Kalorienbedarf eines Organismus nicht gedeckt wird. Es kommen auch Kombinationen beider Störungen vor.

Ursachen für dieses Phänomen können neben Hungersnöten, Krieg oder Katastrophen auch Krankheiten wie Krebs und mangelndes Wissen über gesunde Ernährung sein.
In Industrieländern spielen besonders das große Angebot an industrieller Fertignahrung in Kombination mit dem Rückgang an körperlicher Aktivität und dem Wegfall des Essens als soziales, familiengebundenes Ritual eine wichtige Rolle.

__Fehl- und Mangelernährungen__ begünstigen und verursachen auch Krankheiten wie Skorbut bei Vitamin-C-Mangel, die Zuckerkrankheit bei Adipositas und viele weitere.
Während diese Krankheiten wissenschaftlich bewiesen auf falsche Ernährung zurückzuführen sind, gibt es auch sogenannte Zivilisationskrankheiten, wie den Schlaganfall, bei denen es nicht geklärt, aber stark vermutet ist, dass sie zum Teil auch durch falsche Ernährung verursacht werden.

Eine *__Essstörung__* ist eine Verhaltensstörung mit meist ernsthaften und langfristigen Gesundheitsschäden. Das zentrale Problem ist hierbei die ständige gedankliche und emotionale Beschäftigung mit dem Thema „Essen". Das kann sowohl die Nahrungsaufnahme, als auch deren Verweigerung betreffen und hängt meist mit psychosozialen Störungen und der Einstellung zum eigenen Körper zusammen.
Wenn es sich bei solchen Störungen um zwanghafte Störungen handelt, spricht man von Sucht oder Abhängigkeit.
Medizinisch betrachtet handelt es sich um eine Störung der Energiebilanz des Körpers, was Folgendes bedeuten kann:
- Zu hohe Energiezufuhr bei zu geringem Energieverbrauch führt zu dauerhafter Plusbilanz und somit zu Übergewicht.
- Zu geringe Energiezufuhr bei zu hohem Energieverbrauch führt zu dauerhafter Minusbilanz und somit zu Mangelernährung.
- Falsche Ernährung kann zu Vitaminmangel, Mineralmangel und zu einer Störung des Elektrolythaushalts führen.

Zu den bekanntesten bzw. anerkanntesten und häufigsten Essstörungen zählen die unspezifische Esssucht, die Magersucht (Anorexia Nervosa) und die Ess-Brech-Sucht (Bulimia Nervosa). Diese Erkrankungsbilder sind nicht ganz klar voneinander abgrenzbar, da die Betroffenen nicht selten von einer Form zur nächsten wechseln, wodurch sich die Merkmale vermischen.

Dennoch sind bei allen diesen chronischen Essstörungen lebensgefährliche körperliche Schäden möglich. Besonders Frauen sind betroffen, was bei ihnen auch zu Störungen im Menstruationszyklus bzw. zum totalen Ausfall des Selbigen führen kann.

Bei der *Esssucht* denken Betroffene dauernd an die Nahrungsaufnahme und die Folgen für ihren Körper und essen auch zwanghaft.
Entweder essen sie zu viel oder sie kontrollieren ihr Gewicht mit komplizierten Nahrungssystemen, Diäten, Fasten und Bewegung.
Esssucht führt häufig zu Übergewicht oder Adipositas, was zu gesundheitlichen und auch sozialen Problemen führt. Meist kommt dieses Krankheitsbild auch in Zusammenhang mit einer Fehlernährung vor, was noch zusätzliche Probleme mit sich bringt.

Die *Magersucht (Anorexia Nervosa)* ist durch absichtlichen und selbst herbeigeführten Gewichtsverlust gekennzeichnet, der durch Hungern und Kalorienzählen, aber auch durch zwanghafte körperliche Aktivitäten herbeigeführt wird.
Die betroffene Person kann dabei aber ihren eigenen körperlichen Zustand nicht wahrnehmen und empfindet sich als zu dick, selbst wenn sie an extremem Untergewicht leidet. Die Folgen der Magersucht sind Mangel- und Unterernährung, sowie Muskelschwund.
Es können auch Langzeitfolgen wie Osteoporose, Unfruchtbarkeit und andere schwere körperliche Schäden eintreten.
In vielen Fällen kann diese Erkrankung auch zum Tod führen.

Bei der *Bulimie*, oder Ess-Brech-Sucht (Bulimia Nervosa) sind die Betroffenen zwar meist normalgewichtig, haben aber enorme Angst vor der Zunahme von Gewicht.
Aus dieser Angst vor dem „Dickwerden" ergreifen sie extreme Gegenmaßnahmen wie erzwungenes Erbrechen, Abführmittel, Fastkuren oder exzessiven Sport.
Der Körper gerät durch diese unnatürlichen Maßnahmen in einen Mangelzustand und treibt den Erkrankten zu so genannten Ess-Attacken, bei denen große Mengen an Nahrung auf einmal verzehrt werden.
Dieses Überessen und Erbrechen wird von Erkrankten häufig als entspannend beschrieben, kann aber neben Mangelerscheinungen und Störungen des Elektrolythaushalts auch zu Entzündungen der Speiseröhre und zu Zahnschäden führen. In Folge des gestörten Elektrolythaushalts kann es auch zu Herzversagen und somit zum Tod kommen.

Orthorexia Nervosa bedeutet krankhaftes „Gesund-Essen" und bringt Betroffene dazu, mehrere Stunden täglich zwanghaft Vitamingehalt und Nährwerte zu berechnen, um „gesunde"

Lebensmittel auszuwählen, wobei sich die Menge dieser erwählten Lebensmittel immer mehr verringert.

Folgen sind gesellschaftliche Isolation, sowie Unter- und Mangelernährung. Teilweise zeigen Betroffene sogar Angst vor Lebensmitteln, die ihnen ungesund erscheinen.

7.3 Der Blutkreislauf

Das Blut

Funktionen

Blut ist eine Körperflüssigkeit, die, mit Unterstützung des Herz-Kreislaufsystems die Funktionalität der verschiedenen Körpergewebe über vielfältige Transport- und Verknüpfungsfunktionen sicherstellt.

Im Zuge der Gesamtaufgabe, die Lebensfunktionen aufrecht zu erhalten, erfüllt das Blut viele wesentliche Aufgaben, wie die Versorgung der Zellen mit Sauerstoff von der Lunge und Nährstoffen aus der Nahrungsaufnahme. Stoffwechselprodukte wie Harnstoff werden abtransportiert und Hormone und andere Wirkstoffe zwischen den Zellen hin und her befördert.

Blut dient auch der Regulation und Aufrechterhaltung des Wasser- und Elektrolythaushaltes, des pH-Wertes und der Körpertemperatur.

Als Teil des Immunsystems hat das Blut auch die Aufgabe, die Abwehr gegen Fremdkörper aufrecht zu erhalten. Durch Blutgerinnung und Fibrinolyse reagiert das Blut auch auf Verletzungen und hat durch den von ihm ausgehenden Flüssigkeitsdruck eine Stützwirkung auf den ganzen Körper.

Blut hat bei Männern einen Zellanteil von 44% bis 46%, bei Frauen von 41% bis 43%, dieses Verhältnis wird Hämatokrit genannt.

Zusammensetzung

Es besteht aus speziellen Zellen:
- den *Erythrozyten*
- den *Leukozyten*
- den *Thrombozyten*

und dem *Blutplasma*, welches zu 90% aus Wasser und zu 10% aus darin gelösten Stoffen besteht. Die im Plasma enthaltenen Ionen sind vorwiegend Natrium-, Chlorid-, Kalium-, Magnesium-, Phosphat- und Calcium-Ionen.

Nebst diesen Ionen gibt es auch noch die Plasmaproteine, welche auf Stofftransport, Immunabwehr, Blutgerinnung und Aufrechterhaltung des pH-Wertes spezialisiert sind.

Blutplasma ohne Gerinnungsfaktoren wir als *Blutserum* bezeichnet.

Alle Zellen des Blutes werden in einem *Hämatopoese* genannten Prozess im Knochenmark gebildet und zwar aus pluripotenten Stammzellen.

Aus diesen Stammzellen, aus denen jede Zelle reifen kann, werden zunächst multipotente Stammzellen, die bereits auf bestimmte Zelllinien festgelegt sind. Aus diesen entwickeln sich dann die einzelnen Bestandteile des Blutes.

Die Zellen reifen dann durch ein Hormon namens Erythropoetin, welches in Nieren und Leber produziert wird.

Die **Erythrozyten** oder roten Blutkörperchen sind runde, scheibenförmige Zellen, die einen dicken Rand aufweisen. Sie entstehen im roten Knochenmark der meisten Knochen und in ihrem Anfangsstadium (dort heißen sie noch Retikulozyten) sind Mitochondrien und Zellkern zwar vorhanden, werden im Laufe der Reifung aber abgebaut. Sie sind sehr stark verformbar, was der Passage von engen Kapillaren dient. Ihren Hauptbestandteil bildet der Blutfarbstoff Hämoglobin, ein Protein das für die Sauerstoffbindung und den Sauerstofftransport im Blut verantwortlich ist. Die Abbildung zeigt eine REM- Aufnahme einiger Erythrozyten.

[Quelle: http://de.wikipedia.org/wiki/Erythrozyt]

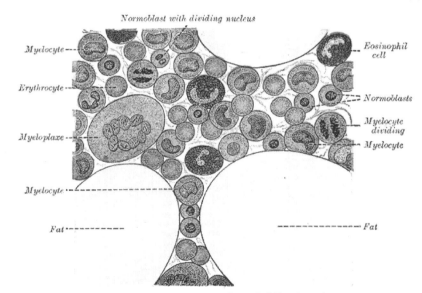

Die mittlere Lebensdauer der Erythrozyten beträgt 100-120 Tage. Der Abbau der roten Blutkörperchen findet in der Milz und der Leber (Kupffer-Zellen) statt.

Die **Leukozyten** oder weißen Blutkörperchen dienen der Immunabwehr und werden in *Granulozyten, Monozyten* und *Lymphozyten* unterteilt.

[Quelle: http://de.wikipedia.org/wiki/Leukozyt]

Granulozyten werden je nach Färbeverhalten ihres Zytoplasmas wiederum in eosinophile, basophile und neutrophile Granulozyten unterteilt und dienen wie die Monozyten allesamt der unspezifischen Immunabwehr, während die Lymphozyten an der spezifischen Immunabwehr teilnehmen.

Im Gegensatz zu den roten Blutkörperchen, die sich nur passiv vom

Blutstrom mittreiben lassen können, können die weißen Blutkörperchen die Adern verlassen und in das Gewebe einwandern, um dort bestimmte Aufgaben zu erfüllen. Sie sind am Abbau von Gewebe beteiligt, phagozytieren eingedrungene Fremdkörper und bilden Antikörper gegen eingedrungene körperfremde Stoffe.
Ihre Hauptgründungsstellen sind die Lymphdrüsen im Knochenmark.
Man unterscheidet also zwischen:

- Neutrophile Granulozyten: Werden im Knochenmark gebildet und bilden etwa 60% der zirkulierenden Granulozyten. Sie dienen der unspezifischen Abwehr bei einer Invasion von Mikroorganismen, auf die sie sich durch einen chemischen Reiz hinbewegen und abbauen können. Hauptkennzeichen aller Granulozyten sind Lysosomen, die Granula genannt werden.

- Eosinophile Granulozyten: Bilden 1-4% der Leukozyten. Sie bewegen sich amöboid und sind zur Phagozytose fähig.

- Basophile Granulozyten: Machen nur etwa 1% der Leukozyten aus., haben auch Granula und bewegen sich amöboid fort, sie phagozytieren jedoch kaum. Ihre Hauptaufgabe ist die Bereitstellung von Heparin (beendet Blutgerinnung).

- Lymphozyten: Machen ca. 20% der Leukozyten aus, kommen aber nicht nur im Blut vor, da sie auch in der Lage sind, den Blutkreislauf zu verlassen bzw. dorthin zurückzukehren. Es gibt T- und B-Lymphozyten welche beide für die spezifische Immunantwort verantwortlich sind.

- Monozyten: Machen nur etwa 4-5% der Leukozyten aus und werden im Knochenmark gebildet, zirkulieren kurze Zeit im Blut und wandern dann ins Gewebe aus. Dort differenzieren sie sich zu verschiedenen Typen von Makrophagen, die zur Phagozytose fähig sind.

Blutgerinnung

Sie dient der Bildung eines Gerinnsels aus Thrombozyten, das bei einer Verletzung die Wunde verstopft und somit den Körper vor übermäßigem Blutverlust schützt.
Beim Gerinnen des Blutes bildet sich Fibrin aus einer im Blutplasma gelösten Vorstufe, dem Fibrinogen. Das Fibrin bildet beispielsweise an einer Verletzung ein Netzwerk, in dem die zellulären Bestandteile des Blutes hängen bleiben.
Während der Gerinnung setzt sich das Fibrin dann mit den Blutzellen am Boden ab, darüber entsteht eine schwach gelblich gefärbte Flüssigkeit, das Blutserum.

Bildet sich innerhalb von Blutgefäßen ein Gerinnsel, also ein so genannter Thrombus, kann es zu einer Thrombose kommen.
Betroffenen der Bluterkrankheit fehlt der Faktor VIII, das heißt, dass Blut nur sehr langsam gerinnt und schon kleine Wunden zum Verbluten führen können.

Grundlagen des Blutkreislaufs

Als Blutkreislauf wird das Strömungssystem des Blutes bezeichnet. Er sichert das Überleben des Organismus, indem er den Stoffwechsel jeder einzelnen Zelle versorgt.
Zum einen transportiert das Blut Sauerstoff aus der Lunge zu den Zellen und Kohlendioxid in die entgegengesetzte Richtung, zum Anderen werden aus der Verdauung gewonnene Nährstoffe wie Fette, Zucker und Eiweiße aus dem Verdauungstrakt in die verschiedenen Gewebetypen transportiert, um dort entweder weiterverarbeitet oder gespeichert zu werden.
Entstandene Stoffwechsel- und Abfallprodukte wie Harnstoff oder Harnsäure werden dann in anderes Gewebe oder zu den Ausscheidungsorganen, also Nieren und Dickdarm transportiert.
Des Weiteren verteilt das Blut auch Botenstoffe wie Hormone, Leukozyten und Fibrinogen im ganzen Körper.

Der Blutkreislauf besteht aus dem Herzen und einem vom Herzen ausgehenden, immer feiner werdenden Netz aus Blutgefäßen, dem kardiovaskulären System. Blutgefäße, die zum Herzen führen, werden als *Venen* bezeichnet, diejenigen, die vom Herzen wegführen, als *Arterien*.
Je weiter die Blutgefäße sich vom Herzen entfernen, umso verzweigter und feiner werden sie und umso kleiner wird auch ihr Durchmesser.
Mit kleinerem Durchmesser ändert sich auch die jeweilige Bezeichnung der Blutgefäße, so werden Arterien zunächst zu Arteriolen, die sich dann in die Kapillaren verzweigen, welche das Gewebe versorgen. Nachdem die Versorgung des Gewebes vollbracht ist, vereinen sich die Kapillaren wieder zu den postkapillaren Venolen, die dann wiederum zu den Venen werden.
Den Antrieb für die Zirkulation des Blutes übernimmt das Herz, bei dem es sich um einen Hohlmuskel handelt, und dessen Kontraktionen den nötigen Druck erzeugen, um das Blut in Bewegung zu halten.

> - *Arterien* führen das Blut vom Herzen weg und werden auch Schlag- oder Pulsadern genannt. In der Regel transportieren sie sauerstoffreiches Blut, lediglich die Arterien des Lungenkreislaufes enthalten sauerstoffarmes Blut.
>   Die größte Arterie des Menschen ist die Aorta, auch Hauptschlagader genannt, die einen Durchmesser von etwa 3cm hat.
>   Arterien besitzen starke elastische Wände und Muskelzellen, die ihnen die Fähigkeit verleihen, sich zu verengen.

- *Arteriolen* sind kleine Arterien, die im Blutkreislauf chronologisch hinter den Arterien und vor den arteriellen Kapillaren liegen. Ihre venösen Gegenstücke sind die *Venolen*. Arteriolen und Venolen sind die feinsten noch mit freiem Auge sichtbaren Blutgefäße.

- *Kapillaren* sind mit ca. 0,5mm Länge und 5 bis 10 nm Durchmesser die kleinsten Bluttransportgefäße und bilden ein äußerst feines Netzwerk mit einer enorm großen Oberfläche, das alle Organe und Gewebe durchzieht.
  In den Kapillaren findet ein ständiger Stoffaustausch statt, bei dem Nährstoffe dem Gewebe zugeführt und Abfallstoffe wieder abtransportiert werden.
  Die dünnen Kapillarwände sind semipermeabel und bestehen aus einer dünnen Schicht Endothelzellen.

- *Venen* sind die Gegenstücke der Arterien und führen das durch die Kapillaren sauerstoffarm gewordene Blut wieder zum Herzen zurück, lediglich die Venen des Lungenkreislaufs transportieren sauerstoffreiches Blut.
  Durch den bereits entstandenen Abstand zum Herzen, durch Arterien, Arteriolen, Kapillaren und Venolen, ist der Blutdruck in den Venen wesentlich geringer als in den Arterien.
  Sie gehören mit den Kapillaren und den Arteriolen zum sogenannten „Niederdrucksystem" des Blutkreislaufs.
  Die meisten Venen im Körper sind Begleitvenen, das heißt sie verlaufen parallel zu ihrem arteriellen Gegenstück.
  Im Unterschied zu den Arterien besitzen viele Venen Venenklappen, um das Zurückfließen des Blutes, also vom Herzen weg, zu verhindern.

Der Blutkreislauf

Die linke Herzkammer pumpt das sauerstoffreiche, arterielle Blut in die Aorta, von der es auf alle Organe verteilt wird. Durch die immer weitere Verzweigung der Arterien bildet sich ein dichtes Kapillarnetz in den Organen, welches für die Versorgung der Gewebe mit Sauerstoff und Nährstoffen, sowie für den Abtransport von Abfallstoffen zuständig ist.
Das sauerstoffarme, venöse Blut, das mit CO_2 beladen ist, wird über die obere und untere Hohlvene dem rechten Vorhof des Herzens zugeführt und gelangt von dort in die rechte Kammer. Von dort wird es durch die Lungenarterie in die Lunge gepumpt, in der der Gasaustausch stattfindet.
Das nun wieder mit Sauerstoff angereicherte Blut gelangt über die Lungenvene in den linken Vorhof und von dort in die linke Herzkammer.

Das Herz

Es handelt sich bei diesem Organ um einen kräftigen Hohlmuskel, der durch die Herzscheidewand in eine linke und eine rechte Hälfte unterteilt wird. Jede Hälfte besteht aus einem Vorhof, in den Venen führen, und einer Kammer, die in Arterien mündet. Zwischen Vorhof und Kammer befinden sich die so genannten Segelklappen und zwischen Kammer und den abzweigenden Arterien befinden sich die Taschenklappen.
Beide Herzhälften arbeiten gleichzeitig, wobei sich die Herzkammern und Vorhöfe abwechselnd zusammenziehen (Systole) und erweitern (Diastole).

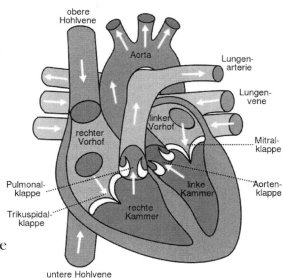

[Quelle: http://de.wikipedia.org/wiki/Herz]

Zunächst kontrahieren die Vorhöfe und geben ihr Blut an die erschlaffenden Herzkammern ab, durch das Schließen der Segelklappen wir ein Rückfluss des Blutes in den Vorhof verhindert.
Daraufhin ziehen sich die Herzkammern zusammen und pressen so das Blut in die Arterien. Wenn sich die Kammern wieder erweitern, um sich erneut mit Blut zu füllen, verhindern die Taschenklappen den Rückfluss des Blutes aus den abzweigenden Arterien.
Während dieser Systole wird auch die Druckerhöhung in der Aorta erzeugt, die sich dann wellenförmig im Körper ausbreitet und als Puls messbar ist.
Da der Gesamtgefäßwiderstand des Körperkreislaufs viel größer ist als der des Lungenkreislaufs, muss die linke Herzkammer entsprechend mehr Arbeit leisten und weist daher eine deutlich höhere Wanddicke auf als die Rechte.
Das Füllungs- und Schlagvolumen beider Herzkammern ist jedoch ident.

7.4 Das lymphatische System

Das lymphatische System ist ein Teil des Immunsystems und besteht aus den lymphatischen Organen und dem Lymphgefäßsystem.
Neben dem Schutz vor Krankheitserregern, Fremdpartikeln und krankhaft veränderten Körperteilen, spielt es auch eine Rolle beim Flüssigkeitstransport und steht in enger Verbindung zum Blutkreislauf.

TMK

Die Lymphatischen Organe

Dabei handelt es sich um spezialisierte Organe, die die Differenzierung und Vermehrung der Lymphozyten zur Aufgabe haben. Sie werden in ***primäre*** und *sekundäre lymphatische Organe* unterteilt, wobei in den primären lymphatischen Organen die Differenzierung der Vorläuferzellen in T- und B- Lymphozyten erfolgt.

> ***Der Thymus*** ist ein Organ, das aus zwei Lappen besteht und erst nachdem er voll ausgewachsen ist, also während der Pubertät seine volle Größe erreicht. Danach wird er nicht mehr benötigt und durch funktionsloses Fettgewebe ersetzt.
> Der Thymus liegt in einer Brusthöhle vor dem Herzen und in ihm erfolgt die Reifung der T-Lymphozyten, deren Vorläufer aus dem Knochenmark, in dem sie entstehen, durch die Blutbahn in den Thymus einwandern.

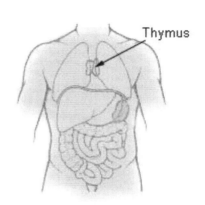
[Quelle: http://de.wikipedia.org/wiki/Thymus]

Zuerst entstehen nur zufällige Rekombinations-Lymphozyten, die die verschiedensten brauchbaren und unbrauchbaren Zielmoleküle haben. Jene Lymphozyten die körpereigene MHC-Moleküle erkennen können und damit funktionstüchtig sind, werden dann vermehrt, während alle anderen Klone in den programmierten Zelltod geschickt werden (*positive Selektion*). Die Erkennung der körpereigenen MHC-Moleküle in Kombination mit der Erkennung körperfremder Antigene löst später die spezifische Immunabwehr aus.
Im nächsten Schritt werden jene T-Lymphozyten, die gegen körpereigene Antigene gerichtet sind und daher körpereigene Zellen attackieren würden, ebenfalls in den programmierten Zelltod geschickt (*negative Selektion*).
Durch diese Selektion besitzt die menschliche Immunabwehr eine Selbsttoleranz gegenüber körpereigenem Gewebe und greift dieses somit nicht an.
Diese differenzierten T-Lymphozyten wandern dann über das Blut in die sekundären lymphatischen Organe aus, wo sie sich bei Bedarf vermehren können.
Nach Generierung eines umfangreichen Reservoirs an gegen spezifische Antigene gerichteten T-Lymphozyten ist der Thymus nicht mehr von Bedeutung.

> ***Das Bursaäquivalente Organ bzw. Knochenmark***
> Ab Ende des vierten Embryonalmonats ist das Knochenmark das wichtigste blutbildende Organ des Menschen. Es füllt die Hohlräume der Knochen, in denen fast alle Blutzellarten des Menschen gebildet werden.

Während sich bei Neugeborenen noch in fast allen Knochen blutbildendes Knochenmark befindet, haben es Erwachsene nur noch im Brustbein, den Rippen, den Schädelknochen, den Schlüsselbeinen, den Wirbelkörpern, im Becken und den stammwärts gerichteten Enden von Oberarm und Oberschenkelknochen.

Das Knochenmark spielt auch eine wichtige Rolle bei der Ausdifferenzierung der B-Lymphozyten-Vorläufer, die nach ihrer Ausreifung in sekundäre lymphatische Organe wie Milz, Lymphknoten und Mandeln auswandern.

Der Name „bursaäquivalente Organe" leitet sich daher ab, dass säugetierartabhängig unterschiedliche Organe die Aufgabe der B-Lymphozytendifferenzierung übernehmen.

ACHTUNG: Das Rückenmark ist KEIN Knochenmark, hierbei handelt es sich um empfindliches Nervengewebe, welches zum zentralen Nervensystem gehört.

In den _**sekundären lymphatischen Organen**_ wird bei Zusammentreffen von Antigenen und immunkompetenten Lymphozyten eine spezifische Immunantwort ausgelöst.

Zu diesen Organen zählen:
- Lymphfollikel
- Peyer-Plaques (Ansammlung von Lymphfollikeln im Dünndarm)
- Mandeln
- Lymphknoten
- Wurmfortsatz
- Milz

Milz und Knochenmark erfüllen außerdem noch wichtige Aufgaben im Zuge der Bildung, der Speicherung und dem Abbau des Blutes.

Das Lymphgefäßsystem

Dem Blut steht in den Kapillaren eine riesige, dem Stoffaustausch zugedachte Fläche zur Verfügung, die Kapillarwände, welche für Wasser und niedermolekulare Stoffe, aber nicht für die meisten Proteine durchlässig ist.

Aufgrund des Blutdrucks wird ständig Wasser aus den Kapillaren ins umgebende Gewebe gepresst. Das vollständige Fehlen der bereits erwähnten Proteine im umliegenden Gewebe der Kapillaren erzeugt einen osmotischen Druck, der durch die Nähe zum Herzen am Anfang der Kapillaren geringer ist als der Blutdruck, weshalb hier noch mehr Flüssigkeit ausgepresst wird **(Filtration)**. Gegen Ende der Kapillaren hin wird der osmotische Druck größer als der Blutdruck, was zur Folge hat, dass Flüssigkeit aus dem Gewebe angesaugt wird **(Resorption)**.

Unterm Strich tritt jedoch mehr Flüssigkeit aus, als gesammelt wird.

Lymphe

So wird die Flüssigkeit genannt, die sich in den Gewebespalten sammelt. Ihre Zusammensetzung entspricht, wenn man von den fehlenden Blutkörperchen und Proteinen absieht, der des Blutes. In einer Minute werden etwa 70% der Blutflüssigkeit mit der Lymphflüssigkeit ausgetauscht. Als Gewebsflüssigkeit umspült die Lymphe alle Zellen, die aus ihr Nährstoffe entnehmen und Abfallstoffe in sie abgeben. Das Lymphsystem transportiert Stoffe, deren molare Masse den direkten Transport durch die Kapillarwände in die Blutzirkulation nicht zulässt. Hierzu zählen zum Beispiel Eiweiße und Lipide aus dem Verdauungstrakt.

Die Lymphe fließt in blind endende Lymphkapillaren ab, die die in Gewebsspalten vorhandene Flüssigkeit ableiten, die bei einem gesunden Menschen auf ca. 2 Liter pro Tag kommt.

Diese **Lypmphkapillaren** vereinigen sich zu **Lymphgefäßen**, und schließlich zum sogenannten **Brustmilchgang**, in den auch die vom Darm kommenden Lymphgefäße münden.

Der Lymphbrustgang endet in der linken Halsvene, durch die die Lymphe wieder in den Blutkreislauf zurückgelangt.

Zahlreiche in die Lymphgefäße eingeschaltete **Lymphknoten** reinigen die Lymphe von Bakterien und anderen Fremdstoffen, bevor sie wieder in die Blutbahn eintritt. Der Abtransport von Gewebsflüssigkeit über die Lymphe ist jedoch limitiert. Wenn es zu einem Flüssigkeitsstau kommt, durch den das Gewebe anschwillt, spricht man von einem *Ödem*.

7.5 Lunge und Atmung

Atmung

Atmung ist per Definition eine zusammenfassende Bezeichnung für die Aufnahme von molekularem Sauerstoff, sowie seinen Transport zu den Zellen, seine Reduktion zu Wasser in der Atmungskette und die Produktion und Abgabe von Kohlendioxid.

Innere Atmung

Stoffwechselprozesse, die dem Energiegewinn einer Zelle dienen, werden als „Innere Atmung" bezeichnet. Besonders zu erwähnen ist hier die Atmungskette im Inneren der Mitochondrien, durch die ATP synthetisiert wird (siehe **3.8 Mitochondrien**).

Äußere Atmung

Die äußere Atmung ist ein Vorgang in der Lunge, bei dem Sauerstoff von den Lungenbläschen über die Kapillaren ins Blut und Kohlenstoffdioxid aus den Kapillaren an die Lungenbläschen abgegeben und dann ausgeatmet wird. Der CO_2-Rücktransport erfolgt dabei zu 10% durch direkt im Blut gelöste Moleküle, zu 30% über Hämoglobin und zu 60% über eine Umwandlung von

CO_2 zu HCO_3 durch die Erythrozyten, wodurch das CO2 über das Blut transportiert werden kann.

Lunge

Aufbau der Atemwege

Bei einem Atemzug strömt Luft durch den Mund oder die Nase in den Körper. Wird durch die Nase eingeatmet, reinigen die Haare der Nase zunächst die Luft von Fremdkörpern, während die Schleimhäute die Luft anfeuchten. Durch das gut durchblutete und sehr oberflächliche Blutgefäßsystem in der Nase wird die Luft gleichzeitig auch aufgewärmt. Im Anschluss gelangt die eingeatmete Luft über den Rachenraum vorbei am Kehlkopf und den Stimmlippen in die Luftröhre oder Trachea.

Die Luftröhre verzweigt sich nach kurzer Zeit in die beiden Äste der Bronchien, die sich wiederum immer weiter in Bronchiolen verzweigen. In der Luftröhre selbst wird die Luft noch einmal von den so genannten Flimmerhärchen gereinigt.

In den Enden des Bronchialbaums oder Bronchialsystems (so wird die Gesamtheit der des luftleitenden Systems bezeichnet) liegen die Lungenbläschen oder Alveolen, die für das schwammige Aussehen der beiden Lungenflügel verantwortlich sind.

Aufbau der Lunge

Die Lunge besteht wie bereits erwähnt aus einem rechten und einem linken Lungenflügel, von denen jeder durch Furchen in so genannte Lungenlappen unterteilt wird. Während sich der rechte Lungenflügel in drei Lappen aufteilt, besteht der Linke nur aus zwei.

Das Gewebe der Lunge wird in einen „luftführenden" Teil und in jenen Teil, in dem der Gasaustausch stattfindet, unterteilt. Im Übergang dieser beiden Teile enden die luftführenden Bronchien in blind endenden Säckchen, den Alveolen. In diesen Alveolen, bei denen es sich um sackartige Erweiterungen mit einem Durchmesser von 200 µm handelt, findet die Oxygenierung des Blutes statt. Ein erwachsener Mensch besitzt schätzungsweise etwa 300 Millionen Alveolen. Die Fläche, die sie in ihrer Gesamtheit bilden, wird als *Respiratorische Fläche* bezeichnet und auf ungefähr 140 m² geschätzt.

Um Fremdkörper zu neutralisieren, die es trotz aller Sicherheitsvorkehrungen, wie den Flimmerhärchen, geschafft haben, in die Lunge zu gelangen, gibt es die Alveolarmakrophagen. Sie stammen aus der Blutbahn und phagozytieren Staub in der Lunge.

Das Bindegewebe zwischen den Bronchien und den Alveolen enthält Verästelungen der Lungenarterien und -venen. Die Aufzweigungen der Lungenarterie führen das Blut zu den Alveolen.

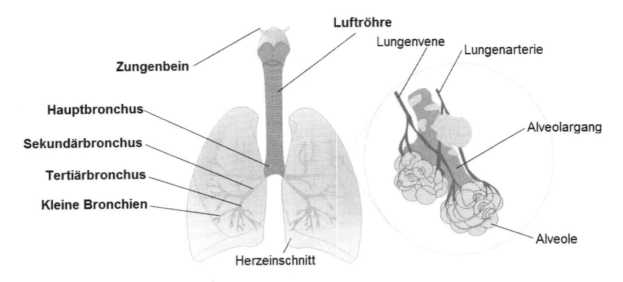

[Quelle: http://de.wikipedia.org/wiki/Lunge]

Die Atemmechanik

Um den Gasaustausch zwischen den Alveolen und der Umwelt (**Ventilation**) aufrecht zu erhalten, werden Druckunterschiede zwischen diesen beiden Bereichen benötigt.

Um einatmen zu können, muss der Druck in den Alveolen auf Werte unterhalb des Barometerdrucks der Umweltluft gesenkt werden. Zum Ausatmen, muss die umgekehrte Druckdifferenz erzeugt werden.

Die Einatmung wird als Inspiration und die Ausatmung als Exspiration bezeichnet.

Diese benötigten Druckunterschiede werden von Bewegungen des Zwerchfells und der Brustkorbmuskulatur erzeugt. Um diese Bewegungen nutzen zu können, muss die Lunge ihnen folgen können, ohne an Brustkorb und Zwerchfell vollständig fixiert zu sein. Diese Freiheit wird dadurch erreicht, dass sich zwischen dem Lungenfell (Pleura viszeralis), welches die Lunge überzieht, und dem Rippenfell (Pleura parietalis), welches die äußeren Organe überzieht, eine dünne Flüssigkeitsschicht befindet.

Der Gasaustausch (Ventilation)

Eine der wichtigsten Aufgaben des Blutes besteht darin, den in der Lunge aufgenommenen Sauerstoff zu den Organen und Geweben zu bringen und das dort gebildete Kohlenstoffdioxid wieder der Lunge zuzuführen. Dabei beträgt der Sauerstoffgehalt der Atemluft normalerweise beim Einatmen etwa 21%, beim Ausatmen knapp 16%. Prinzipiell ist ein Überleben allerdings auch mit einem Sauerstoffgehalt von 8% möglich.

Wie bereits erwähnt erfolgt der Gasaustausch zwischen der Gasphase und dem Blut in den Lungenkapillaren (Alveolen). Die Alveolen sind von einem dichten Kapillarnetz umgeben, das als alveolokapillare Membran bezeichnet wird. Das durch die Kapillaren strömende Blut wird so an einer möglichst großen Oberfläche mit den Alveolen in Kontakt gebracht. Der alveoläre Gasaustausch zwischen Gasphase und Kapillarblut vollzieht sich durch Diffusion: Kohlenstoffdioxid, als Endprodukt des Energiestoffwechsels, diffundiert von den Zellen, in denen es physikalisch gelöst wurde in die anliegenden Kapillaren.

Im Blut lagert sich das CO_2 an die verschiedenen Bestandteile (Hämoglobin, Wasser), das mit CO_2 beladene Blut gelangt über den rechten Vorhof und die rechte Herzkammer in die Lungenkapillaren.

O_2 gelangt durch Diffusion aus der Lungenluft ins Blut und durch das Blut ins Gewebe, wobei die Menge der diffundierenden Gase durch den Partialdruck bestimmt wird.

Das Hämoglobin besitzt die Fähigkeit, Sauerstoff in den Lungenkapillaren zu binden und in den Gewebekapillaren wieder abzugeben. Daneben ist Hämoglobin auch in der Lage, einen Teil des im Zellstoffwechsel entstandenen Kohlendioxids zu binden und wieder freizusetzen.

Ein Hämoglobinmolekül besteht aus vier Polypeptidketten mit je einer Farbstoffkomponente, die als *Häm* bezeichnet wird. Beim Sauerstofftransport wird der Sauerstoff an das Häm angehängt, im Gewebe wird diese Verbindung dann wieder gelöst. Dabei kann ein Liter Blut ungefähr 0,2 Liter gasförmigen Sauerstoff transportieren.

Atemsteuerung

Gesteuert wird unsere Atmung durch das Atemzentrum im verlängerten Rückenmark. Die steuernde Funktion übernehmen hierbei **Chemorezeptoren**, die bei Anstieg des Kohlendioxidgehalts im Blut über einen gewissen Wert den Atemreiz einsetzen.

Rezeptoren die auf pH-Wert und arteriellen Sauerstoffmangel reagieren, haben nur eine zweitrangige Bedeutung für den Atemreiz.

So befördert ein ruhiger Atemzug nur etwa einen halben Liter Atemluft, während bei größtem Einatemvolumen bis zu 6 Liter Luft bewegt werden können.

Im Ruhezustand beträgt das Atemzeitvolumen eines Menschen 5 - 8 Liter/Minute, bei sportlicher Höchstleistung bis zu 120 Liter/Minute.

7.6 Die Niere

Anatomischer Aufbau:

Die Niere (lat. Ren) ist ein paarig angeordnetes Organ, das beidseits hinter dem Bauchfell, unterhalb des Zwerchfells, in der Lendengrube liegt.

Nieren sind bohnenförmig und braunrot, ihre Länge variiert zwischen 10 und 12cm, die Breite zwischen 5 und 6,5cm und die Dicke zwischen 3 und 5cm.

Jede Niere wird von einer, selten auch zwei der Aorta entspringenden Arteria Renalis mit Blut versorgt. Die Nieren werden von 25% des Blutes der linken Herzkammer durchflossen.

Der vom Nierenbecken abgegebene Urin wird durch den **Harnleiter** (Ureter) zur **Harnblase** und weiter zur **Harnröhre** (Urethra) transportiert.

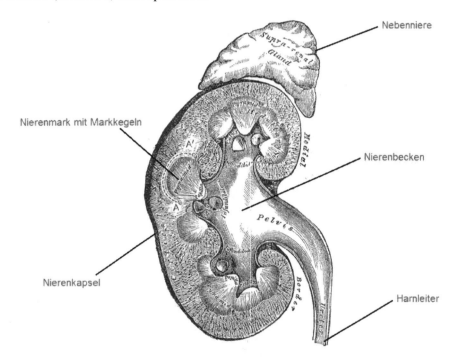

[Quelle: http://de.wikipedia.org/wiki/Niere]

Das Nierenparenchym, die eigentliche Organmasse der Niere, besteht aus der außen liegenden _Nierenrinde (Cortex renalis)_ und dem inneren _Nierenmark (Medulla renalis)_. Die Nierenrinde liegt wie eine Kappe zwischen den Basen der Markpyramiden und der Organkapsel.

Die Niere besteht aus zahlreichen (ca. 1 bis 1,2 Millionen) kleinen Einheiten, die Nephrone genannt werden und in denen Harn gebildet wird. Die Nephrone wiederum bestehen aus je einem Nierenkörperchen und einem Tubulusapparat. Die Nierenkörperchen bestehen aus der Bowman-Kapsel und dem Glomerulus, einem Kapillarknäuel das in die Kapsel hineingestülpt ist. Durch die gefensterten Kapillarwände wird der Primärharn abfiltriert.

In jedes Nephron führt eine kleine Arteriole, welche sich zum Glomerulus verzweigt. Im Nierenkörperchen wird durch Filtration der Primärharn aus dem Blut ins Innere des Nierenkanälchens gepresst, wobei Blutzellen und Proteine im Inneren der Kapillaren verbleiben. In diesem so genannten **Primärharn**, von dem der Mensch täglich in etwa 180 Liter produziert, sind alle niedermolekularen Bestandteile des Blutplasmas enthalten, darunter jene die ausgeschieden werden müssen, aber auch jene, die kontrolliert in den Blutkreislauf resorbiert werden müssen, da sie für den Körper wertvoll sind.

Der Primärharn gelangt vom Nierenkörperchen in den proximalen Tubulus, wo ihm die verwertbaren Stoffe entzogen werden, was auch für mehr als 99% des Wassers gilt, was zu Folge hat, dass täglich nur etwa ein Liter Wasser abgegeben wird.

Bis zum Erreichen der Henle'schen Schleife hat der Primärharn bereits 75% des Wassers verloren. In der Henle'schen Schleife werden durch das Gegenstromprinzip, den osmotischen Druck und eine wasserdurchlässige, aber ionenundurchlässige Membran, sowie eine Membran mit umgekehrter Durchlässigkeit noch mehr Wasser, aber auch weitere Ionen entzogen.

Die endgültige Erzeugung des konzentrierten Harns erfolgt in den Sammelrohren, die durchlässig für Wasser sind, was die weitere Resorption von Wasser zur Folge hat. Auch hier liegt die treibende Kraft im Konzentrationsgefälle.

Das Wasser wird wieder von den Kapillaren aufgenommen und wegtransportiert.

Je mehr *Adiuretin* aus der Neurohypophyse abgegeben wird, desto mehr Wasser wird aus dem Harn rückresorbiert, was mit dem momentanen Wasserhaushalt des Körpers zu tun hat bzw. darauf abgestimmt wird.

Der Endharn aus den Sammelrohren verändert seine Zusammensetzung bis zur Ausscheidung nicht mehr.

Funktionen der Niere:

- Ausscheidung der **harnpflichtigen Substanzen** (das sind überflüssige Endprodukte des Stoffwechsels)
- Kontrolle der Salz- und Wasserausscheidung durch bedarfsgerechte Resorption
- Regulation des Blutdrucks
- Regulation des Säure-Basen Haushalts (also den pH-Wert im Blut konstant halten)
- Regulation des Gehalts an im Blut gelösten Stoffen
- Bildung von Hormonen (Renin, Erythropoetin, Calcitriol, Kinine und Prostaglandine)

7.7 Das Immunsystem

Hierbei handelt es sich laut Definition um das biologische Abwehrsystem höherer Lebewesen, welches zur Aufgabe hat, Gewebeschäden durch Krankheitserreger zu verhindern. Es entfernt bei voller Funktion Mikroorganismen und fremde Substanzen und ist außerdem in der Lage, fehlerhaft gewordene körpereigene Zellen zu zerstören.

Das Immunsystem ist ein komplexes Netzwerk aus verschiedenen Organen, Zelltypen und Molekülen.

In erster Linie schützt es vor den Gefahren unserer belebten Umwelt, dazu zählen:
- Bakterien
- Viren
- Pilze
- Einzellige und mehrzellige Parasiten

Neben den Gefahren von außen können auch Veränderungen im Inneren des Körpers die Existenz eines Lebewesens bedrohen. Körperzellen, die abgestorben sind, müssen abgebaut werden, da sie in seltenen Fällen sogar zu Krebs führen können.

Neben der angeborenen Immunabwehr deren Entstehung in der Evolution weit zurückliegt und die daher auch in primitiven Organismen vorhanden ist, verfügen Säugetiere auch über eine anpassungsfähige bzw. adaptive Immunabwehr, die in der Lage ist, den Körper noch effektiver vor Krankheitserregern zu schützen.

Die Immunabwehr

Die Immunabwehr lässt sich nach ihrer Funktionsweise und ihrem Erwerb unterteilen in:

Angeborene oder unspezifische Abwehr

Sie hat sich schon sehr früh in der Stammesgeschichte der Lebewesen entwickelt und zu ihr gehören anatomische und physiologische Barrieren wie Epithelien, aber auch zellvermittelte Abwehr durch Phagozyten, sowie allgemein entzündliche Reaktionen und das Komplementsystem.

Auch die obersten Hautschichten zählen somit dazu, da sie normalerweise für Keime nicht leicht zu durchdringen sind, auch durch den dort herrschenden pH-Wert.

Schafft es ein Mikroorganismus, diese Epithel-Barriere zu durchdringen, so wird er sogleich von verschiedenen Molekülen, sowie von speziellen Zellen, den Makrophagen, Natürlichen Killerzellen und Neutrophilen Zellen angegriffen, die ihn durch ihre Rezeptoren erkennen und somit von körpereigenen Zellen unterscheiden können.

Daraus ergibt sich, dass die angeborene Immunabwehr Krankheitserreger bekämpfen kann, ohne dass der Organismus zuvor schon einmal Kontakt zu diesem Krankheitserreger gehabt hat.

Jede körpereigene Zelle verfügt über eine Art „Mitgliedsausweis", den so genannten Haupthistokompatiblitätskomplex (MHC), der dazu dient, dass die angeborene Immunabwehr fremde Strukturen von körpereigenen unterscheiden kann.

Körperfremde oder erkrankte Zellen, die nicht mehr über diese Komplex verfügen, werden so zwangsläufig erkannt und eliminiert.

Neben den genannten Zelltypen gehören auch eosinophle Granulozyten und dendritische Zellen dazu, die zum Teil in der Lage sind, Erreger selbst zu vernichten. Außerdem können sie den Organismus durch so genannte Interleukine (Botenstoffe) in einen Alarmzustand versetzten, was die Immunreaktion noch verstärkt.

Die Wirkung einiger dieser Botenstoffe äußert sich in Reaktionen wie Entzündungen und Fieber.

Adaptive oder spezifische Abwehr

Dieses erworbene Immunsystem entwickelte sich im Laufe der Entwicklung der Wirbeltiere aus der angeborenen Immunabwehr und zeichnet sich besonders durch Anpassungsfähigkeit gegenüber neuen oder veränderten Krankheitserregern aus.

Die Zellen dieser Immunabwehr sind in der Lage, spezifische Strukturen der Antigene zu erkennen und gezielt zelluläre Gegenmaßnahmen, also Abwehrmechanismen und molekulare Antikörper einzuleiten.

Neben den *Antigenpräsentierenden Zellen* gibt es zwei Arten von Zellen die zum adaptiven Immunsystem gehören:

- ➢ Die T-Lymphozyten (siehe auch **7.3 Der Blutkreislauf**) welche zum einen die zellvermittelte Immunantwort liefern und zum anderen die B-Lymphozyten unterstützen.
- ➢ Die B-Lymphozyten (siehe auch **7.3 Der Blutkreislauf**) die für die humorale Immunität verantwortlich sind, die gegen Eindringlinge in den Körperflüssigkeiten vorgeht.

Nach einer Infektion bleiben spezifische Antikörper und Gedächtniszellen erhalten, um bei neuem Kontakt mit einem Krankheitserreger binnen kürzester Zeit eine angemessene Abwehrreaktion zu ermöglichen.

Das adaptive Immunsystem ersetzt aber nicht das angeborene, es arbeitet viel mehr mit ihm zusammen und verbessert somit den Schutz des Organismus.

Die verschiedenen Bestandteile des Immunsystems bedingen sich gegenseitig und durch das koordinierte Zusammenspiel des angeborenen und des adaptiven Immunsystems wird eine besonders komplexe Immunreaktion ermöglicht.

Reifung und Alterung des Immunsystems

Das Immunsystem ist im Mutterleib und auch kurz nach der Geburt noch nicht in der Lage, effektiv Krankheitserreger zu bekämpfen.

Im Mutterleib ist der Fötus daher auf den so genannten „Nestschutz" angewiesen. Dabei handelt es sich um mütterliche Antikörper, die er über die Plazenta aufnimmt.

Nach der Geburt ist das Neugeborene immer noch auf diesen Schutz angewiesen, allerdings erhält es die Antikörper nun über die Muttermilch.

In den ersten Lebensmonaten beginnt das Immunsystem, sich auf Angriffe von außen vorzubereiten.

Dies geschieht durch negative Selektion, was bedeutet, dass der Körper zunächst Millionen an unterschiedlichen Abwehrzellen produziert, die alle auf ein unterschiedliches Antigen ausgelegt sind. Daraufhin werden jene Zellen ausgesondert, die durch ihre Spezialisierung körpereigenes Gewebe angreifen würden (siehe **7.4 Das lymphatische System**).

Mit ansteigendem Alter verschlechtert sich die Leistung des Immunsystems wieder und die Anfälligkeit für Krankheiten steigt. Das liegt daran, dass die Bildung von B- und T-Lymphozyten zurückgeht und die Abwehrzellen auch insgesamt weniger aktiv sind.

Störungen und Erkrankungen des Immunsystems

Wie bei allen anderen biologischen Systemen, können sich auch beim Immunsystem Fehler einschleichen. Dabei kann es sich um beispielsweise um den Verlust der Fähigkeit der angemessenen Reaktion auf eine Infektion handeln. Auch depressive Störungen und Stress werden als Fehlerquelle für das Immunsystem vermutet.

- Bei **Allergien** handelt es sich um eine übermäßige Abwehrreaktion auf harmlose Stoffe, die oft mit entzündlichen Prozessen einhergehen oder zu einem anaphylaktischen Schock führen.
- Bei **Autoimmunerkrankungen** handelt es such um Immunreaktionen gegen körpereigene Zellen.
- Bei **Immunkomplex-Überreaktionen** bilden sich größere Gebilde aus Antigenen und Antikörpern, die nicht schnell genug abgebaut werden können. Dies fürt zu Entzündungsreaktionen.

Bestandteile des Immunsystems

Bei **_mechanischen und physiologische Barrieren_** handelt es sich um die erste Verteidigungslinie des Körpers: Die Barrieren sorgen dafür, dass die Pathogene (Krankheitserreger) erst gar nicht in den Körper eindringen können bzw. ihn auf schnellstem Wege wieder verlassen. Dazu zählen:

- Haut: Die äußere Schicht dient als Barriere, während Talg, Schweiß und Normalflora als Wachstumsbremsen für pathogene Mikroorganismen dienen.
- Schleimhaut: Der Schleim besitzt eine Bindefunktion.
- Augen: Tränen transportieren Fremdstoffe ab, zusätzlich gibt es noch ein antimikrobielles Enzym namens Lysozym, welches Mikroorganismen bekämpft.
- Atemwege: Bindefunktion der Schleimhäute, zusätzlich transportieren Flimmerhärchen Fremdstoffe ab.
- Mundhöhle: Auch hier bekämpft das Enzym Lysozym im Speichel Mikroorganismen.
- Magen: Die salzsäurehaltige Magensäure in Zusammenarbeit mit eiweißabbauenden Enzymen, zerstört fast alle Bakterien und Mikroorganismen.
- Darm: Infektabwehr durch Bakterien in der Darmflora, sowie Abtransport durch ständige Entleerung. Hinzu kommt noch das darmassoziierte Immunsystem (GALT = Gut Associated Lymphoid Tissue)
- Harntrakt: Abtransport durch ständige Entleerung, sowie osmotische Effekte der hohen Harnstoffkonzentration

Zelluläre Bestandteile

Die Zellen des Immunsystems zirkulieren in den Blutgefäßen und Lymphbahnen und kommen in den Geweben vor. Dringt ein Krankheitserreger in den Körper ein, so können die Abwehrzellen sie überall bekämpfen.
Neutrophile Granulozyten, Monozyten/Makrophagen und *dendritische Zellen* können beispielsweise durch Aufnahme und Verdauung, also durch **Phagozytose**, den Erreger selbst vernichten, oder durch die Produktion von Immunmodulatoren und Zytokinen die Immunreaktion des Organismus steuern und andere Abwehrzellen zum Ort der Entzündung locken.

Granulozyten (siehe auch **7.3 Der Blutkreislauf**)

- *Neutrophile Granulozyten* werden durch Zytokine (Lockstoffe) aktiviert, die vom Ort der Infektion abgesondert werden. Infolgedessen wandern sie dann aus den Blutgefäßen in das betroffene Gewebe ein.
Ihre Granula enthält unter anderem saure Hydrolasen, Defensine und Proteasen, mit denen sie sich einen Weg durch das Gewebe bahnen und somit zu den Bakterien vordringen. Dort angekommen sind sie in der Lage, Bakterien und andere Krankheitserreger unter anderem durch Phagozytose zu eliminieren.

> *Eosinophile Granulozyten* können sich ebenfalls zu Entzündungsherden hinbewegen (Chemotaxis). Sie spielen eine wichtige Rolle bei der Parasitenabwehr und kommen daher bei einem Parasitenbefall vermehrt zum Einsatz.
> Auch bei Allergien ist ein Anstieg der Eosinophilen Granulozyten im Blut messbar, was darauf hinweist, dass sie auch bei dieser Form der Immunreaktion zum Einsatz kommen.

> *Basophile Granulozyten* besitzen zahlreiche grobe unregelmäßige Granula, die unter anderem Histamin und Heparin enthalten. Wenn sie durch Allergene stimuliert werden, schütten sie toxische Mediatoren wie Histamin aus.

Makrophagen (Riesenfresszellen)
Makrophagen stellen einen Teil der dauerhaften Patrouille des Immunsystems dar.
Sie reifen aus Monozyten, das sind mononukleare Leukozyten, heran, die die Blutbahn verlassen. So verbleiben sie im Gewebe und erkennen und phagozytieren dort eingedrungene Erreger.
Erreger, die nicht durch Makrophagen allein bekämpft werden können, werden durch die von Makrophagen aktivierte adaptive Immunabwehr übernommen.
Hierzu nehmen Makrophagen das Antigen auf, um es über den MHC-II-Komplex an seiner Oberfläche einer T-Helferzelle zu präsentieren. Die Antigene werden von der T-Helferzelle erkannt, die daraufhin die adaptive Immunabwehr einleiten. Diese führt letztendlich zur vollständigen Vernichtung des Erregers.
Des Weiteren spielen Makrophagen eine wichtige Rolle bei der Beseitigung schädlicher Substanzen und Abfallprodukte, wie zum Beispiel Teer aus Zigarettenrauch in der Lunge.

Natürliche Killerzellen
Sie sind Teil der angeborenen Immunabwehr und werden zu den Lymphozyten gezählt, da sie eine gemeinsame Vorläuferzelle im Knochenmark haben.
Natürliche Killerzellen sind eine der ersten Verteidigungslinien im Kampf gegen Infektionen und Krebs, weil sie infizierte Zellen vernichten können, ohne vorher den Krankheitserreger selbst erkannt zu haben.
Das liegt daran, dass sie den MHC-I-Komplex, den nahezu jede gesunde Körperzelle auf der Oberfläche trägt, erkennen können. Wird eine Körperzelle nun von Viren befallen oder wandelt sich in eine Tumorzelle um, so geht dieser Komplex meist verloren. Somit wird die erkrankte Zelle ein Opfer der durch die Rezeptoren der NK-Zelle ausgelösten Immunreaktion.

Das Komplementsystem

Das Komplementsystem besteht aus etwa 30 im Blut gelösten Plasmaproteinen, die sich, sobald sie aktiviert wurden, untereinander organisieren können. Sie bedecken die Oberfläche von Krankheitserregern um Phagocyten anzulocken, die diese sonst nicht erkennen könnten, außerdem sind sie in der Lage, Bakterien zu töten, indem sie eine Pore, **lytischer Komplex** genannt, in die Zellwand des Fremdkörpers bohren.

T-Lymphozyten (siehe auch 7.3 Der Blutkreislauf)

Sie tragen an ihrer Oberfläche einen T-Zell-Rezeptor (TCR), mit dem jede Zelle jeweils ein spezifisches Antigen erkennen kann (Schlüssel-Schloss-Prinzip).
Im Gegensatz zu den B-Lymphozyten, die auch freie Antigene erkennen können, können T-Zellen nur Antigene erkennen, die im Komplex mit MHC-Molekülen auf der Oberfläche körpereigener Zellen, wie den Makrophagen, präsentiert werden.
T-Lymphozyten werden folgendermaßen eingeteilt:

- *T-Helferzellen* koordinieren die Immunreaktion. Sie erkennen über ihren spezifischen T-Zell-Rezeptor die Antigene, die ihnen präsentiert werden.
  Diese Aktivierung bringt die T-Helferzelle dazu, sich zu teilen und ihre Botenstoffe freizusetzen. Das kann je nach Helferzelle (TH1 oder TH2) entweder zu einer Verstärkung der Immunantwort oder zur Produktion von Antikörpern führen.

- *Zytotoxische T-Zellen* können Antigene erkennen, die ihnen mit Hilfe der MHC-I-Komplexe präsentiert werden. Körpereigen Zellen, die durch Krankheitserreger wie Viren befallen sind, melden so ihren Zustand dem Immunsystem. Die Zytotoxischen T-Zellen hängen sich dann mit ihren T-Zell-Rezeptoren an diese Körperzellen.
  Je nach Grad der Infektion, können sie sogar Substanzen ausschütten welche die veränderte Zelle absterben lassen.

B-Lymphozyten (siehe auch 7.3 Der Blutkreislauf)

Sie gehören ebenfalls zu den Leukozyten, wobei die Bezeichnung *B-Zelle* oder *B-Lymphozyt*, von ihrem Entstehungsort abstammt, der Bursa Fabrici bei den Vögeln.
Bei Säugetieren entstehen die B-Zellen, wie alle anderen Abwehrzellen auch, im Knochenmark, daher erhielt der Buchstabe „B" in diesem Kontext nachträglich auch die Bedeutung „bone marrow".
B-Lymphozyten werden nach Kontakt mit einem Antigen zur *Plasmazelle*, die spezifische Antikörper produziert, oder zur *Gedächtniszelle*.

B-Zellen sind im Gegensatz zu T-Zellen auch in der Lage, freie Antigene zu erkennen und sie einer Immunreaktion zuzuführen.

Humorale Bestandteile
Darunter versteht man verschiedene Plasmaproteine, die passiv im Blut bzw. in der Gewebsflüssigkeit zirkulieren. Sie sind im Gegensatz zu den Abwehrzellen nicht in der Lage aktiv an den Ort einer Infektion zu wandern.

Antikörper (Immunglobuline)
Zur Abwehr gegen in den Organismus eingedrungene Bakterien, Bakterientoxine, Viren oder anderen Fremdstoffe, produzieren die B-Lymphozyten/Plasmazellen maßgeschneiderte Antikörper, die bestimmte Proteine oder auch Zuckerketten (Antigene) an der Oberfläche der Fremdstoffe erkennen und sich an diese dran heften können.
Antikörper haben prinzipiell drei Funktionen:

> *Opsonierung:* Antigene werden für Phagozyten besser „sichtbar" gemacht.

> *Komplementsystem:* Wird durch den Antigen-Antikörperkomplex aktiviert und wirkt einerseits als Opsonin (Stoff der opsoniert, also markiert) und setzt andererseits Chemotaxine frei, also Lockstoffe für die Zellen des Immunsystems. Zusätzlich bildet es noch einen sogenannten MAK (Membran-Angriffs-Komplex), der Löcher in der Zellmembran von Eindringlingen verursacht.

> *Direkte Wirkung:* Antikörper wirken direkt inaktivierend auf den Eindringling, durch Verkleben (**Agglutinieren**) und Bildung großer Komplexe.

Die einfachsten Antikörper der sogenannten IgG-Klasse bestehen aus vier Ketten, zwei leichten identischen und zwei schweren identischen.
Die schweren Ketten dienen der Verankerung, unter anderem auf Granulozyten, während die leichten Ketten, in Verbindung mit den schweren Ketten, die für die Antigenerkennung nötige Antigendeterminante bilden.

Man unterscheidet zwischen folgenden **Immunglobulinen**:
- **IgA** (15%): findet man auf allen Schleimhäuten und in speziellen Drüsen um die Brustwarze von Müttern, wodurch auch der Säugling geschützt wird.
- **IgD** (< 1%): wirkt in den Lymphocyten.
- **IgE** (< 1%): schützt vor Parasiten und sensibilisiert Mastzellen.

- **IgG** (75%): wird etwa 3 Wochen nach einer Infektion gebildet und ist sehr langlebig.
- **IgM** (10%): wird bei Kontakt mit Antikörpern als erstes gebildet und führt die erste Agglutinierung durch.

Cytokine

Bei Cytokinen handelt es sich um Stoffe, die das Wachstum und die Differenzierung von Zellen und die Immunabwehr regulieren.

Zu den wichtigsten Vertretern zählen:

- **Interferon**: wirkt immunstimulierend, antiviral und antitumoral. Es wird als körpereigenes Gewebshormon von Leukocyten, Monocyten und Fibroblasten gebildet.
- **Interleukine**: sorgen für die Kommunikation und Organisation von Leukocyten untereinander
- **Chemokine**: sind Signalproteine, die andere Immunzellen anlocken.

7.8 Die Haut

Funktionen der Haut

Sowohl der Schutz des Körperinneren, als auch Temperatur-, Elektrolyt-, und Wasserhaushalt werden über sie geregelt. Darüber hinaus beinhaltet sie Sinnesorgane (z.B. Lamellenkörperchen für Druckreize) und ist, als erste Barriere, ein wesentlicher Bestandteil des Immunsystems. Beim Menschen hat sie eine Fläche von 1,5-2 Metern und wiegt etwa 10kg.

An Körperöffnungen geht die äußere Haut kontinuierlich in die Schleimhaut, die die inneren Körperoberflächen auskleidet, über.

Gliederung der Haut

1. Kutis (Oberhaut)
2. Tela subcutanea (Unterhaut)
3. Hautanhangsgebilde (Haare, Nägel, Drüsen)

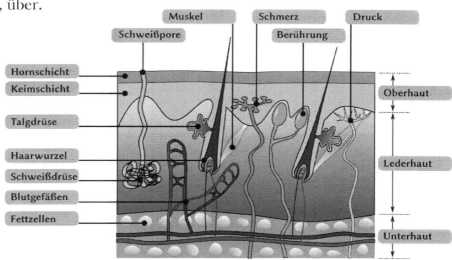

[Quelle: http://de.wikipedia.org/wiki/Haut]

Die _**Kutis**_ besteht aus Epidermis und Dermis, wobei es sich bei der _Epidermis_ um ein mehrschichtiges verhorntes Plattenepithel (siehe **7.1** Gewebe) handelt.
In den basalen Lagern der Epidermis werden laufend neue Zellen gebildet, die binnen drei Wochen an die Oberfläche gelangen und dort in Hornschuppen umgewandelt werden, diese werden nach einiger Zeit abgestoßen.
Die zellulären Bestandteile der Epidermis stellen Keratinozyten, Melanocyten, Langerhans Zellen und Merkelzellen dar.
Die Dermis (Lederhaut) ist ein straffes und faserreiches Bindegewebe und ist sowohl mit der Epidermis, als auch mit der Unterhaut verbunden.

Die _**Tela subcutanea**_ liegt unter der Dermis und ist ein gefäßreiches lockeres Bindegewebe mit Fettzellen und verbindet die Haut mit darunterliegenden Strukturen.
Man unterscheidet bei den Fetteinlagerungen _Baufett_ und _Depotfett_. Baufett findet sich beispielsweise in der Fußsohle während sich Depotfett in der Bauchhaut findet.
Die Funktionen des Fettgewebes sind Wärmeisolation und Polsterung.

Die _**Hautanhangsgebilde**_ sind Differenzierungsgebilde der Haut, welche sich in die Dermis beziehungsweise auch in die Subcutis erstrecken:

- _Haare_ sind dünne, keratinisierte Strukturen, die aus Einstülpungen der Epidermis hervorgehen und in trichterförmigen Einsenkungen, den Haartrichtern stecken. Man gliedert sie in Haarwurzel, Haarschaft und Haarspitze, die Haarbalgmuskeln sind für das Aufstellen der Haare verantwortlich. Das Haar selbst besteht aus Mark (_Medulla_), Rinde (_Kortex_) und _Cuticula_. Die Haarfarbe wird vom Melaningehalt des Haares bestimmt. Graue Haare besitzen kein Melanin, da die Melaninproduktion hier bereits erloschen ist. Die Lebensdauer eines Kopfhaares beträgt in etwa 2 - 6 Jahre, während Wimpern nur 3 - 6 Monate leben. Pro Monat wachsen Haare etwa 1cm.

- _Nägel_ sind Hornplatten an den Spitzen der Finger und Zehen. Sie sind ca. 0,5mm dick und bestehen aus einer kompakten Schicht aneinander gehefteter Hornschuppen. Man unterscheidet den _Nagelkörper_ der freiliegt und die _Nagelwurzel_, die sich in der Nageltasche befindet, etwa 0,5cm tief ist und den hinteren Teil des Nagels aufnimmt. Bei dem _Nagelbett_ handelt es sich um Epithelgewebe, das unter der Nagelwurzel liegt zu dem auch das weißliche Feld (_Lunula_) am hinteren Rand des Nagels gehört. Von diesem Epithel geht die Neubildung des Nagels aus.

Die Hauptaufgabe des rötlichen *Nagelbettepithels* (Hyponychium) liegt darin, den Nagel zu tragen. Als *Nagelfalz* wird die Falte bezeichnet, die den Nagel seitlich deckt.

> Zu den *Drüsen* zählen die Talgdrüsen (Talg ist Fett, das vor Druck und Unterkühlung schützt), die Schweißdrüsen (Schweiß schützt vor Überhitzung) und die Duftdrüsen. Sie sind Abkömmlinge der Epidermis, wobei ihre Endstücke jeweils in der Dermis, zum Teil auch in der Subkutis, liegen. Die Ausführungsgänge dieser Drüsen leiten das Produkt der jeweiligen Drüse an die äußere Oberfläche der Haut.

7.9 Das Nervensystem

Der Begriff Nervensystem bezeichnet die Gesamtheit aller Nervenzellen in einem Organismus und beschreibt zudem, wie diese angeordnet und miteinander verbunden sind. Es ist ein Organsystem der höheren Tiere, welches die Aufgabe hat, Informationen der Außenwelt aufzunehmen, zu verarbeiten und die passende Reaktion des Organismus zu veranlassen.
Man unterscheidet zwischen somatischem und vegetativem Nervensystem. Das **somatische** dient der willkürlichen Steuerung, während das **vegetative Nervensystem** automatisch ablaufende Vorgänge regelt.
Grundbaustein des Nervensystems ist das Nervengewebe, welches aus einem Netz von Neuronen besteht, zwischen denen sich die Gliazellen befinden (siehe **7.1 Gewebe**).
Letztere unterstützen die Tätigkeit der Nervenzellen, ohne direkt an der Weiterleitung der Reize beteiligt zu sein.
Die Hauptmasse der Nerven bei Wirbeltieren liegt im sogenannten *„Zentralen Nervensystem"*, das aus Gehirn und Rückenmark besteht. Von diesen wird durch Bündel von Axonen die Verbindung aus einzelnen Muskeln und Sinnesorganen hergestellt. Das *„periphere Nervensystem"* besteht wiederum aus vegetativem und somatischem Nervensystem

Grundlagen des Nervensystems
Das Neuron/Die Nervenzelle
Hierbei handelt es sich um eine auf Erregungsleitung spezialisierte Zelle, welche aus Dendriten, dem Zellkörper und einem Axon aufgebaut ist. Bei einem *Axon* handelt es sich um eine sehr lange, teilweise verästelte Fortsetzung der Zelle, die einen Nervenimpuls über relativ große Entfernungen zur Nachbarzelle weiter transportiert.
Dendriten hingegen sind kurze verästelte Fortsätze der Nervenzelle, welche die Aufgabe haben, Informationen von benachbarten Nervenzellen zu empfangen.

Die *Axone* der Wirbeltiere sind von sog. „*Schwann'schen Zellen*" in mehreren Schichten umhüllt, die ab und zu von den „*Ranvier'schen Schnürringen*", an denen die Axone frei liegen, unterbrochen sind. Eine Schicht aus mehreren Schwann'schen Zellen wird als „*Myelinscheide*" bezeichnet. Myelinscheiden stützen und isolieren die Axone elektrisch.

Das Ende eines Axons ist mit einer Muskelfaser oder einem Dendriten einer anderen Nervenzelle durch eine sogenannte *Synapse* verbunden. In diesen Synapsen werden die eingehenden elektrischen Signale chemisch übersetzt und zur nächsten Zelle übertragen. Eine Synapse zwischen einer Nervenzelle und einer Muskelzelle wird als „*motorische Endplatte*" bezeichnet.

Als Nerv wird ein größeres Bündel von Axonen, die eine strukturelle Einheit bilden, bezeichnet.

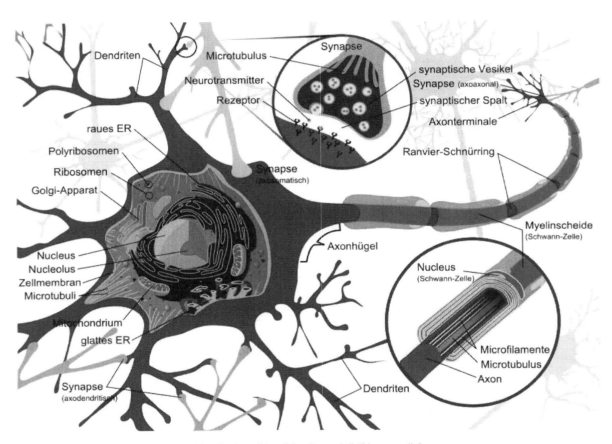

[Quelle: http://de.wikipedia.org/wiki/Nervenzelle]

Ionenkanäle

In der Zellwand sind verschiedene dieser Kanäle eingebaut, die bestimmte Transportvorgänge ermöglichen. Die meisten sind selektiv spezialisiert und semipermeabel.

1.) Die *Natrium-Kalium Pumpe* pumpt unter Energieverbrauch (ATP) Natrium-Ionen nach außen und Kalium-Ionen nach innen. Daher haben auch alle Zellen eine recht hohe

Kaliumkonzentration in ihrem Inneren, während die Zellflüssigkeit außen nur sehr wenige Kalium-Ionen enthält.
Das daraus entstehende Ungleichgewicht nutzt die Zelle als Energiequelle, da die Ionen nun durch Diffusion versuchen, wieder ein Gleichgewicht herzustellen.

2.) *Permanent offene Ionenkanäle* lassen eine bestimmte Ionenart durch Diffusion durch.

3.) *Von bestimmten Bedingungen abhängige Ionenkanäle* werden entweder durch mechanische Beanspruchung wie Sinnesreize, durch chemische Verbindungen oder durch bestimmte elektrische Spannungen wie dem Aktionspotential geöffnet.

Ruhepotential und Aktionspotential

Im Normalzustand einer Zelle ist zwischen dem Inneren und dem Äußeren einer Zelle das so genannte „*Ruhepotential*" messbar. Es entsteht, weil es viele kaliumselektive Ionenkanäle gibt, die immer offen sind und Kaliumionen durch Diffusion aus der Zelle leiten. Mangels passender Ionenkanäle kann dieser Zustand nicht durch einen Natrium-Ionentransport nach Innen ausgeglichen werden, was zu Folge hat, dass es außen mehr positiv geladene Ionen als Innen gibt. Diese Spannung beträgt in etwa -60mV und ist messbar.

Die Reizleitung basiert auf einer kurzzeitigen elektrischen Spannungsstörung, in einem Zeitraum von 1 - 2ms, dem so genannten *Aktionspotential*. Es breitet sich entlang der Nervenbahnen aus und je mehr dieser Störungen pro Sekunde auftreten, desto stärker ist der Reiz.
Es wird durch spannungsgesteuerte Ionenkanäle ausgelöst und weitergeleitet. Sobald die Spannung steigt, öffnen sich natriumselektive Ionenkanäle und lassen vermehrt Natriumionen von außen in das Zytoplasma diffundieren. Dieser Prozess hat einen positiven Rückkopplungseffekt, das heißt, je mehr Natriumionen eindringen, umso höher wird die Spannung und je höher die Spannung wird, umso mehr natriumselektive Ionenkanäle öffnen sich.
Ab einem bestimmten Schwellenwert vergrößert sich dieses Potential praktisch lawinenartig, der Spitzenwert des Aktionspotentials beträgt in etwa +50 mV.
Durch bestimmte Prozesse werden die natriumselektiven Ionenkanäle dann schlagartig wieder geschlossen. Spannungsgesteuerte Kanäle jedoch lassen Kaliumionen aus dem Zytoplasma herausströmen und senken somit die Spannung. Kommt es dabei zu einer kurzzeitigen negativen Spannung, spricht man von „*Hyperpolarisation*".

Reizleitung im Axon

Aktionspotentiale können sich nur am Axon ausbilden, da nur dort die entsprechenden Ionenkanäle zur Verfügung stehen.
Ein durch das Aktionspotential entstandener elektrischer Impuls wandert mit über 100m/s seinem Ziel entgegen. Voraussetzung dafür sind die Ranvierschen-Schnürringe, bei denen das Axon Kontakt nach außen hat und somit ein Ruhepotential aufbauen kann.
In den elektrisch isolierten Bereichen, den Myelinscheiden, erfolgt die Weiterleitung des Impulses bis zum nächsten Schnürring, wo er wieder verstärkt wird.
Ohne diese Verstärkungen würde das Signal trotz guter Isolierung immer mehr abschwächen.
Diese Erregungsweitergabe bezeichnet man als *„saltatorische Erregungsleitung"*.

Synapsen

Zwei verschiedene Nervenzellen sind durch Synapsen miteinander verbunden, genauso wie Nervenzellen mit Muskelfasern.
Sie bestehen aus zwei Membranen, der *„präsynaptischen"* und der *„postsynaptischen Membran"*, welche durch den *„synaptischen Spalt"* voneinander getrennt sind.
Ein an diesem Spalt vorkommendes Aktionspotential bewirkt zunächst die Ausschüttung von Calciumionen an der präsynaptischen Membran, die dann wiederum einen Neurotransmitter freisetzen. Dabei handelt es sich um *Acetylcholin*, welches in den *synaptischen Bläschen* gespeichert ist.
Das Acetylcholin diffundiert zur postsynaptischen Membran, wo sich acetylcholin-sensitive Ionenmembranen für Natriumionen befinden.
Das Aktionspotential der Nachbarzelle wird so aktiviert, wobei das Acetylcholin aufgespalten wird, um eine dauerhafte Erregung zu verhindern.
Die beiden Bestandteile, Cholin und Acetat wandern zurück in den Axon-Endkopf, wo sie in den Bläschen schließlich wieder gebunden werden.

Das periphere Nervensystem

Das **periphere Nervensystem** besteht zum einen Teil aus dem <u>vegetativen Nervensystem,</u> welches die Funktion der inneren Organe steuert und durch den Willen kaum beeinflussbar ist. Die Zellkörper des vegetativen Nervensystems, die Informationen der inneren Organe zum ZNS leiten, liegen in den Spinalganglien der inneren Wirbelsäule.
Die Zellkörper seiner efferenten Neuronen, also derer die vom ZNS zu den inneren Organen leiten, liegen außerhalb des ZNS in den sogenannten *vegetativen Ganglien*. Den efferenten Teil des vegetativen Nervensystems teilt man in das sympathische und das parasympathische Nervensystem.

Ein **Ganglion** ist knotenförmiges Gebilde des Nervensystems außerhalb des ZNS, in dem Zellkörper von Nervenzellen angehäuft sind.
Ansammlungen von Zellkörpern im ZNS bezeichnet man als **Nucleus**.

Die ersten Neuronen des **Sympathikus** (sympathische Wurzelzellen) sind im Rückenmark des Brust- und Lendenbereichs lokalisiert.
Vom Rückenmark ziehen die meisten Fasern zu Nervenzellansammlungen neben der Wirbelsäule, den Paravertebralganglien, die untereinander verbunden sind und in ihrer Gesamtheit den sympathischen Grenzstrang darstellen.
Zielgewebe des Sympathikus sind vor allem die glatte Muskulatur, sowie Blutgefäße und Drüsen. Wie die übrigen Anteile des vegetativen Nervensystems, steuert der Sympathikus lebenswichtige Vorgänge. Die Regulation erfolgt weitestgehend ohne bewusste Wahrnehmung und kann kaum willentlich beeinflusst werden.
Der Sympathikus bewirkt insgesamt eine Leistungssteigerung des Organismus, er versetzt den Körper in hohe Leistungsbereitschaft, bereitet ihn auf Angriff, Flucht oder andere außergewöhnliche Leistungen vor.
Er kann Herztätigkeit, Blutdruck, Durchblutung und Tonus der Skelettmuskulatur, Glykolyse und Stoffwechsel steigern, kann aber auch Vorgänge, die für die unmittelbare Aktivität nicht primär erforderlich sind hemmen, wie zum Beispiel die Darmtätigkeit.

Die Ganglien des **Parasympathikus** liegen in der Nähe der von ihnen versorgten Organe. Sie beziehen ihre Befehle vom ZNS, entweder über den Nervus vagus oder über Fasern aus dem untersten Teil des Rückenmarks. Mit Ausnahme der Blutgefäße werden alle vom Sympathikus versorgten Gewebe auch vom Parasympathikus versorgt.
Der Transmitter der parasympathischen Fasern ist das *Acetylcholin*. Der Parasympathikus wird auch als „Ruhenerv" bezeichnet, da er dem Stoffwechsel, der Regeneration und dem Aufbau körpereigener Reserven dient. Er sorgt so für Ruhe, Erholung und Schonung.

Das zentrale Nervensystem
Das Gehirn
So wird der im Kopf gelegene Teil des ZNS bezeichnet. Es liegt geschützt in der Schädelhöhle und wird umhüllt von den Hirnhäuten (Meningen).

> **Das Großhirn (Cerebrum)**
> Es ist in der Mitte durch einen Einschnitt in zwei

[Quelle: http://de.wikipedia.org/wiki/Zentralnervensystem]

Halbkugeln (*Hemisphären*) geteilt. Zwischen diesen Hemisphären besteht eine massive Verbindung, die auch als *Balken* bezeichnet wird und bei dem es sich um einen dicken Nervenstrang handelt. Die Hemisphären selbst sind gefaltet und an der Oberfläche stark gefurcht.

Die 2 bis 4 mm dicke Oberfläche wird als *Hirnrinde* oder *Kortex* bezeichnet. Da sie Nervenzellen enthält, erscheint sie grau und wird daher auch als graue Substanz bezeichnet.

Auf dem Kortex lassen sich die sogenannten *Rindenfelder* lokalisieren, die in *primäre Felder* und *Assoziationsfelder* unterteilt werden. Erstere verarbeiten die Informationen über Wahrnehmungen oder über einfache Bewegungen, letztere stimmen verschiedene Funktionen aufeinander ab.

Ein einzelnes Rindenfeld ist aber nicht alleine für eine Funktion zuständig, vielmehr handelt es sich um ein Zusammenspiel verschiedener Nerven in verschiedenen Feldern, die eine Funktion ermöglichen.

Zu den *primären Feldern* werden der visuelle Kortex am hinteren Pol des Gehirns, sowie die sensorischen Regionen und der auditorische Kortex in den Schläfenlappen gerechnet.

In den *motorischen Regionen* werden die willkürlichen Bewegungen der Skelettmuskulatur gesteuert. Sie übermitteln die Befehle an die zuständigen Bezirke im Rückenmark.

Assoziative Felder findet man beispielsweise im vorderen Teil des Gehirns, denen Zuständigkeitsbereiche wie Gedächtnis und höhere Denkvorgänge zukommen.

Im Inneren des Großhirns befindet sich die weiße Substanz, in der Axone verlaufen, die die einzelnen Teile des Großhirns mit anderen Teilen des Nervensystems verbinden.

- **Das Zwischenhirn (Diencephalon)**

  Es besteht aus 4 Teilen:
  1. Der *Thalamus* ist der Übermittler von sensiblen und motorischen Signalen zum und vom Großhirn. Bei ihm laufen alle Informationen der Sinnesorgane zusammen und werden weiter vermittelt. Er besteht hauptsächlich aus grauer Substanz.
  2. Der *Hypothalamus* steuert zahlreiche psychische und physische Lebensvorgänge und wird selbst zum einen vom vegetativen Nervensystem und zum anderen über Hormone durch die Blutbahn gesteuert. Hypothalamus und Hypophyse sind miteinander verbunden und stellen das zentrale Bindeglied zwischen dem Hormonsystem und dem Nervensystem dar. Bei der Hypophyse handelt es sich um die wichtigste Hormondrüse des Körpers.
  3. Der *Subthalamus*
  4. Der *Epithalamus*, oder auch Zirbeldrüse.

- ➤ **Das Mittelhirn (Mescencephalon)**
  Einen Großteil der <u>Formatio Reticularis</u> macht das Mittelhirn aus. Dabei handelt es sich um ein Nervengeflecht, das sich aus der grauen Substanz des Rückenmarks ins Gehirn fortsetzt. Aus Teilen dieses Geflechts fließt ein ständig aktivierender Strom von Erregung zum Großhirn. Es beeinflusst dadurch die Bewusstseinslage und sobald dieser Strom nachlässt, verfällt der Organismus in Schlaf bzw. einen schlafähnlichen Zustand.
  Der Bewusstseinszustand ist stark vom Zusammenwirken der Großhirnrinde und der Formatio Reticularis abhängig.

- ➤ **Das Kleinhirn (Cerebellum)**
  Auch das Kleinhirn ist in zwei Hemisphären unterteilbar bzw. werden zusätzlich noch zwei weitere Teile abgegrenzt.
  Es ist für Gleichgewicht, Bewegungen und deren Koordination verantwortlich.
  Oft ist das Kleinhirn bei Tieren im Verhältnis zum Großhirn viel stärker ausgeprägt als beim Menschen, besonders bei Vögeln und schnellen Räubern.
  Neben den automatisierten Bewegungsabläufen wird dem Kleinhirn auch eine Funktion beim unbewussten Lernen zugeschrieben.

- ➤ **Das Verlängerte Mark oder Nachhirn (Medulla Oblongata)**
  Hierbei handelt es sich um die Übergangsstelle zwischen Gehirn und Rückenmark. Von hier entspringen mehrere Nerven, die die Kopfregion motorisch und sensorisch versorgen, sowie der Nervus Vagus.
  Im Nachhirn kreuzen sich auch die Nervenbahnen der beiden Körperhälften. Des Weiteren werden hier viele automatisch ablaufende Vorgänge wie Herzschlag, Atmung oder Stoffwechsel gesteuert. Auch viele Reflexzonen befinden sich im Nachhirn, wie beispielsweise der Liedschluss-, Schluck- und Hustenreflex.
  Das untere Ende des Nachhirns schließt ans Rückenmark an.

- ➤ **Das Rückenmark (Medulla Spinalis)**
  Es verläuft innerhalb des Wirbelkanals und versorgt über die Spinalnerven die Extremitäten, den Rumpf und größtenteils den Hals.
  Als Teil des zentralen Nervensystems ist das Rückenmark von denselben Häuten wie das Hirn umgeben. Es besteht aus grauer und weißer Substanz, wobei die graue Substanz überwiegend aus Nervenzellkörpern und die weiße Substanz aus Axonen besteht.
  Zwischen je zwei Wirbeln entspringt beidseitig ein Rückenmarks- oder Spinalnerv mit einer vorderen und hinteren Wurzel aus der grauen Substanz.
  Insgesamt ergibt das 31 paarige Spinalnerven.

Die graue Substanz hat im Rückenmarksquerschnitt die Form eines Schmetterlings, wobei der vordere breitere Flügel als „*Vorderhorn*" und der hintere schmalere Flügel als „*Hinterhorn*" bezeichnet wird.

Im Bereich des Thorakal- und Lumbalmarks befindet sich zwischen Vorder- und Hinterhorn das kleinere *Seitenhorn*.

Das Hinterhorn erhält über die sensible Wurzel des Spinalnervs Informationen aus der Peripherie, die in Richtung Gehirn weitergeleitet werden.

Das Vorderhorn ist für die Bewegung zuständig. Es enthält Motoneurone die ihre Axone zu den Muskeln und Muskelspindeln entsenden.

Im Seitenhorn befinden sich vegetative Neurone.

7.10 Die Sinnesorgane

Ein Sinnesorgan ist ein Organ, das Informationen in Form von Reizen aus der Umwelt aufnimmt und diese in elektrische Impulse umwandelt, die entlang von Nervenfasern weitergeleitet und dann vom Gehirn in Informationen umgewandelt werden.

Die eigentliche Umwandlung in elektrische Reize wird von den Rezeptoren des jeweilgen Organs übernommen. Dabei spielen chemische und physikalische Prozesse eine wichtige Rolle. Der Rest des Sinnesorgans dient der geeigneten Übertragung des Signals durch nachgeschaltete Nerven, die für die Weiterleitung zu den zentralen Verarbeitungsstellen im Gehirn sorgen.

Eine **Sinneszelle** spricht nur auf eine ihr gemäße Reizart an: So reagieren die Sinneszellen des Auges auf Licht und die Tastzellen der Haut auf Druck.

Wird die Sinneszelle von so einem adäquaten Reiz getroffen, so sinkt ihr Membranpotential ab. Die Differenz des *Ruhemembranpotentials* und des *Membranpotentials* nach der Reizung wird als *Rezeptorpotential* bezeichnet.

Selbst bei großem Rezeptorpotential entsteht im Zellkörper kein Aktionspotential, diese können erst im Axon entstehen, weil dort die nötigen Ionenkanäle vorhanden sind.

Das Rezeptorpotential breitet sich von der gereizten Stelle über den Zellkörper zum Axon hin aus, ist es dort noch groß genug, dass es das Membranpotential genügend senkt, entsteht ein Aktionspotential.

Alle Reize führen zu gleichartigen Aktionspotentialen in den weiterleitenden Nervenfasern, egal ob es sich um Licht-, Ton-, Geschmacks- oder andere Reize handelt.

Welche Empfindung sie auslösen, hängt somit eigentlich von der Gehirnregion ab in der sie eintreffen.

Der Lichtsinn

Das Licht besteht aus Lichtquanten, den Photonen, wobei das für das menschliche Auge sichtbare Licht nur einen kleinen Teil des elektromagnetischen Lichtspektrums ausmacht.
Das *Auge* ist ein Sinnesorgan, das zur abbildenden Wahrnehmung von elektromagnetischer Strahlung dient. Der hierfür adäquate Reiz für dieses Sinnesorgan ist beim Menschen elektromagnetische Strahlung mit einer Wellenlänge von 380 bis 780nm.
In den Fotorezeptoren des Auges erzeugen die absorbierten Lichtwellen Änderungen der Erregung in den ableitenden Nervenbahnen.
Das Auge steht am Anfang der **Sehbahn**, die im Gehirn diese Erregungsänderung zum visuellen Kortex weiterleitet. Dort und in den anderen übergeordneten Zentren werden die vom Auge stammenden Erregungsmuster schließlich zur Empfindung von Licht und Farbe verarbeitet.
Für den Menschen ist der Lichtsinn von sehr großer Bedeutung. Er ist der Leitsinn, der Menschen und anderen visuell ausgerichteten Lebewesen eine sichere Orientierung ermöglicht.

Aufbau des Auges

In der Wand des Augapfels unterscheidet man drei konzentrische Schichten:

- Die äußere Augenhaut, die in zwei Abschnitte untergegliedert ist: Die weiße *Lederhaut* (Sclera) liegt im hinteren Augapfelbereich. An ihr setzen die äußeren Augenmuskeln an, die das Auge in der Augenhöhle bewegen.
  Das Licht tritt durch die durchsichtige *Hornhaut* (Cornea) ins Auge ein. Die Hornhaut wird ständig mit Tränenflüssigkeit feucht gehalten.

- Die mittlere Augenhaut besteht ansich auch aus drei Abschnitten. Die *Aderhaut* ist von Blutgefäßen durchzogen und versorgt die anliegenden Schichten mit Nährstoffen und Sauerstoff und ist häufig pigmentiert.
  Nach vorne geht die Aderhaut in den *Ziliarkörper* über, der der Aufhängung der Augenlinse und deren Akkommodation (Anpassung) dient. Der vorderste Abschnitt der mittleren Augenhaut ist die *Iris*, oder auch Regenbogenhaut, die die Pupille bildet und den Lichteinfall reguliert. Ihre Pigmentierung bildet die Augenfarbe.

- Die innere Augenhaut, auch *Netzhaut* oder *Retina* genannt, enthält die Lichtsinneszellen oder Photorezeptoren. Dort, wo der Sehnerv das Auge verlässt, an der *Sehnervenpapille*, befinden sich keine Lichtsinneszellen. Den zu dieser Stelle des Gesichtsfeldes gehörenden Sichtbereich nennt man „*blinden Fleck*", die Stelle des schärfsten Sehens ist der „*gelbe Fleck*". Zur inneren Augenhaut gehört auch eine Pigmentschicht, das *Pigmentepithel*.

Der Innenraum des Augapfels enthält den Glaskörper und die Linse.

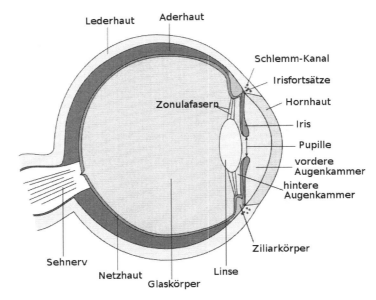

[Quelle: http://de.wikipedia.org/wiki/Auge]

Der Funktionsmechanismus der Bilderzeugung

Das Licht gelangt durch *Hornhaut* und *Pupille* in das Innere des Auges. Bei der Pupille handelt es sich um die kreisförmige Öffnung der *Iris*.

Durch die Muskelfasern in der Iris kann die Pupille vergrößert und verkleinert werden, diesen Vorgang, der das Auge an die Umgebung anpasst nennt man *Adaption*.

Hinter der Iris ist die elastische *Augenlinse* auf Bändern aufgehängt, die direkt zum ringförmigen *Ziliarmuskel* verlaufen.

Das Augeninnere ist von einem gallertartigen *„Glaskörper"* erfüllt. Er verleiht dem Auge die feste und runde Form, die auch als *Augapfel* bekannt ist.

Zwar ist ein großer Teil der Netzhaut mit Sinneszellen bedeckt, das scharfe Sehen beschränkt sich jedoch auf nur 0,02% der Netzhautfläche, den gelben Fleck oder auch *„Makula"*.

Unter dem Lichtmikroskop zeigt die Netzhaut eine auffällige Schichtung, die abwechselnd durch zellkernreiche und zellkernarme Schichten gebildet wird.

Die Schichten besitzen jeweils charakteristische Zelltypen. Man kann die Nervenzellen der Netzhaut in drei Gruppen gliedern:

- Die lichtempfindlichen oder fotorezeptiven Zellen, welche das eintreffende Licht in Nervenimpulse umwandeln. Hierzu werden die *„Stäbchen"*, für schwarz-weiß Sehen und die *„Zapfen"* für Farbsehen, gezählt. Die Stäbchen sind schlank und zylinderförmig, die

Zapfen dickbauchiger und kürzer. Auf einen Zapfen kommen beim Menschen 18 Stäbchen.

Die Verteilung dieser Sinneszellen über die Netzhaut ist alles andere als gleichmäßig, beispielsweise kommen im gelben Fleck nur Zapfen vor, während am Rand der Netzhaut fast nur Stäbchen sind. Stäbchen sind sehr viel lichtempfindlicher als Zapfen.

- Die zwischengeschalteten Zellen oder *Interneurone*, die die erzeugten Nervenimpulse erstmals aufnehmen bzw. verarbeiten.

- Die *Ganglienzellen*, welche die verarbeiteten Informationen an die nächste Schaltstelle außerhalb der Netzhaut weiterleiten

In den Fotorezeptoren werden die Lichtquanten durch einen Sehfarbstoff absorbiert, der dadurch seine chemische Struktur ändert. Der Sehfarbstoff der Stäbchen wird Rhodopsin oder Sehpurpur genannt.

Die etwa 130 Millionen Rezeptoren im menschlichen Auge geben ihre elektrischen Signale an etwa 1 Million Ganglien- oder Bipolarzellen weiter.

Dazwischen geschaltet sind die *Horizontalzellen* und *amakrine Zellen*, die Querverbindungen zwischen den Rezeptoren und den nachgeschalteten Zellen herstellen.

Im Sehnerv des Auges verlaufen die Axone der Ganglienzellen, die die empfangenen Signale als Aktionspotentiale ans Gehirn weiterleiten.

Der Schallsinn
Aufbau des Ohrs
Hierbei handelt es sich um ein Sinnesorgan mit dem Schall, also Ton oder Geräusch, in einem Frequenzbereich von 16 Hz-19kHZ als akustische Wahrnehmung verarbeitet wird. Zum Ohr als Organ zählt auch das Gleichgewichtsorgan.

Beim Menschen wird das Ohr in drei Bereiche gegliedert:
- Das *Außenohr*, welches den Ohrknorpel, die Ohrmuschel und das Ohrläppchen, sowie den äußeren Gehörgang umfasst.

- Das *Mittelohr*, zu dem das Trommelfell und die drei Gehörknochen Hammer, Amboss und Steigbügel gehören. Die eustachische Röhre (Ohrtrompete) verbindet Mittelohr und Nasenrachenraum.
  Im Mittelohr findet eine mechanische Impedanzwandlung statt, die eine optimale Übertragung des Signals vom Außenohr zum Innenohr ermöglicht.

- Das *Innenohr* besteht aus der Gehörschnecke, in der der Schall in Nervenimpulse umgesetzt wird und dem Labyrinth (Bogengänge), das als Gleichgewichtsorgan dient. Labyrinth und Gehörschnecke sind ähnlich aufgebaut: Beide sind mit einer Flüssigkeit gefüllt, der Endolymphe, und besitzen Haarzellen, von denen aus feine Härchen in die Flüssigkeit ragen. Durch Bewegungen der Flüssigkeiten werden die Härchen gebogen und lösen so Nervenimpulse aus.
Von der Gehörschnecke geht der Hörnerv gemeinsam mit den Nervenbündeln des Gleichgewichtsorgans in Richtung Hirn.

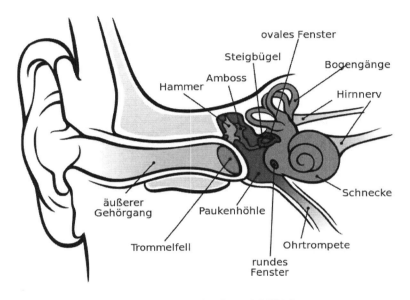

[Quelle: http://de.wikipedia.org/wiki/Ohr]

Der Geruchssinn
Aufbau der Nase

Anatomisch gehört die Nase zu den äußeren und oberen Atemwegen. Die Nasenlöcher führen in das Innere der Nase, jeweils zuerst in den Nasenvorhof, der von behaarter äußerer Haut ausgekleidet ist, dann in die eigentliche Nasenhöhle. Die Nasenhöhle ist durch die Nasenscheidewand in zwei Bereiche gegliedert und von einer Schleimhaut mit Flimmerepithel, das durch Bewegungen der Cilien Schleim nach außen befördern kann, ausgekleidet.
Durch die Nase wird Atemluft ein- und ausgeatmet, wobei kalte Luft erwärmt und angefeuchtet wird. (siehe 7.5 Lunge und Atmung)
Dabei fangen die Nasenhaare und die Flimmerhärchen Fremdpartikel ab.

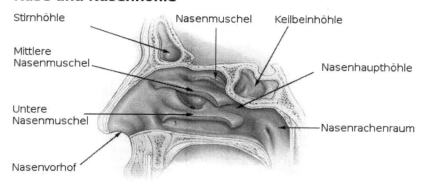

[Quelle: http://de.wikipedia.org/wiki/Nase]

Der _Geruchssinn_, oder auch „olfaktorische Wahrnehmung" bezeichnet die Wahrnehmung von Gerüchen, wobei Geruch und Geschmack sich gegenseitig beeinflussen.

Er ist bereits bei der Geburt vollständig ausgeprägt und wird beim Menschen alle 60 Tage durch _Apoptose_ (programmierter Zelltod) erneuert, wobei die Riechzellen absterben und erneuert werden.

Die Rezeptionszone des olfaktorischen Systems befindet sich in der inneren Nase. In jeder Nasenhöhle befinden sich drei von den Nasenaußenwänden nach innen ragende wulstartige Gebilde, die _Nasenmuscheln_, die den Luftstrom lenken. Das Geruchsorgan an sich, ist auf Riechschleimhaut oberhalb der oberen Nasenmuschel beschränkt. Dieser beim Menschen 2x5 cm² große Bereich, der gelb bis braun gefärbt ist, enthält die auf die Wahrnehmung von Duftmolekülen spezialisierten Sinneszellen. Die Rezeptoren der einzelnen Sinneszellen, von denen es ca. 400 unterschiedliche beim Menschen gibt, sprechen jeweils auf einen anderen Duftstoff an. Beeinflusst wird die Geruchswahrnehmung beispielsweise durch Hormone, Motivation, den Östrogenspiegel und das Sättigungsgefühl.

7.11 Die Fortpflanzung

Meiose

Chromosomen

Als Chromosom bezeichnet man eine Struktur, die sich im Zellkern befindet und zu Beginn der Kernteilung eine charakteristische Gestalt annimmt. Sie bestehen aus DNA und Chromatin, wobei zweiteres den weitaus größeren Bestandteil

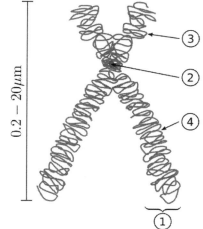

[Quelle: http://de.wikipedia.org/wiki/Chromosom]

ausmacht, somit sind sie der Sitz der Erbinformation. Ein Chromosomensatz besteht je nach Art, aus einer genau definierten Anzahl von Chromosomen.

Ein einzelnes Chromosom kann aus ein oder zwei Chromatiden (1) bestehen, die wiederum aus einem langen DNA-Faden, der in Proteine eingebettet ist, bestehen. Ein Chromatid ist in zwei Arme (3) (4) aufgeteilt.

Normalerweise liegt in der Zelle nur ein Chromatid vor. Nach der Interphase, in der sich die DNA verdoppelt, liegt jedoch ein doppelter Satz an Chromatiden vor. Beide dieser Schwesternchromatiden sind durch das Centromer (2) verbunden, an dem auch die Fasern des Spindelapparates ansetzen.

Alle Körperzellen, außer den Keimzellen, enthalten einen doppelten Chromosomensatz, wobei ein Satz jeweils von der Mutter und einer vom Vater stammt.

Zwei gleiche Chromosomen in einem doppelten Satz bezeichnet man auch als *homologe Chromosomen*.

Ablauf der Meiose

Im Gegensatz zur Mitose, die bei fast allen Zellen abläuft und als Ergebnis zwei erbgleiche Zellen mit einem doppelten (diploiden) Chromosomensatz hat, läuft die Meiose nur in den Keimdrüsen (Gonaden) ab und hat als Ergebnis die sogenannten „Keimzellen", also Spermien oder Eizellen, mit einem einfachen (haploiden) Chromosomensatz. Der Unterschied liegt aber nicht nur im einfachen Chromosomensatz, sondern auch in der neu kombinierten Zusammensetzung des Erbguts. Diese Neukombination der Gene liefert auch die Erklärung für die dritte Mendel'sche Regel.

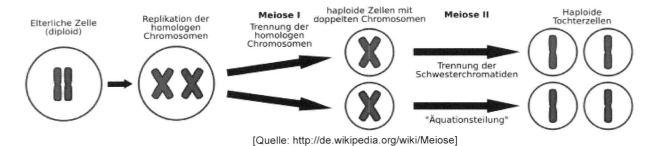

[Quelle: http://de.wikipedia.org/wiki/Meiose]

Man unterteilt die Meiose grob in die erste und die zweite meiotische Teilung, wobei die Meiose I auch als Reduktionsteilung und die Meiose II auch als Äquationsteilung bekannt ist.

Die Meiose I wird in folgende Phasen unterteilt:

- **Prophase I**: Die Chromosomen verschrauben ihre Chromatiden und werden dadurch im Mikroskop sichtbar. Dann lagern sich homologe Chromosomen paarweise zusammen, diese Anordnung nennt man „Chromatidentetrade", durch die es zur Überkreuzung zwischen mütterlichen und väterlichen Chromosomen kommt. Dieser als **„Crossing over"** bezeichnete Vorgang bedeutet, dass Teile des Mutter-Chromosoms durch Teile des homologen Vater-Chromosoms ausgetauscht werden. Die Überkreuzungsstellen nennt man **„Chiasmata"**. Dadurch kommt es zu einem Austausch der Allele, wo bestimmt wird, welche Erbanlagen der Großmutter und des Großvaters in einer Ei- oder Samenzelle des künftigen Enkels enthalten sind. Anschließend trennen sich die homologen Chromosomen wieder.

- **Metaphase I**: Die Chromosomenpaare ordnen sich in der Äquatorialebene an.

- **Anaphase I**: Durch Ausbildung einer Kernspindel werden die homologen Chromosomenpaare, nicht aber die Chromatiden getrennt, dabei wird zufällig entweder das väterliche oder das mütterliche durch „Crossing over" veränderte Chromosom zu einem der beiden Pole gezogen.

- **Telophase I**: Es entstehen zwei Tochterzellen mit einfacher Chromosomenzahl, die ein genetisch unterschiedliches Erbgut besitzen. Diese erste Teilung wird als **Reduktionsteilung** oder <u>1. Reifeteilung</u> bezeichnet. Die Anzahl der Chromosomen wird halbiert, jedes Chromosom besteht aber noch aus zwei Chromatiden. Ab diesem Zeitpunkt geht es unterschiedlich weiter, was in der Gametogenese erläutert wird.

Gametogenese (Meiose II)

Nach der sogenannten **Interkinese**, also der Ruhephase nach der Telophase der Meiose I kommt es zur Bildung der Kernhülle und der Nucleolen, dann kommt es zur Meiose II.
Die Entstehung von Ei- und Samenzellen, auch **Gameten** genannt, wird als Gametogenese bezeichnet. Sie stellt die einzige Anwendung der Meiose dar, was bedeutet, dass diese nur bei der Gametogenese stattfindet.
Ihr Sinn besteht darin, haploide (n=23) Gameten zu bilden, die bei der Befruchtung zu einer diploiden (2n=46) Zygote verschmelzen.

Spermatogenese

Mit der Pubertät differenzieren sich die *Spermatogonien* durch Mitose zu *Spermatocyten erster Ordnung*, wobei aus einer Spermatogonie je eine *Spermatocyte* und eine *Spermatogonie* hervorgehen. Diese teilen sich in der ersten Reifeteilung durch Meiose I und werden zu zwei *Spermatocyten zweiter Ordnung*.

Im Zuge der zweiten Reifeteilung gehen aus den Spermatocyten zweiter Ordnung -wiederum durch Meiose II - 4 *Spermatiden* hervor. In der **Spermiohistogenese** reifen die Spermatiden zu *Spermien*.

Aus einer einzelnen Spermatogonie werden somit 4 Spermien, von denen zwei ein X und zwei ein Y als Geschlechtschromosom haben.

Die mitotische Teilung stellt zeitlebens den Bestand der Zellausgangspopulation für die Spermatogenese sicher.

Spermien sind hochpolarisierte Zellen und haben eine dreigliedrige Struktur, bestehend aus Kopf, Mittelstück und Schwanz.

Dieser Grundaufbau ist bei allen Säugetieren gleich.

Oogenese

Schon bei der Geburt differenzieren sich *Oogonien* durch Mitose zu *Oozyten erster Ordnung*, die von einer einschichtigen Epithelschicht bedeckt sind.

Bei der Geburt gibt es in etwa 700.000 bis 2 Millionen dieser sogenannten Primärfollikel. Die Oozyten erster Ordnung gehen in die Prophase der ersten meiotischen Teilung über und verbleiben dann bis zur Pubertät in einer Art Ruhezustand, dem **Diktyotän-Stadium**.

Von der *Menarche* (erste Menstruation) bis zur *Menopause* reifen jeden Monat einige *Primordiafollikel* über *Primär- und Sekundärfollikel* zu *Tertiärfollikeln*.

Ein einzelner Tertiärfollikel wird besonders groß, er wächst zum sprungreifen *Graaf-Follikel*. Die Oocyte erster Ordnung beendet kurz vor der *Ovulation* (Eisprung) die erste Reifeteilung, wird damit zur *Oocyte zweiter Ordnung* (Meiose I) und geht in die zweite Reifeteilung über, welche im Metaphasenstadium unterbrochen und erst bei einer Befruchtung beendet wird, wobei die Oocyte zweiter Ordnung in diesem Fall zum *Ovum*, der Eizelle, wird (Meiose II).

Aus einer weiblichen Keimzelle entstehen 4 Tochterzellen mit einem X als Geschlechtschromosom (homogametisch), nur eine dieser Zellen wird zur Eizelle, die drei so genannten *Polkörperchen* gehen zugrunde.

Die Geschlechtsorgane

Man unterscheidet zwischen primären Geschlechtsmerkmalen, welche für die Fortpflanzung notwendig sind, sekundären Geschlechtsmerkmalen, welche sich äußerlich zeigen und die erreichte Geschlechtsreife markieren (Bart, Brüste,...) und den tertiären Geschlechtsmerkmalen, welche je nach Gesellschaft variieren (Kleidung, Frisur, Schmuck, Verhaltensweisen,...).

Die **weiblichen Geschlechtsorgane**:
- Die **Vulva** ist die Gesamtheit der äußeren, sichtbaren Geschlechtsorgane, also die Klitoris, äußere und innere Schamlippen und dazwischen der Scheidenvorhof.
- Die **Scheide** befindet sich zwischen dem Scheidenvorhof und dem Muttermund und dient als schlauchförmiger Geburtskanal
- Der **Muttermund** (Cervix) bildet den Übergang zwischen Gebärmutter und Scheide.
- Der **Uterus**, auch Gebärmutter, bildet das Ende der Scheide. Hier reift der Embryo heran.
- Die **Eierstöcke** (Ovarien) dienen der Produktion von Sexualhormonen, hier reifen die Eier heran, bis sie über den **Eileiter** in den Uterus wandern.

Die **männlichen Geschlechtsorgane**:
- Der **Penis** (Glied) dient zur Übertragung des Spermas zur Frau, zu ihm gehören Vorhaut und Eichel.
- Der **Hodensack** (Skrotum) trägt die **Hoden**, in den Hodenkanälchen werden Spermien produziert. Die Hoden liegen außerhalb des Körpers, da die optimale Temperatur für die Spermien 3-5°C unter der Körpertemperatur liegt. Eine weitere Aufgabe ist die Erzeugung von Testosteron.
- Die **Nebenhoden** dienen zur Reifung und Lagerung der Samenzellen, welche bei der Ejakulation über den Samenleiter zur Prostata geleitet werden, wo sie mit Samenflüssigkeit und Flüssigkeit aus der Bläschendrüse angereichert werden.

Der weibliche Zyklus

Der Ovarialzyklus der Frau umfasst ca. 28 Tage, kann jedoch zwischen 21 und 35 Tagen variieren. Ungefähr 20% der Frauen besitzen solch einen irregulären Zyklus.

Die Länge des weiblichen Zyklus beschreibt das Intervall zwischen den Monatsblutungen und beginnt am ersten Blutungstag. Die Dauer der Blutung liegt im Normalfall zwischen vier und sechs Tagen, die Intensität hingegen ist individuell verschieden.

Eine Frau verliert während ihrer Menstruation, die im Normalfall nur auftreten kann wenn keine Schwangerschaft vorliegt, im Schnitt ca. 40 ml Blut.

Der weibliche Zyklus läuft in drei Phasen ab:

> ***Die Menstruationsphase:*** Während dieser Zeit stößt der Körper die Uterusschleimhaut ab und es kommt zur Monatsblutung, die wie erwähnt ungefähr 6 Tage dauert.

> *Die Follikel- oder Proliferationsphase:* Während der proliferativen Phase reift ein Ei im Follikel (Ovar) und die Uterusschleimhaut baut sich wieder auf. Am 14. Tag des weiblichen Zyklus gelangt dann ein Ei zum Eisprung, der Ovulation. Die Eileiter fangen das abgegebene Ei auf. Nun kann eine Befruchtung durch Spermatocyten eines Mannes stattfinden, wobei die Eizelle (Größe etwa 0,11-0,14mm) nur innerhalb eines Intervalls von 12 Stunden befruchtet werden kann. Danach stirbt sie.
Samenzellen hingegen bleiben bis zu 72 Stunden im Gebärmutterhalskanal am Leben.

> *Sekretorische Phase:* Nach der Ovulation beginnt die sekretorische Phase, bei der das im Ovar (Eierstock) zurückgebliebene Follikel zu einer Hormondrüse wird, dem sogenannten *Gelbkörper*.
Die Eizelle wandert mit Hilfe der Cilien durch den Eileiter und nistet sich, falls es zu einer Befruchtung kam, am 20. Tag des Zyklus in der Gebärmutterschleimhaut ein. Falls das Ei nicht befruchtet ist, wandert es ohne Einnistung den Uterus entlang und wird im Zuge der Menstruationsblutung abgegeben.

Die komplexen Vorgänge des Zyklus werden durch verschiedene Hormone des Hypothalamus, der Hypophyse, des Ovars und des Gelbkörpers gesteuert. An dieser Stelle sollen diese Hormone, ihre Bildungsorte und Wirkungen näher erläutert werden:

- GnRH (freisetzendes Hormon)
  Bildungsort: Hypothalamus
  Das Gonadotropin stimuliert die Hypophyse, die daraufhin FSH und LH freisetzt.

- LH (luteinisierendes Hormon)
  Bildungsort: Hypophyse
  Dieses Hormon veranlasst in großen Mengen abgegeben, dass Follikel und Follikelflüssigkeit mit Östrogenen freigesetzt werden.
  Danach wird das Follikel zum Gelbkörper und produziert Progesteron.

- FSH (Follikel-stimulierendes Hormon)
  Bildungsort: Hypophyse
  Dieses Hormon stimuliert die Follikelreifung in den Ovarien und führt somit zu einer höheren Östrogenproduktion.

- Östrogene (Östrogen, Östradiol, Östron usw.)
  Bildungsort: Ovar (Follikel), Eierstöcke, ab dem 3. Monat auch in der Plazenta

Östrogene verursachen ein schnelleres Wachstum der Uterusschleimhaut.
Je nach Höhe des Östrogenspiegels setzt sich ein Feedbackeffekt auf den Hypothalamus ab, der dann die FSH- und LH-Produktion drosselt (bei ansteigendem Östrogenspiegel) oder ansteigen lässt (bei sehr hohem Östrogenspiegel).

- Progesteron
  Bildungsort: Ovar (Gelbkörper)
  Progesteron bewirkt eine Verdickung der Uterusschleimhaut, macht sie schwammig und durchsetzt sie mit Drüsen. Dieser Vorgang bereitet die Schleimhaut auf die Empfängnis einer befruchteten Eizelle vor.
  Das hat ebenfalls einen negativen Feedbackeffekt auf die Hypophyse, was zur Degenerierung des Gelbkörpers und damit zum Versiegen der Östrogen- und Progesteron-Produktion führt.
  Das Fehlen von Progesteron führt zur Abstoßung der Uterusschleimhaut.

Diese Hormone werden ins Blut ausgeschüttet und gelangen so zu den Zielorganen, diese sind für FSH und LH die Ovarien. Die Ovarien selbst fungieren wiederum als Hormondrüsen und produzieren Östrogene und Progesteron, deren Zielorgane die Uterusschleimhaut, die Hypophyse und der Hypothalamus sind.
Die Produktion von FSH ist somit im Prinzip der Ausgangspunkt des Menstruationszyklus. Unter dem Einfluss von FSH entwickeln sich in den ersten Wochen in den Ovarien die Follikel, die steigenden FSH-Werte im Blut stimulieren die Follikelzellen zur Herstellung von Östrogen. Die bereits erwähnte Steigerung der LH-Produktion durch einen hohen Östrogen-Spiegel führt zum schnellen Wachstum der Follikel und zur Ovulation. Außerdem bilden sich die Follikel unter dem Einfluss von LH zum Gelbkörper um, der dann das Hormon Progesteron produziert. Das Progesteron hemmt wiederum die FSH- und LH-Bildung (negative Rückkopplung). Nistet sich keine befruchtete Zelle in der Uterusschleimhaut ein, so degeneriert der Gelbkörper und die Hormonspiegel von Östrogen und Progesteron fallen stark ab, was die Abstoßung der Uterusschleimhaut und somit die Menstruationsblutung zur Folge hat.

Die Embryologie

Die schlussendliche Befruchtung eines Säugetiers ist das Ergebnis einer komplex abgestimmten Reihenfolge biochemischer Prozesse, die zur Bildung einer Zygote mit Entwicklungspotential durch Fusion zweier Gameten mit haploidem Chromosomensatz führt.
Während ihrer 64-tägigen Reifung erlangen die Spermien die Fähigkeit, die Proteine der „**Zona pellucida**" zu erkennen und zu durchdringen.

Ein Sekret im Nebenhoden hemmt die Bewegungen der Spermien und sorgt so dafür, dass sie ihre Energie nicht vorzeitig verbrauchen.
Der Transport durch das 5 Meter lange Gangsystem des Hodens dauert 8 bis 17 Tage, wobei nicht funktionsfähige Spermien ausgesondert und vernichtet werden.

Nach der Ejakulation des Samens in den weiblichen Genitaltrakt, erreichen die Spermien eine weitere Stufe der Reife, die *Kapazitation*, im Uterus und Eileiter, aus der die volle Befruchtungsfähigkeit der Gameten resultiert, also zum einen ihre hyperaktive Beweglichkeit und zum anderen die Fähigkeit zur Akrosom-Reaktion, die die Voraussetzung zum Passieren der Zona pellucida (Glashaut der Eizelle) darstellt.
Im Depot beträgt die Lebensdauer von Spermien etwa ein Monat, sind sie erst einmal an der Luft überleben sie bis zu 24 Stunden, bis das Sperma vollständig getrocknet ist. Im Körper der Frau können sie bis zu sieben Tage überleben.

Die Befruchtung:

Man unterscheidet zwischen **Begattung** (Geschlechtsverkehr), **Besamung** (Eindringen des Spermiums in die Eizelle) und **Befruchtung** (Verschmelzung zwischen zwei Keimzellen – **Fertilisation**).
Bei Säugetieren gibt es mehrere Interaktionsschritte zwischen Spermatozoen und Oocyten:

- Zunächst binden sich die akrosomfähigen Spermien an die Zona pellucida, bei der es sich um eine durchscheinende extrazelluläre Matrix handelt, die von der wachsenden Oocyte sekretiert wird und deren Plasmamembran sie daraufhin umgibt. Sie passt sich dem Wachstum der Oocyte an und schützt sowohl die Oocyte als auch den Embryo in seinen frühen Entwicklungsstadien vor unerwünschten physiologischen Einflüssen.

- Nach der Bindung der akrosomintakten Spermien an die Zona pellucida wird die Akrosom-Reaktion ausgelöst, was ein irreversibler Vorgang ist. Bei dieser Reaktion verändert sich der vordere Teil des Spermienkopfes, sodass die Penetration der Zona pellucida ermöglicht wird. Nach der Penetration binden sich die Spermien an die Plasmamembran der Oozyte.

- Durch die Fusion wird eine Reihe von Reaktionen ausgelöst, die binnen Sekunden die Plasmamembran der Oozyte undurchdringlich werden lassen und innerhalb weniger Minuten (in der so genannten *Zona-Reaktion*) auch die Zona pellucida dicker werden lässt.

- Nach der Fusion der beiden Plasmamembranen von Spermatozoon und Oozyte wird der Spermienkopf zum männlichen Vorkern. Die Eizelle beendet ihre zweite Reifeteilung und bildet so den weiblichen Vorkern.

  Die beiden Vorkerne wandern aufeinander zu und verschmelzen zu einer Zygote, womit aus den zwei haploiden Zellen wieder eine diploide Zelle wird.

  In diesem letzten Schritt entsteht im Prinzip neues Leben.

Frühe Embryonalentwicklung

Nach der beschriebenen Befruchtung wird die Zygote zu einer diploiden Zelle, die sich innerhalb von 30 Stunden nach der Befruchtung zum ersten Mal in zwei Tochterzellen teilt. Während die befruchtete Zelle durch den Eileiter in die Gebärmutter wandert, macht sie in den darauffolgenden drei bis vier Tagen eine Reihe rasch aufeinander folgender Zellteilungen durch. Diesen Prozess nennt man Furchung.

Aus der großen Zygote entsteht nach etwa drei Tagen eine kompakte Kugel aus etwa 16 Zellen, die wie eine Maulbeere aussieht, und deshalb **Morula** genannt wird.

Am vierten Tag tritt diese in die Gebärmutterhöhle ein. Mit zunehmender Zellteilung tritt dringt Flüssigkeit aus der Gebärmutterhöhle in das Innere der Morula ein und drängt die Zellen auseinander.

Am fünften und sechsten Tag verflachen sich die Zellen und die mit Flüssigkeit gefüllten Hohlräume fließen immer mehr zusammen, sodass aus der Morula ein mit Flüssigkeit gefülltes Keimbläschen wird, die **Blastozyste.** Im Blastozystenstadium kann man bereits 32 Zellen zählen und diese in zwei Zelltypen unterteilen:

- Eine äußere Zellschicht, der **Trophoblast** (*trophe* griech. für Ernährung,) aus dem sich später Plazenta, Nabelschnur und Dottersack entwickeln.
- Eine zentral liegende Zellschicht, aus 10 bis 15 Zellen bestehend, die man als innere Zellmasse oder **Embryoblast** bezeichnet. Aus dieser Zellmasse wird der Embryo hervorgehen. Die Zellen des Embryoblasten sind pluripotent, das heißt sie sind unbegrenzt vermehrungsfähig und aus ihnen kann sich die gesamte, aus ca. 210 Arten bestehende Zellvielfalt des menschlichen Körpers entwickeln.

[Quelle: http://de.wikipedia.org/wiki/Blastocyste]

Um die Funktion des Gelbkörpers aufrecht zu erhalten und somit eine Abstoßung des *Endometriums* (Gebärmutterschleimhaut) zu verhindern, wird vom Trophoblasten das Schwangerschaftshormon „humanes Choriongoadoptrin" (**HCG**) produziert.

Andernfalls würde wie beschrieben das Endometrium abgestoßen werden und ein Frühabort, also eine frühe Fehlgeburt, wäre die Folge.
HCG wird auch als Schwangerschaftsnachweis gewertet.

Ab dem <u>sechsten Tag</u> nach der Befruchtung nistet sich die Blastozyste in die Gebärmutterschleimhaut ein und eine massive Neuordnung der Zellen setzt ein.
Ab dem <u>12. Tag</u> entsteht im Embryoblast das **Amnion**, die innerste Schicht der Fruchtblase mit der Amnionhöhle und angrenzend der **Dottersack** mit der Dottersackhöhle.
Das Amnion entwickelt sich zur Fruchtblase, der Dottersack liefert die Stammzellen des Knochenmarks und die Urkeimzelle. Zwischen Amnion und Dottersack liegt der **zweischichtige Keimschild**, aus welchem der kindliche Organismus hervorgeht.
Die dem Amnion zugewandte Schicht heißt **Ektoderm**, die darunterliegende Schicht ist das **Entoderm**.

Der Trophoblast dringt in das Endometrium ein, öffnet durch enzymatische Auflösung mütterliche Blutgefäße und bildet größere blutgefüllte Spalträume, die **Sinusoden**, aus.
An der Außenseite des Trophoblasts bilden sich die Chorionzotten und wachsen in die Sinusode ein. Zusammen bilden sie die Basis des embryonalen Kreislaufs.
Es erfolgt ein reger Stoffaustausch zwischen Mutter und Embryo, ohne dass sich das mütterliche Blut mit dem des Embryos vermischt.
Die Verbindung zwischen Trophoblast und Embryo ist der **Haftstiel**, welcher später zur Nabelschnur wird.
Nach ca. <u>12 Tagen</u> schließt sich das Schleimhautepithel über dem eingenisteten Keim und die **Nidation** (Implantation der Eizelle) ist abgeschlossen.

In einem weiteren Schritt entsteht ein primitives Achsenorgan (Chorda dorsalis), als Vorstufe der Wirbelsäule. Sie bleibt jedoch nur in Form der Zwischenwirbelscheiben erhalten und wird später von einer knöchernen Wirbelsäule ersetzt.
Über der Chorda wird in das Ektoderm das Rückenmark in Form einer Neuralrinne, welche sich dann zum Neuralrohr schließt, angelegt.

Am <u>21. Tag</u> beginnt die Herztätigkeit. Zunächst bildet ein einfacher Herzschlauch eine Schleife und lässt dadurch die Herzkammern entstehen. Aus dem Entoderm entwickeln sich die wesentlichen Teile des Verdauungstrakts, sowie dessen Anhangsorgane.

Im vorderen Bereich sind bereits die Hirnbläschen zu erkennen, am Ende der 4. Woche bzw. des <u>1. Monats</u>, entstehen Augen- und Ohrbläschen.

Gleichzeitig differenzieren sich etwa in der Mitte der 3. Woche aus dem **Mesoderm**, dem mittleren Keimblatt des Embryoblasten, die ersten Blutgefäße, zunächst als Blutinseln, in denen Blutzellen gebildet werden. Seitlich der Chorda entstehen aus dem Mesoderm die Muskelsegmente (Somiten).

Somit reifen zusammengefasst die Zellen des **Entoderms** zu Zelltypen welche Lunge, Luftröhre, Bronchien und Magen-Darm-Trakt auskleiden, sowie Leber, Bauchspeicheldrüse, Schilddrüse, Thymus, Harnröhre und Harnblase bilden.
Aus dem **Mesoderm** gehen Muskeln, Knochen, das Lymphgewebe, die Blutzellen, sowie Herz, Lunge, Nieren, Milz und der Urogenitaltrakt einschließlich der Keimdrüsen hervor.
Das **Ektoderm** bildet neben Haut und Hautanhangsgebilden auch Linsen, Auskleidung der Ohren, Nase, Mund, Anus, Milchdrüsen, Stirnhöhle und Hypophyse, sowie alle Teile des Nervensystems.
Die Zellen jedes Keimblattes teilen sich in der weiteren Entwicklung, schwärmen aus, lagern sich zusammen und differenzieren sich zu den verschiedenen Organen.

Während des 2. Monats ändert sich das Aussehen des Embryos stark durch Wachstum des Kopfes und der Gliedmaßen. Am Ende des 2. Monats haben sich aus den ursprünglichen drei Keimblättern alle inneren und äußeren Organe gebildet.
Der Embryo misst nun 3 cm und hat in den Grundzügen seine endgültige Körperform erreicht, womit die Embryonalzeit abgeschlossen ist.
Organe die zu diesem Zeitpunkt durch verschiedene Ursachen wie Krankheit, Medikamente, Strahlung usw. nicht angelegt worden sind, werden auch nicht mehr nachgebildet.

Fetalentwicklung

Ab der 9.Schwangerschaftswoche wird der Embryo nun als **Fetus** bezeichnet, da die Organbildung abgeschlossen ist. Die Funktion der Organe wird nun soweit verfeinert, dass das Kind nach der Geburt lebensfähig ist.
Das Fruchtwasser der Fruchtblase welches ab dem 8. Tag vom Amnionepithel abgegeben wird, wirkt als Stoßdämpfer, als Schutz vor Austrocknung und Temperaturschwankungen und verhindert Verwachsungen zwischen Embryo und Amnion.
Das Fruchtwasser erneuert sich alle drei Stunden komplett, wobei es in den späteren Schwangerschaftswochen vor allem durch die fetalen Nieren produziert wird.
Vom 5. Monat an schluckt der Fetus ca. 400 ml Fruchtwasser pro Tag und scheidet gegen Ende der Schwangerschaft einen schwach konzentrierten Harn in die Fruchtblase aus.
Die Menge an Fruchtwasser beträgt gegen Ende der Schwangerschaft in etwa 1 Liter.

Die wichtigsten Eckpunkte der Fetalentwicklung sind folgende:
- 8./9. Woche: Die Finger und Zehen sind ausgebildet, die ersten Nervenzellen im Gehirn entstehen.
- 12. Woche: Ab hier ist eine sichere Bestimmung des Geschlechts ist möglich.
- 9.-16. Woche: Die ersten reflexartigen Bewegungen des Fetus werden spürbar.
- 18. Woche: Die Bildung des zentralen Nervensystems ist abgeschlossen.
- 20.-24. Woche: Die Großhirnrinde wird angelegt, die ersten Erfahrungen gespeichert.
- 24. Woche: Die Lungenbläschen haben sich entwickelt, der Fetus kann mit dem Medikament Surfactant theoretisch auch außerhalb des Mutterleibs überleben.
- 24.-26. Woche: Geräusche der Mutter und von Außen werden gehört.
- 26. Woche: Die Augenlider sind ausgebildet.
- 30. Woche: Auf den Lungenbläschen bildet sich eigenes Surfactant, das die Atmung außerhalb des Mutterleibes erlaubt.
- 32.-33. Woche: Der Saugreflex bildet sich aus, davor geborene Frühgeburten können nicht von sich aus saugen.
- 34. Woche: Der Fetus ist fertig entwickelt, bis zur Geburt legt er noch an Größe und Gewicht zu.
- 38. Woche: Geburt (offiziell erfolgt sie in der 40. Woche, weil der Beginn der Schwangerschaft ab dem 1. Tag der letzten Regelblutung gerechnet wird).

Die Plazenta

Die Plazenta oder auch Mutterkuchen ist ein bei allen weiblichen höheren Säugetieren bei Schwangerschaft bzw. Trächtigkeit vorhandenes Gewebe in der Gebärmutter. Sie dient der Versorgung des Embryos bzw. später der des Fetus mit Nährstoffen, der Entsorgung von Exkretionsprodukten und dem Gasaustausch.

Sie besteht sowohl aus mütterlichem, als auch aus embryonalem Gewebe, da embryonales Gewebe in die Schleimhaut des Uterus einwächst.

Ab der vierten Schwangerschaftswoche, wenn das Herz zu schlagen beginnt, wird der Embryo über die Plazenta versorgt.

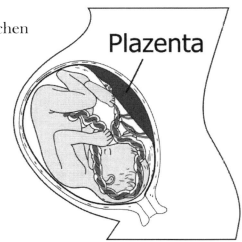

[Quelle: http://de.wikipedia.org/wiki/Plazenta]

Die Verbindung zwischen Embryo und Plazenta stellt die Nabelschnur, die drei Blutgefäße enthält:

- **Eine Nabelvene**, die das Blut von der Plazenta zum Embryo leitet

- **Zwei Nabelarterien**, die Das Blut vom Embryo zur Plazenta leiten.

Eine Vermischung von embryonalem und mütterlichem Blut findet aber wie erwähnt nicht statt. In ausgereiftem Zustand ist die Plazenta ein ca. 500 bis 600 Gramm schweres und im Durchmesser 15 bis 20cm großes Organ, das sich nach der Einnistung (Nidation) der Blastozyste in der Gebärmutter bildet.
Sie entsteht aus den fetalen Trophoblasten und aus der mütterlichen Gebärmutterschleimhaut, dem Endometrium.
Die fetale Seite der Gebärmutter, dazu zählen die Chorionplatte und die Nabelschnur, ist mit weißlich trübem Amnionepithel bedeckt.
Der mütterliche Teil besteht aus dem intervillösen Raum und der mütterlichen Basalplatte.
Den Stoffaustausch übernehmen Primär-, Sekundär-, und Tertiärzotten die aus dem Chorion wachsen.
Zwischen Kapillaren, die die Tertiärzotten bilden, und dem intervillösen Raum findet dank der Plazentaschranke (einer passive Filtermembran), kein Blutaustausch statt.
Es werden jedoch im Blut gelöste Stoffe durch (erleichterte) Diffusion und aktiven Transport ausgetauscht. Durch Diffusion gelangen beispielsweise Sauerstoff, Wasser, einige Vitamine, Alkohol, Gifte, Drogen und Medikamente in den Fetus.
Glukose, Aminosäuren und Elektrolyte gelangen über erleichterte Diffusion und aktive Transportprozesse in das Kind. Die Übertragung mütterlicher IgG- Antikörper ist besonders wichtig, da das Kind bis einige Monate nach der Geburt nicht ausreichend eigene Antikörper bilden kann.
Durch Mikrotraumata in der Plazenta kann es jedoch zum Übertritt kindlichen Blutes in den mütterlichen Kreislauf kommen. Das ist normalerweise ungefährlich, außer das Kind ist Rhesus-positiv, die Mutter jedoch Rhesus-negativ, was dazu führen kann, dass die Mutter Antikörper vom plazentagängigen IgG-Typ bildet, die bei einer Folgeschwangerschaft das Kind schwer erkranken lassen.
Kurz nach der Geburt wird die Plazenta des Kindes als sogenannte Nachgeburt geboren. Aus dem Nabelschnurblut können nach der Geburt vorrangig blutbildende Stammzellen extrahiert werden, die bereits routinemäßig gewonnen und medizinisch verwendet werden.

Geschlechtschromosomen
Bei Säugetieren wird das jeweilige Geschlecht durch die so genannten Geschlechts-chromosomen festgelegt. Bei weiblichen Säugern kommen normalerweise zwei X-Chromosomen pro Zelle vor, von denen eines deaktiviert wird und dann in vielen Zellen als

Barr-Körperchen nachweisbar ist, während in männlichen Individuen ein X- und ein Y-Chromosom pro Zelle enthalten sind (dies nennt man **hemizygot**), wodurch kein Barr-Körperchen vorhanden ist.
Geschlechtschromosomen lassen sich mit Farbstoffen nachweisen.

Lyonisierung

So wird der Prozess der **X-Chromosom-Inaktivierung** bezeichnet, bei dem ein X-Chromosom weitestgehend stillgelegt wird. Das hat zur Folge, dass von diesem Chromosom keine Genprodukte mehr erzeugt werden können. Erstmals beschrieben wurde dieser Vorgang von der englischen Genetikerin Mary Frances Lyon, daher der Name *Lyonisierung*.
Während der embryonalen Entwicklung, ungefähr zeitgleich mit der Differenzierung der verschiedenen Zellschichten (Blastozystenstadium, 16. Tag), werden in Zellen die mehr als ein X-Chromosom enthalten, alle bis auf eines durch eine Verpackung aus Heterochromatin deaktiviert, um die höhere Menge an X-Chromomen auszugleichen. So entstehen die sogenannten Barr-Körperchen.
Ein einmal inaktiviertes X-Chromosom bleibt inaktiv und wird von einer Zelle auf alle Tochterzellen weitergegeben. Das Vorhandensein von zusätzlichen X-Chromosomen und damit Abweichungen der Karyotypen Frau und Mann, führt aufgrund der X-Inaktivierung zu einem Krankheitsbild mit milden, gut behandelbaren Symptomen oder in manchen Fällen sogar zu einem symptomlosen Verlauf. Beispiele wären da Triplo-X-Syndrom (47, XXX) bei Frauen und das Klinefelter-Syndrom (47, XXY) bei Männern.

Verhütung

Es gibt zahlreiche Methoden zur Empfängnisverhütung, die alle auf ähnlichen Prinzipien basieren:

- ➤ das Entstehen einer befruchtungsfähigen Eizelle wird verhindert (Ovulationshemmer)
- ➤ das Befruchten einer weiblichen Eizelle wird verhindert
- ➤ das Einnisten einer befruchteten Eizelle in die Gebärmutterschleimhaut wird verhindert (Nitationshemmer)

Die Sicherheit der verschiedenen Methoden wird mithilfe des **Pearl-Indexes** angegeben, der aussagt, wie viele von 100 Frauen durchschnittlich schwanger werden, wenn sie über ein Jahr hinweg mit der angegeben Methode verhüten. Je niedriger der Index-Wert, desto sicherer die Methode.

TMK

Man unterscheidet zwischen verschiedenen Methoden:

- **natürliche Methoden**: funktionieren ohne hormonelle, chemische oder mechanische Hilfsmittel, ihr Pearl Index (angegeben in Klammern) ist meist sehr hoch, damit gelten sie als sehr unsicher.
  Beispiele: Hormonmessung (5-6), Temperaturmethode (0,7-3), Billingsmethode (5-15), Symptothermale Methode (0,3-2), Knaus-Onigo (9-40), Coitus Interruptus (4-18), Lactational Amenorrhea Method (LAM, Stillinfertilität; 2).

- **mechanische Methoden**: funktionieren auf Basis mechanischer Hilfsmittel (keine Hormonabgabe), dabei gelten Femidom und Kondom als einzige Mittel, die gleichzeitig vor sexuell übertragbaren Krankheiten schützen. Der Pearl-Index ist auch hier eher hoch.
  Beispiele: Kondom (2-14), Femidom (5-25), Diaphragma (1-20), Portioklappe (6), LEA contraceptivum (2-15).

- **hormonelle Methoden**: funktionieren durch Abgabe von Hormonen wie Östrogenen und Gestagenen, wirken meistens sowohl durch Ovulationshemmung, als auch durch die Veränderung der Konsistenz des Zervixschleims, wodurch die Spermien schwerer passieren können.
  Beispiele: Antibabypille (0,1-0,9), Minipille (0,2-0,4), Dreimonatsspritze (0,3-1,4), Vaginalring (0,3-1), Hormonpflaster (0,7-0,9), Verhütungsstäbchen (0-0,1), Hormonspirale (0,2) (und theoretisch Pille danach mit 1-5).

- **chemische Methoden**: in Form von Spermiziden (3-21) töten Spermien oder verringern deren Beweglichkeit

- **Intrauterinpessare**: werden in die Gebärmutter eingelegt und reizen dort einerseits die Gebärmutter, sodass das Einnisten der Eizelle verhindert wird, außerdem sondern sie kleine Mengen Kupfer ab und töten damit Spermien ab (0,9-3)

- **Chirurgische Methoden:** Sterilisation von Männern oder Frauen, gelten als die sichersten Methoden, haben eine minimale Versagensrate (Männer: 1/400; Frauen: 1/1.000 bis 1/10.000)

7.12 Das Hormonsystem

Die zweite informationsübertragende Instanz im Körper neben dem Nervensystem ist das Hormonsystem. Hormone werden auch als chemische Botenstoffe bezeichnet, dabei handelt es sich um Stoffe, die der Körper selbst erzeugt.

Hormone werden folgendermaßen nach ihrem chemischen Aufbau unterschieden:
- Peptid- und Proteinhormone (Insulin)
- Lipophile Steroidhormone (Geschlechtshormone, welche aus Cholesterin gebildet werden)
- Aus Aminosäuren gebildete Hormone (Dopamin, Adrenalin, Noradrenalin => Catecholamine)
- Die Schilddrüsenhormone T3 und T4 (Tyrosinderivate)

Das Hormonsystem, auch **_endokrines System_** genannt, ist ein Organsystem zur Steuerung der Körperfunktionen, die sich vom Wachstum über die Fortpflanzung bis hin zum täglichen Verdauungsvorgang erstrecken.

Die Hormone werden endokrin, also über den Blutkreislauf, zu ihrem Ziel geleitet, oder entfalten ihre Wirkung direkt auf Nachbarzellen. Werden die Hormone an Ort und Stelle umgesetzt, bezeichnet man sie als *parakrine Hormone*.

Man unterscheidet je nach Bildungsort Drüsenhormone und Gewebshormone.

Zu den endokrinen Drüsen gehören:
- Hypophyse (Hirnanhangsdrüse)
- Epiphyse (Zirbeldrüse)
- Schilddrüse (Glandula thyroidea)
- Nebenschilddrüse (Epithelkörperchen)
- Nebenniere (Glandula superrenalis)
- Langerhanssche Inseln (in der Bauchspeicheldrüse)
- Keimdrüsen (Leydigzellen im Hoden, Gelbkörper und Ovarialfollikel im Eierstock)

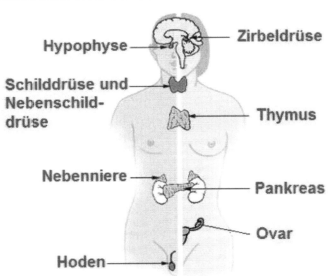

[Quelle: http://de.wikipedia.org/wiki/Hormonsystem]

Gewebshormone werden wie erwähnt in Geweben gebildet, die eigentlich eine andere Hauptaufgabe haben. Beispiele wären das Gastrin der Magenschleimhaut, welches die Salzsäureproduktion anregt, oder das Renin der Nierenzellen, welches an der Blutdruckregelung beteiligt ist.

Hormone wandern über das Blut durch den ganzen Körper und übertragen Informationen. Nur einzelne, je nach Hormon unterschiedliche Gewebe besitzen Hormonrezeptoren und können diese Information empfangen. Bei Hormonrezeptoren handelt es sich um Proteine der Plasmamembran. Die Rezeptoren für die Peptid- und Glykoproteinhormone sowie für Catecholamine sind Transmembranproteine, die das jeweilige Hormon an der Außenseite der Zellmembran binden. Bei vielen dieser Hormonrezeptoren wird dadurch an der Membraninnenseite ein intrazellulärer Übergangsstoff („*Second Messenger*") abgesetzt, der das Hormonsignal an die Zelle weitergibt.

Die Regelung des Hormonsystems erfolgt vielfach über eine Antwort auf ein Signal, welche dem Signalgeber zurückgemeldet wird (Rückkopplung). Bei der negativen Rückkopplung reagiert der Signalgeber auf die rückgemeldete Signalantwort mit einer Senkung des Hormonspiegels.

In den meisten Fällen wird eine Hormonausschüttung durch einen nervalen Reiz des ZNS ausgelöst, wobei die nervalhormonelle Schaltstelle vor allem der Hypothalamus ist.

Das Hypothalamus-Hypophysen-System

Beim Hypothalamus handelt es sich um einen kleinen Bereich im Zwischenhirn, der das Selbige mit dem Hormonsystem verbindet. Über ein Pfortadersystem hat er Kontakt zur Hirnanhangdrüse, der Hypophyse, deren Hormonausschüttung er auf diesem Wege kontrolliert. Der Großteil des Informationsaustauschs findet somit über dieses System durch Hormone statt, die in den Neuronen des Hypothalamus gebildet werden.

Er regelt so die Körpertemperatur, den Herzschlag und die Nierenfunktion, aber auch Hunger, Durst sowie unseren Schlafrhythmus und den Geschlechtstrieb.

Die sogenannten Liberine oder Releasing-Hormone für den Hypophysenvorderlappen werden aus den neurosekretorischen Neuronen des Hypothalamus in ein Pfortadersystem ausgeschüttet und gelangen so zum Hypophysenvorderlappen, wo sie die Freisetzung der dortigen Hormone in den Körperkreislauf bewirken.

Die Hypophyse (Hirnanhangdrüse)

Die übergeordnete Drüse innerhalb des endokrinen Systems ist die erbsengroße Hirnanhangdrüse, die aus zwei voneinander unabhängigen Hälften besteht:

- Dem **Hypophysenvorderlappen** (Adenohypophyse)
  Hier werden Hormone gebildet, die direkt auf ihre Zielorgane einwirken und jene, die die Hormonproduktion nachgelagerter endokriner Drüsen stimulieren (glandotrope Hormone). Ein Beispiel für direkt wirkende Hormone wäre das Wachstumshormon Somatotropin (STH), zu den glandotropen Hormonen gehören die follikelstimulierenden (FSH) und die luteinisierenden (LH) Hormone sowie das die Schilddrüse stimulierende Thyroideastimuliernde Hormon (TSH).

- Dem **Hypophysenhinterlappen** (Neurohypophyse)
  Hier werden die Hormone von den Neuronen des Hypothalamus gebildet, zur Neurohypophyse transportiert und dann bei Bedarf ausgeschüttet.
  Solche Hormone wären Adiuretin (ADH) und Oxytocin, welches das Zusammenziehen der Gebärmutter beim Geburtsvorgang bewirkt.
  Der Hypophysenhinterlappen ist über den Hypophysenstiel direkt mit dem Hypothalamus verbunden.

Die Schilddrüse

Sie besteht aus zwei Lappen, dem Lobus dexter und dem Lobus sinister, die durch einen schmalen Streifen, den Isthmus miteinander verbunden sind.
Der Isthmus befindet sich unmittelbar vor der Luftröhre (Trachea), unterhalb des Kehlkopfes (Larynx). Die beiden Lappen der Schilddrüse lagern sich an den Seitenflächen der Luftröhre auf, umgreifen diese und sind durch Bindegewebe an sie geheftet.
Die Hauptfunktion der Schilddrüse liegt in der Speicherung von Jod und der Bildung von jodhaltigen Schilddrüsenhormonen wie Thyroxin (T4) und Trijodthyronin (T3) sowie dem Peptidhormon Calcitonin.
Die jodhaltigen Schilddrüsenhormone werden von den Follikelepithelzellen der Schilddrüse gebildet und spielen eine wichtige Rolle für den Energiestoffwechsel und das Wachstum einzelner Zellen und des Gesamtorganismus.
Calcitonin wird in den parafollikulären- oder C-Zellen der Schilddrüse gebildet. Es hemmt den Knochenabbau durch Einbau von Calcium und Phosphat in den Knochen und durch Hemmung der Osteoklasten, deren Aufgabe der Knochenabbau ist.
Die Funktion der Schilddrüse wird durch das Hypothalamus-Hypophysen-System gesteuert und reguliert. In der Hirnanhangsdrüse wird das Hormon TSH (Thyreoidea stimulierendes Hormon) gebildet und in die Blutbahn abgesetzt.
Bei den Schilddrüsenzellen angelangt, fördert es das Wachstum und die Ausschüttung von T3 und T4. Auch hier wird wiederum durch negative Rückkopplung der Hormonhaushalt reguliert.

Schilddrüsenhormone regulieren sowohl das Wachstum von Neugeborenen, als auch die Entwicklung von Zellen, insbesondere denen des ZNS.

Das Wachstum beeinflussen Schilddrüsenhormone passiv über andere Hormone wie das Wachstumshormon Somatotropin und IGF-1.

Im Nervensystem sind Schilddrüsenhormone für die Myelinisierung, also die elektrische Isolierung der Nervenzellen verantwortlich. Besteht ein Mangel an Schilddrüsenhormonen in den ersten Lebensmonaten, kommt es zu Veränderungen im Aufbau und in der Funktion der Gliazellen des Nervensystems. Wird ein Schilddrüsenhormonmangel bei einem Neugeborenen nicht erkannt, so kann es zu schweren neurologischen Schäden kommen.

Auch danach beeinflussen die Schilddrüsenhormone noch die Entwicklung und Differenzierung von Nervenzellen und vielen anderen Zellen des Organismus des Organismus, indem sie auf molekularer Ebene die Expression von Genen steuern.

Die Nebenschilddrüsen

Sie sind vier an der Zahl und liegen an der Rückseite der Schilddrüse. Das Parathormon, welches sie produzieren, erhöht den Kalziumspiegel im Körper.

Kalzium braucht der Körper vor allem für den Knochen- und Zahnaufbau, aber auch für die Funktion von Nerven- und Muskelzellen und für die Blutgerinnung.

Zusammen mit Vitamin D, das unter Lichteinfluss in der Haut gebildet wird, ermöglicht das Nebenschliddrüsenhormon die Kalziumaufnahme aus der Nahrung.

Sollte dem Körper nicht genügend Kalzium zugeführt werden, sorgt das Hormon für Entnahme von Kalzium aus den Knochen, welches dann ins Blut abgegeben wird.

Die Langerhans'schen Inseln

In ihrer Gesamtheit werden sie als „Inselorgan" bezeichnet, was bestimmte Zellagglomerate in der Bauchspeicheldrüse (Pankreas) beschreibt.

Sie sind für die Produktion und Ausschüttung von Insulin und infolgedessen auch für die Feststellung des Blutzuckerspiegels verantwortlich. Sie gehören zum endokrinen System und ihr Name leitet sich vom Entdecker, dem Mediziner Paul Langerhans ab, der die nach ihm benannten Zellen 1869 erstmals beschrieb.

Die β-Zellen, die das Insulin produzieren, machen 65 bis 80% der Inselzellen aus und neben der Insulinsynthetisierung, schütten sie dieses bei einem zu hohem Blutzuckerspiegel auch aus. Eine Erkrankung der β-Zellen ist Diabetes Typ I, wobei diese Autoimmunerkrankung die Insulinproduktion hemmt.

Neben diesen β-Zellen gibt es in den Langerhans-Inseln auch noch die Glucagon produzierenden α-Zellen. Langerhans-Zellen verfügen über ein besonders dichtes Netz an kleinen Blutgefäßen, Kapillaren mit spezialisierter Struktur.

Die Endothelzellen, aus denen die Kapillaren bestehen, weisen kleine Fenster auf (sie sind „fenestriert"), über die die endokrinen Zellen wie die β-Zellen, direkt mit dem Blut in Verbindung stehen. Dadurch können beispielsweise die β-Zellen den Blutzuckerspiegel direkt „fühlen" und das Insulin kann bei Bedarf direkt in den Blutkreislauf abgegeben werden.
Der Blutzuckerspiegel wird in einem gesunden Organismus konstant bei 90mg/100ml gehalten. Die Übersteigung dieses Wertes führt dazu, dass durch das Insulin Zucker in die Körperzellen aufgenommen und zu Glykogen umgebaut wird, vor allem in Muskel und Leberzellen.
Sinkt der Blutzuckerspiegel ab, so wird Glucagon abgegeben, was die Leberzellen dazu veranlasst, Glykogen abzubauen und als Zucker ins Blut abzugeben.

Die Nebennieren
Die Nebennieren liegen wie Kappen an den Nieren auf und regulieren den Wasser- und Salzhaushalt des Körpers und helfen dem Organismus, bestimmte Gefahrensituationen zu bewältigen. Sie bestehen aus zwei unterschiedlichen Geweben:

- Das **Nebennierenmark**, welches die Hormone Adrenalin und Noradrenalin produziert. Ersteres wird in Gefahren- oder Stresssituationen ausgeschüttet und bewirkt, dass in der Leber Glykogen zu Glukose abgebaut wird, wodurch sich der Puls erhöht und die Blutgefäße der Haut und der Eingeweide verengt werden. Dadurch steht das Blut vermehrt der arbeitenden Muskulatur zur Verfügung und der Blutdruck steigt an.

- In der **Nebennierenrinde** werden vorwiegend Mineralcorticoide, Glucocorticoide und Androgene produziert. Die Glucocorticoide beeinflussen den Kohlenhydratstoffwechsel, sie können die Kraft der Herzschläge verstärken und zu einer Gefäßkonstriktion führen. Außerdem wirken sie in höheren Konzentrationen gegen Entzündungen und antiallergisch. Die Mineralcorticoide steuern in den Nieren, die Rückgewinnung von Na-Ionen aus dem Primärharn, sowie die Ausscheidung von K-Ionen.

Die Geschlechtsdrüsen
Geschlechtsdrüsen sind sowohl im männlichen Organismus, als auch im weiblichen paarweise angelegt. Bei der Frau als mandelförmige Eierstöcke und beim Mann als eiförmige Hoden im Hodensack.
Sowohl beim Mann, als auch bei der Frau werden die Geschlechtshormone Östrogen, Progesteron und Testosteron produziert, jedoch ist aufgrund ihrer unterschiedlichen Mengenverteilung die Wirkung bei Mann und Frau unterschiedlich.

Beispielsweise zählen Bartwuchs, eine tiefe Stimme zu den männlichen Geschlechtsmerkmalen und sind durch einen Überschuss an Testosteron und Androsteron begründet. Die weiblichen Geschlechtsmerkmale hingegen werden durch Östrogen und Progesteron hervorgerufen.

7.13 Energiehaushalt beim Menschen

Der Mensch gehört zu den sogenannten „**Aerobiern**", die ihre Energie durch die exotherme Oxidation von Kohlenstoffatomen gewinnen. Die Quelle für den „Brennstoff" liefert die Nahrung, die der Mensch zu sich nimmt, das Oxidationsmittel stellt der Sauerstoff aus der Atemluft.
Der **Citratzyklus** (siehe 3.8 Mitochondrien) ist Teil dieses Prozesses.
Die bei der Verbrennung frei werdende Energie wird in Form von Bindungsenergie gespeichert, indem ein ADP-Molekül („Adenosindiphosphat") in einer endothermen Reaktion zu ATP („Adenosintriphosphat") umgewandelt wird. In Form von ATP wird die gespeicherte Energie zu den Orten transportiert, wo sie gerade benötigt wird.
Indem das ATP wieder exotherm zu ADP umgewandelt wird, kann die frei werdende Energie für folgende Vorgänge genutzt werden:
- Bewegung
- Aufrechterhaltung der Körpertemperatur
- Aufrechterhaltung des Kreislaufs und folglich die Aufrechterhaltung der Funktion der Organe
- Endothermer Aufbau von Molekülen wie Proteinen beim Wachstum und Fetten für die Energiespeicherung

Überschüssige Energie speichert der Körper als Fett in Form von **Fettgewebe**, entweder auf direktem Weg aus dem Fett der Nahrung oder durch Umbau von Kohlenhydraten („Fettsäuresynthese"). Diese gespeicherte Energie kann innerhalb kürzester Zeit wieder mobilisiert werden, falls man für Bewegungen nicht genügend Energie über direkte Verbrennung zustande bringt. Im Allgemeinen wird bei einer Anstrengung der Energiebedarf der ersten 10 bis 30 Minuten durch Verbrennung der im Blut befindlichen Kohlenhydrate erreicht, erst dann schaltet der Körper auf Fettverbrennung um und beginnt mit dem Abbau der eigenen Fettreserven.

Zwischen den tierischen Fetten und den pflanzlichen Fetten bzw. Pflanzenölen gibt es jedoch einen eklatanten Unterschied.

Gesättigte Fettsäuren, wie sie in tierischen Fetten vorkommen, werden im Körper zu sogenannten **LDL** („**Low Density Lipoproteins**"), auch als **Cholesterin** bekannt, umgewandelt. Kommt dieses Cholesterin in zu hohen Konzentrationen im Blutkreislauf vor, kann es sich unter Umständen an den Gefäßwänden ablagern, was nach einiger Zeit zu einem Blutgerinnsel (Thrombose) führt und einen Lungen- oder Herzinfarkt bzw. einen Schlaganfall zur Folge hat. Je mehr dieser gesättigten Fettsäuren man also durch die Nahrung aufnimmt, desto höher ist die LDL-Konzentration.

Ungesättigte Fettsäuren bilden weniger LDL als gesättigte Fettsäuren, weshalb Pflanzenöle generell gesünder sind als tierische Fette.
Das ebenfalls im Körper produzierte **HDL** („**High Density Lipoproteins**"), welches auch als **gutes Cholesterin** bezeichnet wird, kann die entstandenen Ablagerungen von zu fettiger Nahrung im Normalfall wieder gefahrlos abtransportieren.

Neben der Funktion als Energielieferant haben die Fette im menschlichen Körper noch eine weitere wichtige Rolle: Sie bilden nämlich das **Grundgerüst** für eine Reihe von **Hormonen**. Von diesen benötigten Fetten können einige nicht vom Körper synthetisiert werden und müssen daher über die Nahrung aufgenommen werden, weshalb diese Fettsäuren auch als „essentielle Fettsäuren" bezeichnet werden.

8. Vererbungslehre

8.1 Die Mendelschen Gesetze

Darwins bereits erläuterte Erkenntnisse (siehe **2. Evolution**) wurden vor allem durch die wissenschaftliche Arbeit Gregor Mendels bestätigt. Dieser lebte Ende des 19. Jahrhunderts als Mönch in der Nähe von Prag und züchtete, wie allen bekannt sein sollte, Erbsen.
Durch die Kreuzungen verschiedener Erbsenarten und die daraus folgenden Beobachtungen an den Erbsenblüten und Erbsensamen, stellte er die drei Mendel'schen Regeln auf:

[Quelle: http://de.wikipedia.org/wiki/Gregor_Mendel]

1. *Die Uniformitätsregel/Reziprozitätsregel:* Kreuzt man zwei *homozygote* (reinerbige) Individuen, welche sich in einem Merkmal unterscheiden, so erhält man in der nächsten Generation (Filialgeneration F1) lauter heterozygote, untereinander gleiche Individuen. In diesem Fall gibt es nun zwei genetische Möglichkeiten, dabei handelt es sich jeweils um einen monohybriden Erbgang, bei dem nur ein Merkmal berücksichtigt wird:

    - **Dominant-rezessiver Erbgang:**
      In diesem Fall gibt es keine Mischform der beiden Allele (Gene), was bedeutet, dass eines allein die Ausprägung des Merkmals bewirkt.

    - **Intermediärer Erbgang:**
      In der 1. Generation (F1) wird eine Mischform und zwar für alle beteiligten dieselbe, ausgebildet.

2. *Die Spaltungsregel:* Kreuzt man die Individuen aus F1 miteinander, so erhält man in F2 eine bestimmte Aufspaltung der Merkmale, dabei treten auch die Merkmale der Elterngeneration wieder auf.
    Das heißt:
    - Im dominant-rezessiven Erbgang teilen sich die Merkmale in der F2 Generation (Enkelgeneration) im **Verhältnis 3:1** auf wobei ¼ das dominante Merkmal homozygot und 3/4 das dominante Merkmal heterozygot ausbilden.

    - Im intermediären Erbgang beträgt das Verhältnis **1 : 2 : 1** (AA, Aa, aa)

3. *Die Unabhängigkeitsregel:* In einem **dihybriden Erbgang** werden Merkmale unabhängig voneinander vererbt und sind frei kombinierbar, dabei kann es sich um einen dominant-rezessiven oder intermediären Erbgang handeln. Die Merkmalsverteilung in der F2 folgt dann folgendem Schema: **9 : 3 : 3 : 1**.

Anmerkung:
Dies gilt nur dann, wenn sich die für die Merkmale verantwortlichen Gene (also Abschnitt auf der DNA mit Grundinformation für ein bestimmtes Merkmal) auf verschiedenen Chromosomen befinden. Befinden sich Gene auf dem gleichen Chromosom, so werden sie in sogenannten **Kopplungsgruppen** vererbt, wobei sie aber durch „**Crossing over**" entkoppelt werden können.

Neben den beiden von Mendel entdeckten Erbgängen gibt es noch den *kodominanten Erbgang:* In diesem Fall werden beide Erbanlagen voll ausgeprägt (Blutgruppe AB).

Unter **Rückkreuzung** versteht man die Kreuzung mit einem Partner, der bezüglich eines rezessiven Merkmals homozygot ist.

8.2 Vererbung der Blutgruppen

Bei den Blutgruppen handelt es sich um Glykolipide bzw. Glykoproteine in der Membran der roten Blutkörperchen.

- **Blutgruppe A:** Die Erythrozyten haben das Glykoprotein A und Antikörper gegen das Glykoprotein B, welches das Blut bei Kontakt agglutinieren würden (ca. 41% der Österreicher).
- **Blutgruppe B:** Die Erythrozyten haben das Glycoprotein B und Antikörper gegen das Glykoprotein A (ca. 15% der Österreicher).
- **Blutgruppe AB:** Die Erythrocyten haben beide Glycoproteine und keine Antikörper (ca. 7% der Österreicher). Daher sind Träger dieser Blutgruppe *Universalempfänger*, sie können also Blutspenden von jeder Blutgruppe erhalten.
- **Blutgruppe 0:** Die Erythrocyten haben keine Gylcoproteine und Antikörper gegen beide Glycoproteine (A+B) (ca. 37% der Österreicher). Daher sind die Träger dieser Blutgruppe *Universalspender*, das heißt ihr Blut kann jedem verabreicht werden.

TMK

Sie werden durch drei Allele (Ausprägungsformen) für das entsprechende Gen bestimmt:

- ➢ Die Allele für die Blutgruppenfaktoren A und B sind dominant gegenüber dem Allel für den Blutgruppenfaktor 0, welches somit rezessiv ist.

- ➢ Die Allele für die Blutgruppenfaktoren A und B verhalten sich untereinander kodominant, anders ausgedrückt: Wird von einem Elternteil das Allel A und von einem anderen das Allel B mitgegeben, kann das Kind die Blutgruppe AB haben. Es bildet also beide Merkmale aus.

Die Verteilung der Blutgruppen verhält sich nach folgendem Schema:

	A	B	AB	0
A/A	93,75%	-	-	06,25%
A/B	18,75%	18,75%	56,25%	06,25%
A/AB	50%	12,5%	37,5%	-
A/0	75%	-	-	25%
B/B	-	93,75%	-	06,25%
B/AB	12,5%	50%	37,5%	-
B/0	-	75%	-	25%
AB/AB	25%	25%	50%	-
AB/00	50%	50%	-	-
0/0	-	-	-	100%

Beim **Rhesusfaktor** handelt es sich um ein Protein, das in der Zellmembran von Erythrozyten verankert ist. Ist ein Mensch nun Rhesus positiv (Rh+) so ist das Protein auf den Erythrozyten vorhanden, ist er Rhesus negativ (Rh-), so fehlt das Protein, was aber keine Auswirkung auf die Gesundheit des Individuums hat.
Lediglich bei Blutspenden bzw. Kontakt mit fremden Blut kann es zur Ausbildung von Antikörpern gegen Blutzellen mit diesem Merkmal kommen, sofern es dem Organismus nicht bekannt ist. Das hat nicht sofort Folgen, erst bei einem zweiten Kontakt wird dann eine Immunreaktion ausgelöst. Besonders bei Schwangerschaften kann das zu Problemen führen, wenn bei der ersten Schwangerschaft eine Infektion mit dem fremden Rhesusfaktor stattfindet, kann es bei der zweiten Schwangerschaft mit einem rhesus-fremden Kind zu einer Immunreaktion kommen, wodurch das Blut verklumpt und eine mögliche Thrombose stattfindet.

TMK

8.3 Erbgänge und Stammbaumanalyse

Autosomal-dominant: jede Generation ist betroffen, Männer und Frauen gleich oft, merkmalsfreie Nachkommen haben keinen Gendefekt

Autosomal-rezessiv: Generationen werden übersprungen

Die Analyse von Stammbäumen ist eine der ältesten Methoden der menschlichen Erbforschung. Zu allererst muss festgestellt werden, um welchen Erbgang es sich handelt und ob das Merkmal dominant oder rezessiv ist:

> **Dominant-Rezessiver Erbgang:** Wird das Merkmal in jeder Generation (dominant) oder generationenüberspringend (rezessiv) vererbt?

> **Gonosomaler/Autosomaler Erbgang:** Wird das betrachtete Merkmal autosomal (auf den 44 Autosomen) oder gonosomal (auf den 2 Geschlechtschromosomen) vererbt?

> Wichtig ist auch zu begründen, warum die jeweilige Alternative ausgeschlossen werden kann.

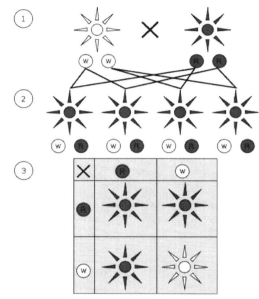

[Quelle: http://de.wikipedia.org/wiki/Stammbaumanalyse]

Wurden diese Daten ermittelt, müssen die Wahrscheinlichkeiten der genetischen Vererbung auf mögliche Nachkommen ermittelt werden. Dazu werden die Merkmale, wie auf der Abbildung dargestellt, in einer Tabelle eingetragen, je nach Erbgang kann man so feststellen, welche Nachkommen nur Überträger und welche Merkmalsträger sind. Dabei muss beim **dominanten Erbgang** nur ein Allel betroffen sein, beim **rezessiven Erbgang** müssen allerdings beide Allele betroffen sein, ansonsten ist der Nachkomme nur ein _Überträger_. Bekommt ein Nachkomme von beiden Eltern das gleiche rezessive Merkmal, so ist er ein _Merkmalsträger_. Beim gonosomalen Erbgang läuft das ganze über die Geschlechtschromosomen ab, hauptsächlich auf dem X-Chromosom, da das Y-Chromosom eher genentleert ist und somit seltener betroffen ist.

Handelt es sich also um einen X-chromosomal rezessiven Erbgang, sind hauptsächlich Männer Merkmalsträger, da sie nur ein X-Chromosom haben, welches sie von der Mutter bekommen. Töchter haben zwei X-Chromosomen, die sie jeweils von Mutter und Vater bekommen, eine

Merkmalsträgerin muss also von beiden Seiten vorbelastet sein, also einen Vater als Merkmalsträger und eine Mutter als Überträgerin haben. Bei Krankheiten sind deshalb entsprechend mehr Männer betroffen als Frauen, da die möglichen Väter meist schon von ihrer Krankheit wissen und dementsprechende Gegenmaßnahmen einleiten können (Erbganganalyse, Pränatale Diagnostik, etc.).

Aus der Tabelle kann nun ein Prozentsatz ermittelt werden. Um das Ganze noch einmal zu veranschaulichen, ist hier nun ein Beispiel angeführt:

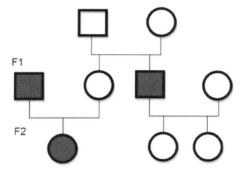

Aus einer gesunden unauffälligen Elterngeneration gehen in der F1 zwei Kinder hervor, von denen der männliche Nachkomme erkrankt ist. Beide Individuen der F1 haben weitere Kinder, wobei die Tochter auch einen an der selben Krankheit erkrankten Mann heiratet. Die Ehefrau des erkrankten Sohnes ist unauffällig.
Nun kommt es in der F2 zu einer weiteren Erkrankung. Die gesunde Tochter und ihr erkrankter Gatte haben eine erkrankte Tochter, während die beiden Töchter des erkrankten Sohnes gesund sind. Um was für einen Erbgang kann es sich hier handeln?

- ✓ Der autosomal dominante Erbgang fällt weg, da die Elterngeneration keine Merkmalsträger sind

- ✓ Der autosomal rezessive Erbgang ist möglich, wenn die Elterngeneration beide Überträger sind

- ✓ Der x-chromosomal dominante Erbgang fällt weg, da sonst alle Töchter der F2 erkrankt sein müssten

- ✓ Der x-chromosomal rezessive Erbgang ist möglich, da hauptsächlich Männer befallen sind und die Mutter der Elterngeneration Überträgerin sein muss, um einen erkrankten Sohn zu gebären. Da die Tochter in der F1 somit ebenfalls Überträgerin sein muss, würde das die erkrankte Tochter der F2 erklären.

Der erkrankte Sohn in F1 hat, sofern er eine gesunde Frau hat, nur gesunde Nachkommen, die aber, sofern sie weiblich sind, alle Überträgerinnen sind.

Wie man also sieht hat die Stammbaumanalyse nicht immer eindeutige Ergebnisse, oft kommt man um eine genetische Untersuchung nicht herum. Würde eine Untersuchung ergeben, dass es sich um den x-chromosomal rezessiven Erbgang handelt, so könnte man die Wahrscheinlichkeiten für weitere Nachkommen errechnen.

Die Nachkommen des erkrankten Sohnes (F1) haben nichts zu befürchten, solange sie selber keine Kinder haben, da die Töchter zwei X-Chromosomen und somit ein gesundes von der Mutter haben.

Etwaige Söhne erhalten das X-Chromosom immer von der Mutter, daher können sie nicht einmal Überträger sein, die gesunde Tochter mit dem erkrankten Mann hat eine 50%ige Chance ein erkranktes Kind zu gebären, die davon abhängt, welches X-Chromosom sie weitergibt.

Ihre erkranke Tochter (F2) wird unabhängig von ihrem Mann nur erkrankte Söhne haben, ihre Töchter können, abhängig vom Vater, gesund oder erkrankt sein.

Erläuterung wichtiger Begriffe

Genotyp: Das Erbbild eines Individuums, das die gesamte genetische Ausstattung beschreibt und somit den morphologischen und den physiologischen Phänotyp ergibt.

Phänotyp: Das Erscheinungsbild eines Individuums, das alle sichtbaren genetischen Merkmale vereint. Es bezieht sich nicht nur auf morphologische, also strukturelle, sondern auch auf physiologische Merkmale und zudem noch auf Verhaltensweisen.

TMK
2. Teil

Physik

von der Atomphysik bis hin zu den grundlegenden Axiomen und Naturgesetzen

TMK

1. Größen und Einheiten
Grundlagen zur Erklärung

- Die (physikalische) Größe beschreibt, **WAS** man misst, also zum Beispiel die Zeit oder eine Länge.

- Die (physikalische) Einheit beschreibt, **WIE** man misst, also in Sekunden oder Metern etc..

- Physikalische Größe = Zahlenwert + Einheit
    Zeit = 7,4 Sekunden

- Wer in physikalischen Größen rechnet, muss beim Addieren und Subtrahieren IMMER mit den gleichen Einheiten rechnen.

    60s + 15m = FALSCH
    60s + 2min = 60s + 120s = 180s = 3min = RICHTIG

    Bei Multiplikationen und Divisionen muss mit der Einheit dieselbe Operation erfasst werden.

1.1 Die Grundgrößen und Basiseinheiten
Die gesamte Physik kann in sieben grundlegende Größen und deren Einheiten aufgeteilt werden:

Größe	Symbol	Einheit	Abkürzung	Grundgröße für
Zeit	t	Sekunde	s	Mechanik
Länge/Weg	s	Meter	m	-
Masse	m	Kilogramm	kg	-
Stromstärke	I	Ampere	A	Elektrizitätslehre
Temperatur	T	Kelvin	K	Wärmelehre
Stoffmenge	n	Mol	mol	Chemie
Lichtstärke	I	Candela	cd	Optik

- Die **Zeit** wird mittels einer „Atomuhr" exakt gemessen und definiert.

- Die **Länge**, über den Weg, den ein Lichtstrahl in einer bestimmten Zeit zurücklegt.
- Die **Masse** wird über das „Urkilogramm", bei dem es sich lediglich um ein Vergleichsobjekt handelt, definiert.
  Masse ist immer Materie und bleibt dem Körper, wie auch seine Trägheit, immer und überall erhalten. Bei dem Gewicht handelt es sich aber um jene Kraft, die durch die Gravitation auf die Masse wirkt. Das bedeutet, dass das Gewicht einer Masse stark schwanken kann und im schwerelosen Zustand sogar null ist.

Abgeleitete Einheiten und Größen

Hierbei handelt es sich um bestimmte Einheiten, die exakt aus den Grundeinheiten, durch Multiplikation oder Division, zusammengesetzt sind und daher ein neues, voneinander abhängiges Maß ergeben.

Als Beispiel kann man hier die Volumsberechnung einer Kugel (r = 5m) hernehmen:

$$V = \frac{4}{3} * r^3 * \pi = \frac{4}{3} * 5m * 5m * 5m * \pi = 4 * \frac{125}{3} * \pi * m^3 = 523{,}6\ m^3$$

Oder die Formel für die Beschleunigung:

$$a = \frac{v}{t} \qquad => [a] = \frac{\frac{m}{s}}{s} = \frac{m}{s^2}$$

Oft bekommen solche zusammengesetzten Größen eigene, neue Einheiten.

1.2 Die Darstellung von Größen

> ### *Die Potenzschreibweise (Normierte Gleitkommadarstellung)*
> Besonders große bzw. kleine Zahlen mit vielen Dezimalstellen werden gerne in dieser vereinfachten Schreibweise dargestellt.
> Die Zahl wird folgendermaßen dargestellt:
>
> $$\mathbf{150.320\ m} = \mathbf{1{,}50320 * 10^5}$$

Dabei wird vor dem Komma immer nur eine Ziffer geschrieben und die Umrechnung geschieht nach folgender Regel:

TMK

Verschiebt man das Komma des Vorfaktors nach rechts, wird der Exponent kleiner, verschiebt man das Komma nach links wird der Exponent größer.

> **Darstellung durch Vorsilben („Präfixe")**

Der Einfachheit halber werden bestimmte Zehnerpotenzen der Physik durch Vorsilben abgekürzt. In der folgenden Tabelle sind diese sogenannten Präfixe einsehbar:

Vorsilbe	Abkürzung	Faktor	Potenz
Tera	T	1.000.000.000.000	10^{12}
Giga	G	1.000.000.000	10^{9}
Mega	M	1.000.000	10^{6}
Kilo	k	1.000	10^{3}
Hekto	h	100	10^{2}
Deka	da	10	10^{1}
-	-	1	-
Dezi	d	0,1	10^{-1}
Zenti	c	0,01	10^{-2}
Milli	m	0,001	10^{-3}
Mikro	μ	0,000001	10^{-6}
Nano	n	0,000000001	10^{-9}
Pico	p	0,000000000001	10^{-12}
Femto	f	0,000000000000001	10^{-15}

Für die fehlerfreie Umrechnung dieser Größen kann man sich folgenden Leitfaden merken:

Um auf eine größere Einheit zu kommen, muss die Zahl selbst kleiner werden.
$$1 cm \ (Zentimeter) = 0,1 \ dm \ (Dezimeter)$$

Um auf eine kleinere Einheit zu kommen, muss die Zahl folglich größer werden.
$$1 km (Kilometer) = 100.000 \ cm \ (Zentimeter)$$

1.3 Umrechnung von geometrischen Einheiten

Rechnet man Flächeneinheiten um, verschiebt sich das Komma oder der Exponent pro errechneter Längeneinheit um zwei Stellen.

$$14 mm^2 = 0{,}14 cm^2$$

Wenn Volumina umgerechnet werden, verschiebt sich das Komma oder der Exponent pro errechneter Volumseinheit um drei Stellen.

$$320\ cm^3 = 0{,}320\ dm^3$$

Diese beiden Regeln kann man sich sehr gut anhand der Exponenten der jeweiligen Einheiten herleiten. Längen sind **eindimensional**, daher kein Exponent und bei Umrechnungen zwischen den Einheiten bewegt man sich nur um **eine Stelle** weiter. Flächen sind **zweidimensional**, daher daraus folgt der **Zweier** als Exponent und man wandert bei der Umrechnung um **zwei Stellen** weiter. Volumina sind dreidimensional, daher hat man den Dreier als Exponent und man muss bei der Umrechnung in andere Einheiten drei Stellen beachten.

2. Die Mechanik

2.1 Bewegungsarten

Die Art einer Bewegung eines starren Körpers in der Mechanik lässt sich ganz leicht durch Beobachtung des Schwerpunkts beschreiben. So wird unterschieden zwischen:

- Translation, bei der der Körper sich auf einer bestimmten Bahn in eine Richtung bewegt.

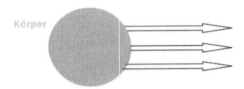

- Rotation, bei der sich der Körper um seine eigene Achse dreht.

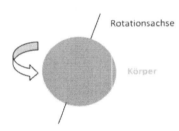

Die gleichförmige Translation
Die Geschwindigkeit

Wenn ein Körper in einem bestimmten Zeitraum beziehungsweise in einem größer werdenden Zeitraum gleichmäßig einen bestimmten beziehungsweise einen immer größer werdenden Weg zurücklegt, spricht man von gleichförmiger Translation.

Geschwindigkeit: $v = \frac{s}{t}$ Gleichförmige Translation: $v = \frac{s}{t} = konst.$

Auch wenn s/t nicht mehr konstant ist, da die Geschwindigkeit zu Beginn der Messung nicht null ist, handelt es sich noch um eine gleichförmige Translation wenn $\delta s/\delta t$ konstant ist.

$$v = \frac{\delta s}{\delta t} = \frac{s2 - s1}{t2 - t1} = konst.$$

Die gleichförmige Translation im Weg-Zeit Diagramm

In einem Weg-Zeit Diagramm liest man an der horizontalen x-Achse die Zeit und in der vertikalen y-Achse den Weg ab.

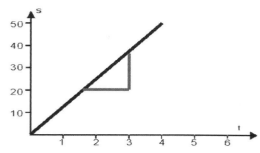

Eine gleichförmige Translation ist in diesem Diagramm immer als steigende Gerade definiert. Je steiler die Gerade ist, desto höher ist die Geschwindigkeit. Die Geschwindigkeit kann man sich aus dem sogenannten **Steigungsdreieck** errechnen.

Die gleichförmige Translation im Geschwindigkeits-Zeit Diagramm

Hier ist die Zeit ebenfalls an der horizontalen x-Achse ablesbar, während die Geschwindigkeit an der vertikalen y-Achse abzulesen ist.
Bei einer gleichförmigen Translation, liegt im Graphen eine, zur x-Achse parallele Gerade vor.

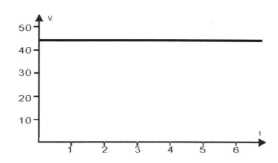

Die gleichmäßig beschleunigte Bewegung

Bei der Beschleunigung (a) spricht man von einer Geschwindigkeitszunahme. Bei gleichmäßiger Beschleunigung nimmt die Geschwindigkeit konstant, also nicht sprunghaft bzw. unterschiedlich schnell zu.

$$a = \frac{v}{t} = konst.$$

Einheit: [m/s²]

Wenn ein Körper sich also so bewegt, dass die Größe v/t konstant bleibt, spricht man von gleichmäßiger Beschleunigung. Analog zur gleichförmigen Translation gibt es hier auch die allgemein gültige Form, wenn die Geschwindigkeit zu Beginn der Messung nicht mehr Null ist.

$$a = \frac{\delta v}{\delta t} = konst.$$

TMK

Einen Sonderfall stellt die Erdbeschleunigung dar, die durch die Gravitation hervorgerufen wird. Der exakte Wert schwankt zwischen 9,78m/s² (Breitengrad) und 9,83m/s² (Pol).
Das liegt an der Erdrotation bzw. an der daraus folgenden Zentrifugalkraft am Äquator und an der Tatsache, dass die Erde keine exakte Kugel ist.
Die Erdbeschleunigung ist für alle Körper gleich, egal wie schwer sie sind. Dass ein Stein beispielsweise schneller beschleunigt, als ein Blatt Papier liegt am Luftwiderstand, der an Zweiterem eine viel größere Angriffsfläche bzw. schlechtere aerodynamische Verhältnisse hat. Bewiesen ist dieses Faktum darin, dass im Vakuum alle Massen gleich schnell fallen.
Auf anderen Himmelskörpern gelten aber andere Werte, da diese eine andere Masse haben.

$$\text{Erdbeschleunigung:} \quad g = 9,81 m/s^2$$

Die Beschleunigung im Zeit-Weg Diagramm

Der zurückgelegte Weg bei gleichförmiger Beschleunigung ergibt sich aus folgender Formel.

$$s = \frac{a}{2} * t^2$$

Wobei dabei Voraussetzung ist, dass der Körper zu Beginn der Zeitmessung in Ruhe verharrt, da die Messung des Weges sonst nicht möglich wäre.
Die gegebene Formel entspricht einem sogenannten „quadratischen Zusammenhang", was bedeutet, dass bei doppelter Zeit bereits der vierfache Weg zurückgelegt wurde, bei dreifacher Zeit, ist der neunfache Weg absolviert usw.

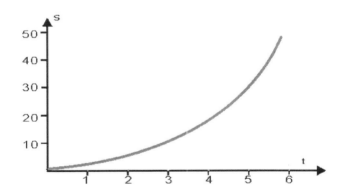

Bei dem Graph handelt es sich wie man unschwer erkennen kann um eine Parabel, durch deren Steigung man eine Momentangeschwindigkeit zu einem bestimmten Zeitpunkt ablesen kann. Die Steigung selbst erhält man durch eine Tangente, die man durch einen bestimmten Punkt zieht und anschließend mittels Steigungsdreieck die Steigung der Tangente ermittelt.

TMK

Die Beschleunigung im Geschwindigkeits-Zeit Diagramm

Bei diesem Graphen handelt es sich wiederum eine Gerade, die durch die Formel

$$v = a * t$$

dargestellt wird. Ihre Steigung erhält man wieder durch das Steigungsdreieck, sie gibt in diesem Fall die Beschleunigung an.
Durch die Fläche unter der Gerade, also die Formel

$$A = (v * t)/2$$

erhält man den zurückgelegten Weg.

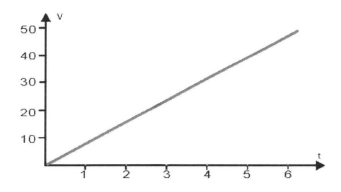

2.2 Die Newtonschen Axiome

Das Wort Axiom, welches aus dem Griechischen stammt, bedeutet übersetzt „Forderung". Bei Axiomen handelt es sich um Sätze eines Wissensgebietes, mit dem alle anderen Aussagen und Sätze dieses Gebiets fundiert sind und somit bewiesen werden können.
Die Gültigkeit der Axiome wird ohne Beweis vorausgesetzt und sie müssen voneinander unabhängig sein.

---

1. Newtonsches Axiom
Jede Masse verharrt im Zustand der Ruhe oder der gleichförmigen Bewegung auf geradliniger Bahn, wenn keine äußeren Einflüsse auf ihn wirken.
Dieses Verhalten wird als Trägheit bezeichnet

TMK

Bei den äußeren Einflüssen ist hier im Prinzip die Rede von Kräften, die auf den Körper wirken. Dass ein Körper im Zustand gleichförmiger Bewegung verharrt, wenn keine Kräfte auf ihn einwirken, klingt für irdische Verhältnisse unmöglich, ist aber sehr wohl möglich: Ein Auto beispielsweise würde ewig weiterrollen wenn es nicht durch die irdischen Umstände wie Gravitation, Luftwiderstand und Reibung beeinflusst werden würde. Ein gutes Beispiel sind Meteoriten im All, die sich seit Ewigkeiten auf geradlinigen Bahnen durch das Universum bewegen und manchmal von anderen Himmelskörpern, bzw. deren Gravitationsfeld beeinflusst werden.

---

2. *Newtonsches Axiom*
Die Änderung der Bewegung ist der Einwirkung der bewegenden Kraft proportional und geschieht nach der Richtung derjenigen geraden Linie, nach welcher jene Kraft wirkt. Dieses Gesetz wird auch als Aktionsprinzip bezeichnet.

$$F = m * a$$

Daraus ergibt sich, dass, wann immer ein Körper beschleunigt oder abgebremst werden soll, eine Kraft benötigt wird. Je größer die Masse des zu beschleunigenden Körpers, desto größer ist auch die benötigte Kraft.
Bei gleichförmiger Bewegung oder Ruhezustand, also wenn ein Körper nicht beschleunigt wird, ist auch keine Kraft von Nöten.

Die Einheit der Kraft ist Newton [N], wobei $1N = 1 \frac{kg*m}{s^2}$ was sich aus dem Aktionsprinzip ableitet.

---

3. *Newtonsches Axiom*
Jede Kraft hat immer eine gleich große entgegengesetzte Kraft. Dieses Gesetz wird auch als Wechselwirkungsgesetz bezeichnet.

„Actio = Reactio"

Für jemanden, der sich darunter nichts vorstellen kann, gibt es da ein gutes Beispiel, das man zumindest teilweise auch selber ausprobieren kann:
Wenn man einen mittelgroßen Stein in die Hand nimmt und ihn auf Höhe des Brustbeins vor sich hält, so verharrt der Stein in einem Zustand. In diesem Zustand wirken zwei Kräfte auf den Stein, die Gravitationskraft die ihn hinunter zieht und die

entgegengesetzte Kraft, die ihn auf Höhe des Brustbeins hält und von der Hand geliefert wird. Würde aus unerfindlichen Gründen die Schwerkraft aussetzen, so würde der Stein, von unserer Hand beschleunigt, davonfliegen, da keine Gegenkraft mehr existiert und er würde in einen Zustand der gleichförmigen Translation verfallen.

Würde man die Hand wegziehen, würde die Schwerkraft siegen und der Stein würde runterfallen und in einen Ruhezustand verfallen.

2.3 Allgemeine Eigenschaften von Kräften

Vektoren

Kräfte werden in der Mechanik ausnahmslos als Vektoren dargestellt, wobei ein Vektor immer einen Betrag und eine Richtung hat. Der Betrag ist durch die Länge des Vektors beschrieben. Will man zwei Kräfte, also Vektoren addieren, so ist dies durch das **Kräfteparallelogramm** möglich.

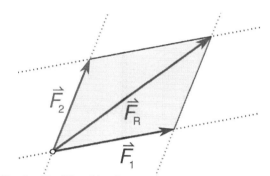

[Quelle: http://de.wikipedia.org/wiki/Kräfteparallelogramm]

Wenn die Summe aller an einem Körper ansetzenden Kräfte Null ergibt, so spricht man von einem **Kräftegleichgewicht**.

Daraus folgt auch, dass sich jeder Vektor wiederum in beliebig viele Komponenten zerlegen lässt, die addiert wieder den Vektor ergeben.

2.4 Die wichtigsten Kräfte

- ### *Die Gewichtskraft („Gewicht") F_G*
  Bei der Gewichtskraft handelt es sich um jene Kraft, die auf eine Masse aufgrund der Wechselwirkung eines anderen Körpers mit sehr großer Masse, wirkt (Planeten, Monde etc.).
  $$Fg = m * g$$

Die Masse und die Trägheit eines Körpers sind überall gleich, während die Gewichtskraft vom Ort abhängt und im schwerelosen Raum beispielsweise auch Null sein kann. Die Masse hat die Einheit Kilogramm [kg] und die Gewichtskraft wird in Newton [N] gemessen.
Eine Waage beispielsweise misst eigentlich immer die Gewichtskraft und wandelt sie dann anhand einer Skala in die Masseneinheit Kilogramm um.

- ❖ *Die elastische Reaktionskraft F_E*
    Hierbei handelt es sich um jene Kraft, mit der ein elastischer Körper seiner plastischen Verformung entgegenwirkt.
    Wenn eine Feder durch ein Gewicht nach unten gedehnt wird, wirken in diesem Moment zwei Kräfte an ihr: Die Gewichtskraft, die nach unten zieht und die elastische Reaktionskraft in der Feder selbst, welche die Gegenkraft zur Gewichtskraft darstellt, indem sie versucht, die Feder wieder in ihre Ausgangsposition zurück zu bringen. Sie arbeitet somit gegen eine **plastische** (also dauerhafte) **Verformung**.
    Verformungen, denen die Elastische Reaktionskraft entgegenwirken kann, nennt man **elastische Verformungen**.

    Federkraft (Hooke'sches Gesetz)

    $$Fe = D * x$$

    Die Federkraft verhält sich zur Ausdehnung der Feder (x = Laufvariable der Federlänge) proportional, also je stärker die Feder gedehnt ist, desto größer ist auch die Federkraft. Die Federkonstante D gibt an, wie schwer eine Feder sich dehnen lässt und ist ein charakteristischer Wert für eine bestimmte Feder.

- ❖ *Die Reibungskraft F_R*
    Reibungskräfte sind Kräfte, die einer Bewegung entgegenwirken. Man unterscheidet zwischen:

    - Der **Haftreibungskraft**, die zwischen ruhenden Körpern wirkt und überwunden werden muss um einen ruhenden Körper in Bewegung zu bringen: Da keine Fläche vollkommen eben ist, geraten immer zwei unebene Oberflächen aneinander, wenn zwei Körpern aneinander gleiten.

Wenn sich diese Oberflächen aneinander verhaken und somit Widerstand leisten, spricht man von Haftreibung. Es wird Kraft benötigt um diese Verhakung zu überwinden.

- Die **Gleitreibungskraft** wirkt zwischen zwei sich zueinander bewegenden Körpern. Sie muss überwunden werden um die Bewegung aufrecht zu erhalten.
Mit Hilfe seiner eigenen Trägheit kann ein Körper diesen Widerstand leichter überwinden. Da der Körper immer in seinem derzeitigen Zustand verharren will, verleiht ihm das im Zustand der Bewegung einen Schwung, mit dessen Hilfe die Reibung überwunden werden kann.

Es gilt: $\boxed{\text{Haftreibungskraft} \; > \; \text{Gleitreibungskraft}}$

Das Reibungsgesetz: $F_R = \mu * F_G$

Die Reibungskraft ist abhängig von der Kraft, die die beiden aneinander reibenden Körper zusammendrückt, in den meisten Fällen handelt es sich dabei um die Gewichtskraft.
Des Weiteren ist sie auch vom Reibungskoeffizienten µ abhängig, der in Tabellen nachgeschlagen werden kann.
Daraus folgt im Prinzip, dass je schwerer ein Körper ist, desto größer ist auch die Reibung und, dass die Größe der Auflagefläche eigentlich keine Rolle spielt. Wichtig anzumerken wäre noch, dass µ dimensionslos ist.

Reibung und Energieerhaltung
Bei allen Reibungsarten tritt immer eine Umwandlung von kinetischer Energie (Bewegungsenergie) in thermische Energie (Wärmeenergie) auf. Durch die Reibung bekommen die Moleküle der beiden Körper eine höhere Bewegungsenergie, die eine Erhöhung der Temperatur zur Folge hat. Diese thermische Energie wird somit der Bewegungsenergie entzogen, da sie durch die Ausbremsung des Körpers entsteht.

2.5 Die Dichte

Bei der Dichte handelt es sich um eine wichtige Größe, die auf homogene, also in ihrer Struktur einheitliche Stoffe angewendet wird.

$$\rho = m/V$$

$$Dichte = \frac{Masse}{Volumen}$$

Einheiten der Dichte: $1000\,\frac{kg}{m^3} = 1\,\frac{kg}{dm^3} = 1\,\frac{kg}{L} = 1\,\frac{g}{m^3} = 1\,\frac{g}{mL}$

Die Dichte ist von der Menge des zu berechnenden Stoffes unabhängig, da im Prinzip ein Verhältnis errechnet wird.

Ähnlich zur Dichte gibt es noch das „**spezifische Gewicht**", das als physikalische Größe nicht relevant ist und als **Gewichtskraft/Volumen** definiert ist.

Als Näherung gilt, dass Wasser eine Dichte von ca. 1kg/L hat. Diese Näherung ist aber nur in einem idealisierten Zustand bei einer konstanten Temperatur von 4°C korrekt. Bei höheren und niedrigeren Temperaturen ist die Dichte geringer.

Da normalerweise die Dichte eines Stoffes mit abnehmender Temperatur zunimmt, bezeichnet man diesen Effekt als „*Anomalie des Wassers*". Das ist beispielsweise der Grund warum Eis schwimmt und nicht untergeht, darunter setzt sich im Winter nämlich das Wasser mit der höchsten Dichte ab, der Grund, weshalb Fische bei diesen Temperaturen überhaupt überleben können.

Der Grund, warum manche Stoffe schwimmen und andere nicht, findet sich in der Tatsache, dass Körper, die eine geringere Dichte als Wasser haben, **statischen Auftrieb** besitzen. Das heißt, auf den eben beschriebenen Körper wirkt unten mehr hydrostatischer Druck als an seiner Oberseite.

Der statische Auftrieb ist der Grund dafür, dass Schiffe schwimmen und Heißluftballone fliegen.

2.6 Die mechanische Arbeit

Die mechanische Arbeit definiert sich aus der Multiplikation von Kraft und dem dadurch zurückgelegten Weg.

$$W = F * s$$

Einheit: [N*m]

TMK

Diese stark vereinfachte Formel gilt nur bei konstanter, geradliniger Kraft. Die mechanische Arbeit beschreibt also einen Vorgang, bei dem ein Körper, angetrieben durch eine Kraft, einen gewissen Weg zurücklegt. Stark vereinfacht verrichtet man also mechanische Arbeit, wenn man sein Fahrrad schiebt.

Auch hier wird in verschiedene Formen der mechanischen Arbeit unterteilt, da jeder Kraft eine eigene Art von Arbeit zugeordnet wird:

- ***Die Beschleunigungsarbeit W_B*** ist jene Arbeit, die nötig ist um einen Körper zu beschleunigen.

$$Wb = m * \frac{v^2}{2}$$

Zwischen der Geschwindigkeit und der Beschleunigung steht dieser Formel nach zu urteilen ein quadratischer Zusammenhang.

- ***Die Hubarbeit W_H*** ist die Arbeit, die verrichtet werden muss um einen Körper in die Höhe h zu heben.

$$Wh = m * g * h$$

Die Hubarbeit ist proportional zur gehobenen Höhe, wobei es keinen Unterschied macht, ob die Höhendifferenz auf direktem Weg oder auf Umwegen überwunden wird.
Beispielsweise wird die nötige Arbeit nicht weniger, wenn ein Bergpass anstatt in Form eines steilen Pfades in Serpentinen-Form angelegt ist. Der Weg ist zwar weniger steil, aber dafür auch entscheidend länger.

- ***Die Spannungsarbeit W_S*** wird benötigt, um einen elastischen Gegenstand zu dehnen oder zu stauchen.

$$Ws = D * \frac{x^2}{2}$$

Auch hier gibt es eine quadratische Abhängigkeit. Um eine Feder in einer Ausdehnung von 4cm halten zu können ist doppelt so viel Kraft nötig, wie wenn sie nur um 2cm ausgedehnt wird. Um diesen Zustand erreichen zu können ist aber viermal so viel Arbeit nötig.

- ***Die Reibungsarbeit W_R*** ist jene Arbeit, die nötig ist um Reibungswiderstände zu überwinden.

$$Wr = \mu * Fg * s$$

2.7 Die Leistung

Bei der mechanischen Arbeit wird nicht berücksichtigt, in welcher Zeit bestimmte Arbeit verrichtet wird. Der Begriff Leistung beschreibt nun den nicht unwichtigen Zeitraum bzw. das Verhältnis zwischen verrichteter Arbeit zum jeweiligen Zeitraum.

$$P = \frac{W}{t}$$

Einheiten: 1J/s = 1Watt [W]

Je kürzer der Zeitraum ist, in der eine bestimmte Arbeit verrichtet wird, desto größer ist die Leistung. Leistungsangaben für Geräte sind jedoch von der Zeit unabhängig, wenn ein Auto 90 kW hat, dann handelt es sich um die maximal mögliche Leistung, die dieses Gerät schaffen kann. Wird dieser Wert mit der Zeit multipliziert, erhält man die verbrauchte Energie (W=P*t). Die alte Einheit für die Leistung sind die PS (Pferdestärken), bei denen folgende Umrechnungsfaktoren gelten: 1kW = 1,36 PS und 1PS = 0,74kW

2.8 Die Energie

Energie ist gespeicherte Arbeit. Wenn man eine Arbeit verrichtet, wird diese gespeichert und kann später wieder genützt werden. Wenn man beispielsweise einen Körper anhebt, verrichtet man damit Hubarbeit. Der verrichtete Höhenunterschied wird als potentielle Energie (Lageenergie) gespeichert und kann bei Bedarf wieder abgerufen werden.
Wenn ein Körper beschleunigt wird, ist die verrichtete Arbeit in diesem Körper als kinetische Energie (Bewegungsenergie) gespeichert.
Jene Energie, die beispielsweise in einer gespannten Feder gespeichert ist, nennt man „Spannungsenergie".

Die verschiedenen Energieformen haben dieselbe Einheit und dieselben Formeln wie die Arbeit, nur der Name und die Bedeutung sind anders.

Die Arbeit ist immer eine Differenz zweier Energiezustände:

$$W = E2 - E1$$

Einheit: [J]
Oder 1 Kalorie (cal) = 4,2 Joule

Eines der wichtigsten Naturgesetze ist der *Energieerhaltungssatz*:

> Energie kann weder erzeugt noch vernichtet, sondern nur umgewandelt werden. Die Gesamtenergie bei einer Umwandlung bleibt immer gleich.

Es gibt viele, auch für die Mechanik nicht relevante Energieformen, wie die thermische, elektrische, chemische und die Strahlungs-Energie.
In realen, nicht idealisierten Vorgängen geht immer ein Teil der Energie „verloren". Er wandelt sich beispielsweise über Reibung oder Verformung in thermische Energie um. Um einen Verlust handelt es sich nur aus unserer Sicht, da wir mit der Wärme, die eine Glühbirne nebenbei produziert, nichts anfangen können. Wenn man das Ganze nüchtern betrachtet, ist der Energieerhaltungssatz jedoch immer erfüllt.

Der *Wirkungsgrad* eines Vorganges gibt an, welcher Bruchteil der eingesetzten Energiemenge für die gewünschte Energieform zur Verfügung steht. Das oben erwähnte Problem mit der verlorenen Wärme bei Glühbirnen, ist beispielsweise ein Faktor, der den Wirkungsgrad einer Glühbirne senkt.
Rein technisch gesehen ist der perfekte Wirkungsgrad jener, bei dem keine Energie durch Nebenprodukte wie Wärme oder ähnliches verloren geht, sondern die gesamte reingesteckte Energie die gewünschte Arbeit verrichtet.

2.9 Der Impuls

Der Impuls als physikalische Größe wird auch als Bewegungsgröße oder Bewegungsmenge bezeichnet und entspricht im weitesten Sinne der „Wucht", also der Intensität einer Bewegung. Das Prinzip der Impulserhaltung ist im eigentlichen Sinne eine Umformulierung des 3. Newtonschen Axioms, das von Aktion und Reaktion, also Kraft und Gegenkraft handelt. Allerdings gilt dieser Satz nur für bewegte Körper und ist durch folgende Formel definiert:

$$p = m * v$$

TMK

Daraus formuliert sich der zweite Erhaltungssatz der Mechanik, der *Impulserhaltungssatz*:

> Die Summe der Impulse vor einem Stoß ist gleich der Summe der Impulse nach einem Stoß. Der Gesamtimpuls eines nach außen abgeschlossenen Systems bleibt erhalten.

Zugegebenermaßen ist da viel Ähnlichkeit zum Energieerhaltungssatz, der Unterschied jedoch liegt darin, dass der Impuls ein Vektor ist. Das bedeutet, man muss bei jeder Rechnung konsequent auf das Vorzeichen achten. Die Vorzeichen leiten sich von den positiven und negativen Quadranten des Koordinatensystems ab. Verläuft ein Vektor in positiver Richtung der der x- und/oder y-Achse, so hat er ein positives Vorzeichen, ist es anders herum, hat der Vektor ein negatives Vorzeichen.

Nun wieder zum Impulssatz zurück, hier ein einfaches Beispiel:

Zwei Kugeln auf einem Billard-Tisch rollen aufeinander zu, beide mit der Geschwindigkeit v. Vor dem Stoß ist die Summe der wirkenden Kräfte in diesem geschlossenen System Null, da eine Kraft positiv und eine Kraft negativ wirkt.

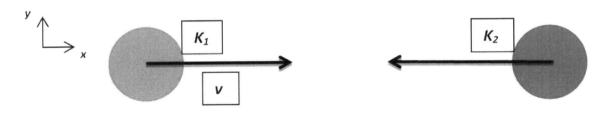

Das heißt: $K1 - K2 = 0$

Nach dem Stoß muss dieses Kräftegleichgewicht immer noch bestehen, das äußert sich dann folgendermaßen:

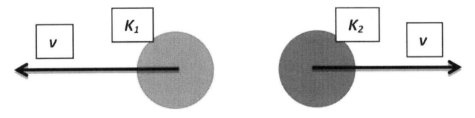

Nach dem Stoß rollen die Kugeln klarerweise in die Richtungen, aus denen sie gekommen sind, da sie ja aneinander abgeprallt sind. Das heißt, dass sich auch die Richtungen der jeweiligen Kräfte geändert haben. Nun lautet das Kräftegleichgewicht folgendermaßen:

$$K2 - K1 = 0$$

Und der Impulssatz ist erfüllt.

In der Realität kann man den Impulssatz, wie gerade beschrieben, sehr gut auf Billardtischen, aber auch beim Start von Raketen beobachten. Durch die Verbrennung des Treibstoffes, entsteht eine Kraft, die nach unten wirkt. Um das auszugleichen, entsteht eine zweite Kraft, die die Rakete nach oben drückt und sie so zum Abheben zwingt.

Stoßprozesse
Bei Stoßprozessen wird wie bereits erläutert, der Impuls durch einen Kraftstoß übertragen:

- **Der Kraftstoß**
  Als Kraftstoß bezeichnet man eine Kraft, die eine bestimmte Zeit lang auf einen Körper wirkt und somit seinen Impuls verändert.

- **Der elastische Stoß**
  Bei einem elastischen Stoß kommt es zu einer kurzzeitigen Verformung der aufeinander treffenden Körper. Da es sich um eine elastische Verformung handelt, nehmen die Körper nach dem Aufprall aber wieder ihre ursprüngliche Form ein. Für den elastischen Stoß gelten sowohl Impulserhaltung, als auch Energieerhaltung.
  Beispiel: Billard

- **Der unelastische Stoß**
  Beim unelastischen Stoß kommt es zu einer plastischen, also einer bleibenden Verformung des Körpers. Im Idealfall haften sogar beide Körper nach dem Stoß aneinander.
  Hier gilt aus mechanischer Sicht nur die Impulserhaltung und nicht die Energieerhaltung, da ein Teil der Bewegungsenergie dabei in die Verformung der Körper fließt und somit, rein für den Stoß, verloren geht.
  Wird die diese umgewandelte Energie miteinbezogen, ist der Energieerhaltungssatz natürlich auch erfüllt. Die kinetische Energie ist nach dem Stoß zwar geringer, dafür hat sich der Körper aber durch die Verformung erwärmt.
  Beispiel: Kollision zweier Fahrzeuge

2.10 Die Rotation

Bei der Rotation bewegt sich der Körper um eine Achse. Der große Unterschied zur Translation ist, dass körpereigene Punkte außen schneller rotieren als innen.

TMK

Der Drehwinkel

Durch die Drehung eines Massepunktes um einen Winkel φ betrachtet, entsteht der Drehwinkel.

$$\varphi = \frac{b}{r}$$

b... Bogenlänge
r... Radius

In der Physik werden Winkel nicht in Grad, sondern im Bogenmaß angegeben. Der Winkel selbst ist in diesem Maß dimensionslos und hat daher keine Einheit.
Die Umrechnungsformel von Grad- in Bogenmaß sieht folgendermaßen aus:

$$\varphi[rad] = \frac{\pi}{180} * \varphi[°]$$

Daraus ergeben sich dann beispielsweise folgende Werte:
- 360° im Gradmaß entspricht 2π im Bogenmaß
- 180° im Gradmaß entspricht π im Bogenmaß
- 90° im Gradmaß entspricht $\pi/2$ im Bogenmaß

Die Winkelgeschwindigkeit

Um die Geschwindigkeit einer gleichförmigen Rotation zu erfassen, benötigt man eine ganz neue Definition und zwar die Winkelgeschwindigkeit.

$$\omega = \frac{\varphi}{t}$$

Einheiten: $\left[\frac{1}{s}\right] = [s^{-1}] = \left[\frac{rad}{s}\right]$

Die Winkelgeschwindigkeit ist immer für alle Punkte eines rotierenden Körpers gleich.
Als Beispiel hier die Berechnung der Geschwindigkeit der Erdrotation:

$$\omega = \frac{\varphi}{t} = \frac{2\pi}{86400s} = 7{,}27 * 10^{-5} s^{-1}$$

TMK

Die Periodendauer
Die Periodendauer T ist jene Zeit, in welcher der rotierende Körper eine komplette Umdrehung vollführt. Die Erde hat eine Periodendauer von 24 Stunden.

Die Frequenz
Die Frequenz f einer Rotation ist die Anzahl der vollen Umdrehungen pro Sekunde. Daraus ergibt sich:

$$f = \frac{1}{T}$$

Einheiten: $[s^{-1}]\ oder\ [Hz = Hertz]$

Da der Körper ja in einer Periode eine volle Umdrehung, also 2π zurücklegt, gilt folgender Zusammenhang zwischen der Winkelgeschwindigkeit und Frequenz:

$$\omega = \frac{2\pi}{T} = 2\pi * f$$

Die Bahngeschwindigkeit (Tangentialgeschwindigkeit)
Die Tangentialgeschwindigkeit ist die Momentangeschwindigkeit eines rotierenden Punktes. Die Bahngeschwindigkeit kann immer nur als Momentangeschwindigkeit angegeben werden, da sich bei einer Rotation permanent die Richtung ändert. Das heißt bei einer gleichmäßigen Rotation bleibt zwar der Betrag einer Geschwindigkeit gleich, nicht aber ihre Geschwindigkeit.

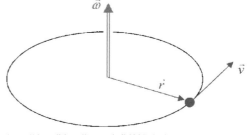
[Quelle: http://de.wikipedia.org/wiki/Winkelgeschwindigkeit]

$$vr = \omega * r$$

Einheit: [m/s]

Kräfte und Impuls bei der Rotation
Die Zentripetalkraft
Bei jeder Rotation handelt es sich um eine Bewegung, die zuvor beschleunigt werden musste. Wie schon beschrieben, wird für jede Beschleunigung auch eine Kraft benötigt. Würde diese Kraft fehlen, würde der Körper gemäß des 1. Newtonschen Axioms geradlinig weiterfliegen. Um

den Körper also auf seiner kreisförmigen Bahn zu halten, muss eine Kraft in Richtung der Rotationsachse wirken. Diese Kraft nennt man Rotationskraft. Sie ist folgendermaßen definiert:

$$Fz = m * r * \omega^2 = m * \frac{v^2}{r}$$

Einheit: [N]

Welche dieser beiden Formeln man für die Zentripetalkraft verwendet, ergibt sich aus der Aufgabenstellung bzw. deren Angabe.

Im täglichen Alltag erfährt man die Zentripetalkraft beispielsweise beim Kurvenfahren im Auto. Nur durch die Reibungskraft als Zentripetalkraft ist es möglich, eine Kurve zu fahren, ohne diese würde das Auto geradeaus weiter rutschen.
Lässt man einen Stein an einer Schnur rotieren, liefert die Schnur die Zentripetalkraft, die den Stein auf seiner Bahn hält.

Die Zentrifugalkraft

Die Zentrifugalkraft bildet im Prinzip den Gegenpart und in gewisser Weise auch die Notwendigkeit der Zentripetalkraft. Durch seine Trägheit will sich ein rotierender Körper, wie beschrieben, also immer geradeausbewegen. Diese Trägheit zieht ihn somit in gewisser Weise nach „außen", der Zentripetalkraft entgegen. Bei diesem Phänomen handelt es sich um die Zentrifugalkraft, die ebenfalls durch folgende Formel definiert ist:

$$Fz = m * r * \omega^2 = m * \frac{v^2}{r}$$

Einheit: [N]

Jeder kennt dieses Phänomen und man spürt es auch praktisch immer wenn man in einem Auto sitzt, auch wenn der Fahrer vielleicht ein Pensionist ist.

Die Energie eines rotierenden Körpers

Dabei handelt es sich um jene Energie, die in einem rotierenden Körper gespeichert ist. Sie ist durch folgende Formel errechenbar:

$$Wrot = I * \frac{\omega}{2}$$

Wobei es sich bei I um das Trägheitsmoment des Körpers handelt, welches sich folgendermaßen zusammensetzt:

$$I = \sum m * r^2$$

Dieses Trägheitsmoment berücksichtigt somit nicht nur die Masse eines Körpers, sondern auch seinen Abstand zur Rotationsachse. Der Abstand ist insofern wichtig, da Massen mit größerem Rotationsradius bzw. Körper deren Massen eher nach außen verteilt sind, sich auch schneller bewegen und somit mehr Energie speichern können.
Für bestimmte homogene Körper ist das Trägheitsmoment eine Konstante.

Der Drehimpuls
Beim Drehimpuls handelt es sich um die dritte Erhaltungsgröße der Mechanik und ähnlich dem Impulserhaltungssatz muss auch hier die Summe aller Impulse vor einem Ereignis gleich denen nach einem Ereignis sein.

$$L = I * \omega$$

$$L = m * (r \: x \: v)$$

Einheit: $[kg * \frac{m^2}{s}]$

2.11 Die Gravitationskraft
Die Gravitationskraft ist eine der vier grundlegenden Kräfte in der Physik und ist definiert als jene Kraft, die zwischen zwei Massen wirkt.
Stark vereinfacht bewirkt die Gravitation, dass sich alle Massen, ungeachtet ihrer Zusammensetzung, gegenseitig anziehen. Sie ist somit der Grund, warum ein Apfel auf den Boden fällt. Wie stark ein Körper einen anderen anzieht, hängt von seiner Größe ab.
Die Gravitationskraft ist auch der Grund, warum sich Sonnensysteme und Galaxien bilden und warum diese zusammengehalten werden.

Das Gravitationsgesetz wird von der folgenden Formel beschrieben:

$$F = G * \frac{m1 * m2}{d^2}$$

Wobei m₁ und m₂ die Massen der beiden Körper, d den Abstand der beiden Körper zueinander und G die Gravitationskonstante beschreiben. Die Gravitationskonstante beträgt $6,67 * 10^{-11} N * m^2/kg^2$.

Die Intensität der Gravitationskraft nimmt mit dem Quadrat des Abstandes ab, was bedeutet, dass die Kraft bei doppeltem Abstand nur mehr ein Viertel ihrer ursprünglichen Intensität beträgt. Klarerweise ist die Gravitationskraft auch Verursacher der Erdbeschleunigung.

3. Die Strömungslehre

3.1 Der Druck

Der Druck gibt an, welche Kraft auf eine Fläche wirkt und ist durch folgende Formel definiert:

$$p = \frac{F}{A}$$

Einheiten: $1 N/m^2 = 1$ Pa („Pascal")

Die Größe des Drucks hängt somit sowohl von der Größe der Kraft, als auch von der Größe der Fläche, auf die sie wirkt, ab. Durch Einsetzen in die Formel erkennt man schnell, dass, je größer die Kraft und je kleiner die Fläche, desto größer ist der Druck.
Wenn ein bestimmter Druck gegeben ist, so ist dieser aber von der Fläche, auf die er wirkt, unabhängig, so wirkt Wasser mit einer Tiefe von 10 m zum Beispiel mit demselben Druck auf eine Bodenfläche von $1 cm^2$ wie auch auf eine Bodenfläche mit $1 m^2$. Das liegt daran, dass die Konstante in der Natur die Erdbeschleunigung ist, die nach Newton die Masse von Luft und Wasser beschleunigt und somit eine Kraft erzeugt. Je nach beschleunigter Masse (Luft, Wasser) ist die Kraft, die der Druck auf die gegebene Fläche ausübt, somit unterschiedlich.

Einheiten des Drucks

Es gibt im Prinzip zu jedem Anwendungsbereich auch unterschiedliche Einheiten des Drucks:

- Physik: Pascal [Pa] und für höheren Druck Bar [bar], wobei 1 bar = 100.000 Pa gilt.

- Technik: Bar [bar], Physikalische Atmosphäre [atm] und Technische Atmosphäre über Bezugsniveau [atü].
  Alle bezeichnen den durchschnittlichen Luftdruck, wenn man also einen Autoreifen auf 2 bar aufpumpt, hat man ungefähr den doppelten gerade herrschenden Luftdruck im Reifen.

- Meteorologie: Millibar [mbar] und Hectopascal [hPa], die gleich groß sind.

- Medizin: In der Medizin wird der Druck heute noch in „Millimeter of Mercury" [mmHg] gemessen, was mit der alten Einheit Torr gleichzusetzen ist.

	Pascal [Pa]	Bar [bar]	Phys. Atmosphären [atm]	Torr [mm Hg]
1 Pa [N/m²]	1	10^-5	0,987*10^-5	0,0075
1 bar	100.000	1	0,987	750
1 atm	101.325	1,013	1	760
1 Torr/mm Hg	133	0,00133	0,00132	1

Der Druck in ruhenden Flüssigkeiten

Hier wird in den Schweredruck („Hydrostatischer Druck") und in den Außendruck unterteilt:

- ❖ **Der Schweredruck („Hydrostatischer Druck")**

  Wenn man nun ein volles und ein halbvolles Glas Wasser betrachtet, so wird man merken, dass das volle Glas aufgrund seiner enthaltenen Masse, dem Wasser, schwerer ist. Folglich muss am Grund des Glases eine Kraft auf dem Glasboden wirken, womit wir wieder beim Druck wären. Dieser sogenannte hydrostatische Druck ist logischerweise am Boden des vollen Glases höher, als am Boden des halbvollen Glases, da bei Ersterem mehr Masse vorhanden ist. Daraus ergibt sich die Formel:

  $$p = \rho * g * h$$

  Wobei ρ die Dichte der jeweiligen Flüssigkeit in $\frac{kg}{m^3}$ ist, g die Erdbeschleunigung und h die Höhe der Flüssigkeit oberhalb des Messpunktes.

  Daraus folgt nun, dass der Druck sich proportional zur Höhe und zur Dichte der Flüssigkeit verhält. Zusätzlich verteilt sich der Druck einer Flüssigkeit in alle Richtungen, also auch auf die Seitenwände eines Gefäßes und nicht nur auf den „Boden".

  Ein Beispiel wie man dieses Phänomen am eigenen Leibe erfahren kann (ohne zu sterben) ist beim Tauchen, wo der Druckausgleich nötig ist, um unsere Trommelfelle vor dem hydrostatischen Druck zu schützen. Auch im menschlichen Körper selbst ist der hydrostatische Druck bemerkbar und zwar beim Blutdruck. Der ist nämlich umso höher, je weiter unten man ihn misst.

TMK

- ❖ **Der Außendruck**
  Wenn man nun wieder das Glas Wasser betrachtet, so wirkt neben dem Eigengewicht des Wassers noch eine weitere Kraft, die den Druck auf den Gefäßboden noch erhöht. Dabei handelt es sich um den sogenannten *Atmosphärendruck*, im normalen Sprachgebrauch auch der Luftdruck, der zusätzlich wirkt. Dieser wird jedoch meist vernachlässigt.
  Eine weitere Variante des Außendrucks ist der künstlich erzeugte *Stempeldruck*, wie er von einem Kolben, der Verdichtungsarbeit leistet, erzeugt wird.

Anwendungen des Drucks in ruhenden Flüssigkeiten

Eine nennenswerte Anwendung ist die des hydraulischen Wagenhebers:

Hier hat man einen kleinen und einen großen Kolben, der Große setzt am Fahrzeugrahmen an, während der Kleine am Hebel hängt, mit dem man das Gerät bedienen kann. Daraus folgt:

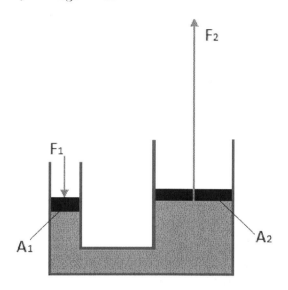

$$\frac{F1}{A1} = \frac{F2}{A2} => F1 = \frac{A1}{A2} * F2$$

Wenn man nun mit einer kleineren Kraft F1 den Hebel betätigt, so kann man dank der Eigenschaften von Flüssigkeiten eine wesentlich größere Kraft F2 erzeugen, wobei der Verstärkungsfaktor von den Größen der beiden Kolbenflächen abhängt.

Der Auftrieb

Bei der Auftriebskraft F_A handelt es sich um den scheinbaren Gewichtsverlust, den ein Körper erlebt, wenn er in eine Flüssigkeit eintaucht.
Dieses Phänomen hat seine Grundlage darin, dass aufgrund des hydrostatischen Drucks unter einem sich in einer Flüssigkeit befindlichen Körpers ein höherer Druck herrscht, als über dem Selbigen.

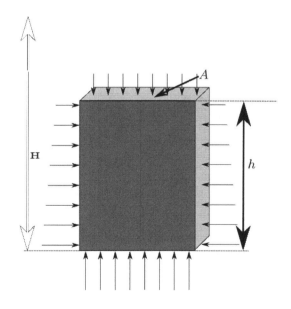

[Quelle: http://de.wikipedia.org/wiki/Archimedisches_Prinzip]

TMK

Wenn man nun die untere und die obere Fläche des Körpers als gleich groß betrachtet, so erhält man eine Kraft die konstant nach oben wirkt.

Vorrausetzung dafür, das ein Körper schwimmen kann, ist, dass seine Dichte niedriger ist als die der Flüssigkeit, in der er sich befindet. Der griechische Gelehrte Archimedes hat dieses Phänomen schon vor mehr als 2000 Jahren erkannt und beschrieben. Das von ihm definierte und nach ihm benannte **archimedische Prinzip** lautet folgendermaßen: "Der statische Auftrieb eines Körpers in einem Medium ist genauso groß wie die Gewichtskraft des vom Körper verdrängten Mediums."

Das hydrostatische Paradoxon beschreibt das Faktum, dass der hydrostatische Druck ausschließlich von der Flüssigkeitshöhe über dem Messpunkt und der Dichte einer Flüssigkeit, sowie von der Erdbeschleunigung, aber NICHT von der Form des Flüssigkeitsbehälters beeinflusst wird.

In verbundenen oder sogenannten „korrespondierenden Gefäßen" ist der hydrostatische Druck dafür verantwortlich, dass der Flüssigkeitsstand in jedem Gefäß gleich hoch ist.

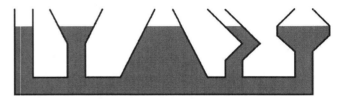

[Quelle: http://de.wikipedia.org/wiki/Hydrostatisches_Paradoxon]

Der Druck in bewegten Flüssigkeiten

Sobald eine Flüssigkeit oder ein Gas in Bewegung ist, herrschen in ihnen andere Druckverhältnisse als im ruhenden Zustand. Zunächst geschieht diese Änderung durch einen Außendruck, der nötig ist um die Flüssigkeit überhaupt bewegen zu können, wie beispielsweise einen Kolben, der einen „Stempeldruck" ausübt. Ein Teil der Kraft dieses Stempeldrucks wird in die Bewegung der Flüssigkeit umgewandelt und wird als „Staudruck" oder „dynamischer Druck" bezeichnet. Den Staudruck kann man nicht direkt messen.

Die mathematische Beschreibung erfolgt durch die **Bernoulli'sche Gleichung**:

$$\frac{1}{2}\rho v^2 + \rho g h + p = konst.$$

Wobei $\frac{1}{2} * \rho v^2$ der Staudruck, $\rho g h$ der hydrostatische Druck und p der Stempeldruck ist. Der hydrostatische Druck und der Stempeldruck haben mit der Bewegung selbst nichts zu tun und ihre Summe wird als „statischer Druck" bezeichnet.

Daraus ergibt sich eine weiterer Ansatz aus der Bernoulli'schen Gleichung:

$$\text{Statischer Druck} + \text{Dynamischer Druck} = \text{konstant}$$

Sobald sich eine Flüssigkeit oder ein Gas bewegt, nimmt der Staudruck zu, was eine Abnahme des statischen Drucks zur Folge hat. Dadurch werden verschiedene Phänomene des Alltags, wie die Fähigkeit eines Flugzeugs zu fliegen, erklärt.
Ein Flugzeug kann fliegen, weil aufgrund der Form seiner Tragflügel die Strömungsgeschwindigkeit an der Oberseite höher ist als an der Unterseite, was zur Folge hat, dass der statische Druck unten größer ist als oben. Das schafft den Auftrieb, den eine Passagiermaschine zum Fliegen benötigt.

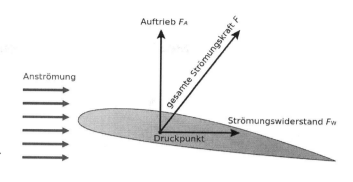

[Quelle: http://de.wikipedia.org/wiki/Dynamischer_Auftrieb]

4. Schwingungen und Wellen

4.1 Schwingungen

Eine Schwingung ist per Definition ein wiederholter, periodischer Vorgang. Sie benötigt folgende Voraussetzungen:

- Ein schwingfähiges System, dessen Schwingungspotential entweder auf seiner Elastizität (Feder) oder seiner freien Beweglichkeit (Pendel) beruht.

- Eine auslenkende und eine rücktreibende Kraft, die in ihrem Wechselspiel den Schwingungsvorgang ermöglichen.

Schwingungen sind immer periodische Energiewandlungen, wobei bei elastischen Schwingungen Spannungsenergie in Bewegungsenergie und bei frei beweglich schwingenden Körpern potentielle Energie (Lageenergie) in Bewegungsenergie umgewandelt wird.

Physikalische Größen

- Bei der „**Ruhelage**" handelt es sich um die Position des schwingungsfähigen Körpers in Ruhe. Im Koordinatensystem wird diese Position als Nullpunkt angegeben, was der Grund dafür ist, dass es + und – Auslenkungen gibt.

- Die „**Elongation**" y ist der momentane Abstand zur Ruhelage, also die momentane Auslenkung.

- Die „**Amplitude**" y_0 ist die maximale Auslenkung oder *Elongation*. Bei ungedämpfter Schwingung bleibt diese gleich, bei gedämpfter Schwingung nimmt sie ab.

- Die Zeitdauer einer vollen Schwingung (Periode) wird „**Periodendauer**" T genannt. Eine volle Schwingung ist dann erreicht, wenn derselbe Zustand, also Lage und Bewegungsrichtung, wie zu Beginn der Periodenmessung vorliegt.

- Die „**Frequenz**" f beschreibt die Anzahl der Schwingungen pro Sekunde und wird in Hertz angegeben.

$$f = \frac{1}{T}$$

Schwingungen müssen außerdem immer angeregt werden, wobei man bei einer einmaligen Anregung von einer *freien Schwingung* und bei einer dauerhaften Anregung von einer *erzwungenen Schwingung* spricht.

Ein Beispiel hierfür wäre ein Pendel, das über eine Feder mit einem Motor verbunden ist, der eine Erregerfrequenz erzeugt, um das Pendel anzutreiben. Je näher diese Erregerfrequenz an der Eigenfrequenz des Pendels liegt, umso wirkungsvoller ist die Anregung. Sind beide Frequenzen gleich, spricht man von **Resonanz** oder **Resonanzfrequenz**.

Des Weiteren ist die Anregung umso stärker, je größer die Amplitude des „Erregers" und je kleiner die Dämpfung des „Empfängers" ist.

Die Eigenfrequenz ist jene Frequenz, in der ein Körper nach einmaliger Anregung schwingen kann.

Gedämpfte und ungedämpfte Schwingungen

Außerdem wird in gedämpfte (Amplitude nimmt ab) und ungedämpfte (Amplitude bleibt konstant) Schwingungen unterteilt.

In der Realität sind solche schwingenden Systeme immer gedämpft, da sie beispielsweise Bewegungsenergie durch Reibung verlieren.

Bei einer ungedämpften freien Schwingung, die es so in der Natur nicht gibt, setzt immer im richtigen Moment eine Kraft ein, die die Energie ersetzt, die im Vorfeld durch Reibung verloren gegangen ist. Im Prinzip kann dies als erzwungene Schwingung angesehen werden.

Graphische Darstellung von Schwingungen

Schwingen werden mit Hilfe eines Auslenkungs-Zeit Diagramms dargestellt, wobei die y-Achse den Weg in cm und die x-Achse die Zeit in Sekunden darstellt. Hier kann man auch gut erkennen, dass die größte Elongation die **Amplitude** ist und dass es sich bei einer **Periodendauer** um die Zeit eines vollen Durchlaufs handelt. Aus der Periodendauer lassen sich auch die Frequenz und die Geschwindigkeit berechnen.

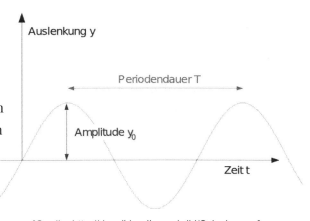

[Quelle: http://de.wikipedia.org/wiki/Schwingung]

TMK

Harmonische Schwingungen

Von einer harmonischen Schwingung spricht man, wenn die Elongation und die rücktreibende Kraft proportional sind. Das heißt, je weiter sich ein schwingungsfähiger Körper ausdehnt, desto stärker ist die Kraft, die ihn wieder in die Ausgangslage zurückzieht.

Eine harmonische Schwingung ist also eine Schwingung, welche als Projektion einer konstanten Kreisbewegung in einem Auslenkungs-Zeit Diagramm dargestellt werden kann.

Eine harmonische Schwingung kann somit sowohl als Sinus-, als auch als Cosinus-Funktion dargestellt werden. Ihre Schwingungsgleichung lautet:

$$y = y0 * \sin(\omega t + \Delta\varphi)$$

Die Schwingungsgleichung ist jene Funktion, die eine harmonische Schwingung im y-t Diagramm darstellt. Hierfür sind die Amplitude, die Kreisfrequenz und die Phasenverschiebung notwendig. Die Phasenverschiebung $\Delta\varphi$ gibt an, um welchen Winkel eine Sinusschwingung gegenüber dem Nullpunkt verschoben ist. Ein positiver Wert bedeutet eine Verschiebung nach links, ein negativer Wert, eine Verschiebung nach rechts.

Die Federschwingung

So wird die Schwingung einer Spiralfeder, an der ein Körper befestigt ist, bezeichnet. Die Federhärte ist durch die Konstante D gegeben und der Körper hat die Masse m, wobei die Masse der Feder in den meisten Fällen vernachlässigt wird.

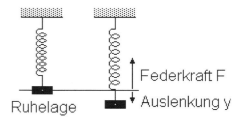

[Quelle: http://de.wikipedia.org/wiki/Federpendel]

Interessant ist hier die Tatsache, dass die Periodendauer unabhängig von der Amplitude ist und die Feder somit ungeachtet der maximalen Auslenkung immer dieselbe Frequenz hat. Als Federkraft F wird die Kraft bezeichnet, mit der die Feder den Körper wieder nach oben zieht.

Das mathematische Pendel

Ein mathematisches Pendel ist ein Körper mit der Masse m, der an einem masselosen Faden mit der Länge L frei schwingt. Dieses Pendel wird auch *Fadenpendel* genannt.

Die Schwingungsdauer dieses Pendels ist sowohl von der Masse des Körpers, als auch von der Amplitude unabhängig und hat somit sowohl für kleine als auch für große Auslenkungen und Massen dieselbe Frequenz. Beeinflussbar ist diese Frequenz nur über die Fadenlänge. Erst bei einer sehr großen Auslenkung wird T größer, wobei es sich dann aber nicht mehr um eine harmonische Schwingung handelt.

4.2 Wellen

Eine Welle ist eine Form der Energieübertragung, die sich über gekoppelte schwingungsfähige Körper ausbreitet. Das heißt, dass die physikalische Größe, die sich hier ausbreitet Energie ist, da die Teilchen selbst zwar beweglich sind, jedoch nur um einen körperfesten Punkt herumschwirren können.
Selbst wenn eine Welle sich ausbreitet, bleiben die Wassermoleküle an einem festen Ort - abgesehen von Ebbe, Flut und Brandung.

Charakteristische Größen einer Welle

- Die **Wellenlänge λ** gibt in der Einheit [m] an, wie weit zwei Einzelschwingungen mit demselben Schwingungszustand voneinander entfernt sind.

- Die **Frequenz f** gibt in den Einheiten Hertz [Hz] oder [1/s] an was für eine Frequenz eine Welle hat. Sie kann nicht aus dem x/y Diagramm abgelesen werden, um sie zu bestimmen misst man die Periodendauer einer beliebigen Einzelschwingung.

- Die **Ausbreitungsgeschwindigkeit c** gibt die Geschwindigkeit an, mit der sich eine Welle ausbreitet. Sie wird auch als Phasengeschwindigkeit v_{ph} bezeichnet.

Diese drei Größen stehen durch die folgende Universalformel der Wellenlehre in Zusammenhang:

$$c = \frac{\lambda}{T} = \lambda * f$$

- Die **Momentangeschwindigkeit der Oszillatoren v** gibt die Geschwindigkeit an, mit der die Teilchen eines Körpers schwingen und hat daher nichts mit der Ausbreitungsgeschwindigkeit zu tun

Einteilung von Wellen

Je nach der Art der Ausbreitung kann man zwischen ein-, zwei- und dreidimensionalen Wellen unterscheiden. Viele Gesetze der Wellenlehre werden der Einfachheit halber an 1D-Wellen hergeleitet, obwohl sie für alle drei Dimensionen gelten.
Beispiele:

- *1D*: Ausbreitung entlang einer Schnur oder einer Röhre, die nur in exakt eine Richtung geht

- *2D*: Ausbreitung von Wellen an der Wasseroberfläche, die in einer Ebene in alle Richtungen verläuft.

- *3D*: Ausbreitung von Schallwellen und elektromagnetischen Wellen, die sich im gesamten Raum ausbreiten.

Die Welle kennt auch zwei Schwingungsarten:

> Bei **Longitudinalwellen** erfolgt die Schwingung in Ausbreitungsrichtung. Diese Wellen breiten sich im Inneren von Flüssigkeiten und Gasen als Druckschwankungen aus, wobei der dadurch entstehende Unterdruck die rücktreibende Kraft liefert.
> Beispiel: Welle in einer gespannten Feder die zusammengedrückt wird.

> Bei **Transversalwellen** erfolgt die Schwingung senkrecht zur Ausbreitungsrichtung. Zur Ausbreitung von Transversalwellen wird eine Kraft benötigt, die einen schwingenden Punkt, der normal zur Ausbreitungsrichtung ausgelenkt wird, wieder in seine Position zurück treibt. Eine solche Kraft existiert in Festkörpern, in denen die Atome elastisch miteinander verbunden sind und an der Oberfläche von Flüssigkeiten.

In Festkörpern können sich sowohl Longitudinal-, als auch Transversalwellen ausbreiten. In Flüssigkeiten und Gasen gibt es nur Longitudinalwellen, die sich als Druckschwankungen ausbreiten. Ausnahmen bilden jedoch elektromagnetische Wellen und Oberflächenwellen in Flüssigkeiten, die beide transversal sind.

4.3 Überlagerung von Wellen

Die Überlagerung mehrerer Wellen wird als **Interferenz** bezeichnet. Wenn also mehrere Wellen interferieren, so werden ihre Elongationen addiert.

Die charakteristische Größe für die Überlagerung von Wellen ist der **Gangunterschied Δx** zweier Wellen, bei dem es sich um jene Strecke handelt, um die man eine Welle verschieben muss, damit sie mit einer anderen, gleichartigen Welle deckungsgleich ist. Sie wird oft als Vielfaches der Wellenlänge λ angegeben.

Überlagerung von Wellen mit konstantem Gangunterschied

Wellen mit gleicher Wellenlänge, die einen konstanten Gangunterschied haben, sind *kohärent*. Wenn zwei Wellen einen konstanten Gangunterschied haben, bewegen sie sich mit derselben Geschwindigkeit in dieselbe Richtung.

Aus der Addition der Elongation ergibt sich:

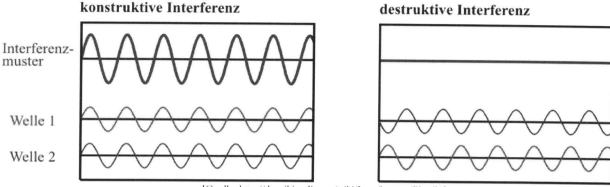

[Quelle: http://de.wikipedia.org/wiki/Interferenz_(Physik)]

Bei $\Delta x = n * \lambda$ erfolgt eine Verstärkung, auch als **konstruktive Interferenz** bekannt.

Bei $\Delta x = (2n + 1) * \frac{\lambda}{2}$ eine Auslöschung, auch als **destruktive Interferenz** bekannt.

Bei $\Delta x = \frac{\lambda}{4}$ findet eine Abschwächung statt.

Überlagerung von Wellen mit entgegengesetzten Ausbreitungsrichtungen

Hier wird nun ein Spezialfall beschrieben und zwar, wenn sich zwei gleichartige Wellen mit derselben Geschwindigkeit in entgegengesetzte Richtungen bewegen und dabei überlagern: In diesem Fall entstehen sogenannte „**Stehende Wellen**" die am Ort hin und her schwingen, ihre Auslenkung oszilliert dabei.

Charakteristische Merkmale sind:

- Schwingungsknoten liegen auf der Achse und sind Punkte die sich nicht bewegen.

- Schwingungsbäuche sind die Punkte, welche die maximale Elongation erreichen und genau mittig zwischen den Schwingungsknoten liegen.

Alle schwingungsfähigen Punkte einer stehenden Welle erreichen zum selben Zeitpunkt ihre Amplitude, die aber verschieden groß ist, je nach Auslenkung in + oder − Richtung der y-Achse.

TMK

Da alle schwingungsfähigen Punkt auch zur selben Zeit den Nullpunkt erreichen, schwingen sie folglich in derselben Frequenz.
Die Wellenlänge einer stehenden Welle ist der Abstand von einem Knoten zum übernächsten.

5. Die Wärmelehre

5.1 Die Temperatur

Die Temperatur eines Körpers hängt von der durchschnittlichen Geschwindigkeit der Teilchen, also der Atome oder Moleküle eines Körpers ab. Je schneller sie sich bewegen, desto höher ist die Temperatur eines Körpers.

Die Temperatur, bei der sich Teilchen nicht mehr bewegen, ist als der absolute Nullpunkt definiert, der nicht unterschritten werden kann.

Die einzige für die Physik und die Wärmelehre relevante Temperaturskala ist die Absolute Temperatur **T**, die in **Kelvin [K]** gemessen wird. Der absolute Nullpunkt entspricht der Skala nach 0 K.

Die Temperaturdifferenz zwischen 0 K und 1 K entspricht derselben wie zwischen 0°C und 1°C woraus sich eine einfache Umrechnung ergibt.

$$+T[°C] = T[K] - 273{,}15 \quad \text{bzw.} \quad -T[°C] = T[K] + 273{,}15$$

Seltenere in der Physik verwendete Temperaturskalen sind die Celsius- und die Fahrenheitskala, wobei folgendermaßen umgerechnet wird:

$$T[F] = T[°C] * \frac{9}{5} + 32$$

Zustandsgrößen

Eine Zustandsgröße ist nur vom momentanen Zustand des Systems abhängig und nicht vom Weg, über welchen der Zustand erreicht wurde.

Beispiele dafür sind Druck, Temperatur, Volumen, Stoffmenge, Dichte, Innere Energie, Enthalpie, Entropie.

Es gibt aber auch Ausnahmen oder Gegenbeispiele, wenn man so will, wie die verrichtete Reibungsarbeit bei verschiedenen Unterlagen auf derselben Strecke.

5.2 Der Aggregatzustand

Die Temperatur ist maßgeblich für den Aggregatzustand der Materie verantwortlich und kann vereinfacht in die drei folgenden Stufen unterteilt werden:

- ❖ **FEST [s]**: Die Teilchen bilden ein regelmäßiges Gitter, indem sie durch die Kräfte starr miteinander verbunden sind. So können sie nur hin und her schwingen.

- ❖ **FLÜSSIG [l]**: Es ist noch ein kräftemäßiger Zusammenhalt vorhanden, die Wirkung ist aber nicht mehr so stark, wodurch die Teilchen beweglich sind.

- ❖ **GASFÖRMIG [g]**: Die Teilchen sind nun frei beweglich, weil die Kräfte zu schwach sind, um sie zusammenzuhalten.

Generell nimmt das Volumen eines Stoffes zu, je wärmer er wird, da die Teilchen durch ihre immer stärkere Wärmebewegung immer mehr Platz benötigen. Ausnahmen gibt es, wie beispielsweise „*Die Anomalie des Wassers*" [siehe **2. Die Mechanik; 3.Die Dichte**].
Das Volumen eines Gases verhält sich proportional zur absoluten Temperatur und ist daher stark von ihr abhängig. Das Volumen von Festkörpern und Flüssigkeiten ändert sich hingegen nur minimal.

5.3 Die Diffusion

Diffusion ist die Ausbreitung von Teilchen in Flüssigkeiten oder Gasen, die erst durch ihre eigene Wärmebewegung möglich wird. Die Teilchen führen diesen Vorgang aber nur so lange durch, bis ihre Gesamtkonzentration im gesamten System gleich ist, also die Teilchen völlig gleichmäßig verteilt sind.
Das erklärt, warum sich Gase ohne Beeinflussung in Räumen ausbreiten, was beispielsweise bei Giftgasen fatale Folgen haben kann. Auch bei zwei verschiedenen Flüssigkeiten, sofern sie keine Emulsion bilden, kann man dieses Phänomen beobachten, da sie sich langsam von alleine durchmischen.

Die **Entropie** ist ein Begriff, der viel mit der Diffusion zu tun hat. Hierbei handelt es sich um ein Maß für die Unordnung in einem System. Die Entropie ist aber nicht nur ein Maß, in gewisser Weise wirkt sie der Ordnung auch entgegen und bildet somit auch eine Form des Teilchentransports.

5.4 Die innere und äußere Energie

Als *Innere Energie U* bezeichnet man die gesamte in einem Medium enthaltene Energie. Es handelt sich um den Energiegehalt einer Materiemenge, der in chemischen und physikalischen

Bindungen, sowie in jeder Art von Teilchenbewegung gespeichert ist. Die innere Energie wird also folgendermaßen gegliedert:

> **Die Bewegungsenergie** der Teilchen, zu der neben der Translation und der Schwingung auch die Rotation gehört

> **Die physikalische Energie**, bei der es sich um die Kräfte handelt, die zwischen einzelnen Molekülen wirken. Moleküle mit diesem Bindungstyp können ohne chemische Reaktionen voneinander getrennt werden. Dazu gehören die Van der Waals-Bindungen und die Dipol-Wechselwirkungen.

> **Die chemische Energie** ist durch die drei Arten der chemischen Bindung gespeichert, die genauer im Chemie-Teil des Skriptums erläutert werden.
> Wenn man beispielsweise ein Zündholz entzündet, wird die durch die chemische Bindung gespeicherte Energie als Wärme freigesetzt.

Die _Äußere Energie_ hingegen ist die gesamte mechanische Energie, die in einem System gespeichert ist. Dazu zählen potentielle und kinetische Energie, sowie jene Energie, die aufgrund des Drucks eines Gases im System gespeichert ist.

5.5 Die Wärmekapazität

Um unterschiedliche Körper um 1 Kelvin zu erwärmen, benötigt man unterschiedlich viel Wärmeenergie. Die benötigte Wärmemenge hängt von verschiedenen Eigenschaften des Körpers ab, wie seiner Masse m, seiner spezifischen Wärmekapazität c, sowie der Temperaturerhöhung des Stoffes:

$$Q = m * c * \Delta T$$

Die spezifische Wärmekapazität c wird in J/kgK oder 1/K gemessen und ist, wie der Name schon sagt, stoffspezifisch und kann daher in Tabellen nachgeschlagen werden.
Alle Größen sind proportional, was die Beeinflussung durch Änderungen der einzelnen Größen klar ersichtlich macht.

TMK

5.6 Ideale Gase

Bei einem idealen Gas haben die Teilchen keine Wechselwirkungen untereinander, außer, dass sie über elastische Stöße Bewegungsenergie und Impuls weiterleiten können.
Das heißt, dass sie weder durch chemische, noch durch physikalische Bindungen, wie in realen Gasen oder Flüssigkeiten, aneinander gebunden sind.

Die Hauptsätze der Wärmelehre

> 1. Hauptsatz der Wärmelehre
>   Die innere Energie eines Systems kann entweder durch Transport von Wärme oder durch Verrichten von Arbeit geändert werden.
> $$\Delta = W + Q$$

Wenn man die innere Energie eines idealen Gases ändern möchte, kann man das durch folgende Vorgänge erreichen:

- **Transport von Wärme Q**
  Das heißt Zuführung von Wärme durch Wärmeleitung, Wärmeströmung, Konvektion und Wärmestrahlung (Infrarotstrahlung).
  Wärmeleitung ist auch der Grund, warum Körper auskühlen, da sie ihre Wärmeenergie so an ihre Umgebung abgeben.

- **Verrichten von mechanischer Arbeit**
  Unter Verrichtung von mechanischer Arbeit kann man Energie in einem System speichern, beispielsweise durch die Verdichtungsarbeit eines Kolbens, durch den sich Druck und/oder Temperatur erhöhen.

Dabei haben W und Q bei Energiezufuhr positive Vorzeichen und bei Energieabgabe negative Vorzeichen. Aufgrund der Energieerhaltung geht die Energiezufuhr in einem System immer mit der Energieabgabe in einem anderen System einher, wobei wir wieder beim Energieerhaltungssatz wären.

> 2. Hauptsatz der Wärmelehre
>   Bei jedem Vorgang in einem abgeschlossenen System steigt die Entropie oder bleibt zumindest gleich groß.
> $$\Delta S \geq 0$$

Die bereits erwähnte Entropie S ist also der Ordnungszustand eines Systems. Das heißt je geordneter die Teilchen dieses Systems sind, desto kleiner ist die Entropie. Die Einheit der Entropie ist [JK^{-1}].

Das heißt im Prinzip, dass laut dem 2. Hauptsatz bei jedem Vorgang die Unordnung innerhalb eines Systems zunimmt.

Die allgemeine Gaszustandsgleichung

Dieses Gesetz gibt den Zusammenhang der Zustandsgrößen für ideale Gase an. Aus ihm lassen sich viele wichtige Zusammenhänge ableiten.

$$p * V = n * R * T$$

p... Druck [Pa]
V... Volumen [m³]
R... Universelle Gaskonstante =8,31 $Jmol^{-1}K^{-1}$
T... Temperatur [K]
n... Stoffmenge [mol]

Daraus leiten sich viele andere Gesetze ab, wobei es historisch eigentlich umgekehrt war und die folgenden Gesetze zur allgemeinen Gaszustandsgleichung geführt haben:

- **Das Gesetz von Avogadro**
  Ein Mol eines idealen Gases hat bei gleicher Temperatur und gleichem Druck immer dasselbe Volumen. Unter „Normalbedingungen", also bei 273,15 K und 101325 Pa sind das 22,414 Liter. Das Volumen ist von der Art des Gases unabhängig.
  $$V[L] = n * 22,4 \, L/mol$$

- **Das Gesetz von Charles/1. Gesetz von Gay-Lussac**
  Bei einer isobaren Zustandsänderung, also bei konstantem Druck, ist das Volumen proportional zur Temperatur.
  $$V = konst.* T$$

- **Das Gesetz von Amontons/2. Gesetz von Gay-Lussac**
  Bei einer isochoren Zustandsänderung, bei der also das Volumen konstant bleibt, verhält sich der Druck proportional zur Temperatur.

  $$p = konst.* T$$

- ❖ **Das Gesetz von Boyle-Mariotte**
  Bei einer isothermen Zustandsänderung, also bei konstanter Temperatur, ist das Produkt aus Druck und Volumen konstant. Konstante Temperatur erreicht man indem man Wärme nach außen abführt.

$$p * V = konst.$$

- ❖ **Adiabatische Zustandsänderung**
  Isoliert man ein System so stark, dass kein Wärmeaustausch mit der Umgebung stattfinden kann, spricht man von einer adiabatischen Zustandsänderung, was zur Folge hat, dass die Innere Energie ausschließlich über Volumenarbeit verändert werden kann. Bei einer adiabatischen Zustandsänderung sind weder T noch V noch p konstant und es gelten folgende Gleichungen:

$$T * V^{\kappa-1} = konst.$$
$$p * V^{\kappa} = konst.$$

κ ist eine Konstante die von der Wärmekapazität des Gases abhängt.

5.7 Wärmekraftmaschinen

Die Wärmekraftmaschine wandelt Wärmeenergie in mechanische Energie um. Dabei wird ein Gas mit einer höheren Temperatur abgekühlt und ein Teil der dabei „gewonnenen" Energie wird in Volumenarbeit umgewandelt, was den Antrieb des Motors bildet, während der andere Teil in Form von Abgasen und Wärme an die Umwelt abgegeben wird. Danach wird das System durch erneute Wärmezufuhr wieder in seinen Ausgangszustand gebracht und ergibt somit einen sogenannten Kreisprozess.

Im p-V-Diagramm kann man die geleistete mechanische Arbeit durch die Fläche zwischen den vier Graphen ablesen.

Ein Beispiel dafür ist der Sterling-Motor der durch verschiedene Zustandsänderungen von Gasen einen Sterling-Kreisprozess bildet und so mechanische Energie erzeugt.

Der thermodynamische Wirkungsgrad

Er gibt an, welcher Bruchteil der zugeführten Wärmeenergie tatsächlich in Bewegungsenergie umgewandelt werden kann.

Er hängt im Prinzip nur von der Temperaturdifferenz zwischen zugeführter Wärmemenge und abgeführter Wärmemenge ab, da daraus ersichtlich wird, wie viel Wärmeenergie umgewandelt wurde.

$$\eta = \frac{W}{Q} = 1 - \frac{T2}{T1}$$

W... Mechanisch geleistete Arbeit der Maschine
Q... Insgesamt eingesetzte (Wärme)-energie
T2... Temperatur nach dem Ausdehnen des Kolbens
T1... Temperatur vor dem Ausdehnen des Kolbens

Der Wirkungsgrad ist umso höher, je größer die Temperaturdifferenz zwischen den beiden Gaszuständen ist. Durch die Entropieerhöhung ist der Wirkungsgrad bei Motoren eher klein, der Hauptteil der Energie geht durch die Abgase verloren.

Das beste Beispiel für Wärmekraftmaschinen sind Automotoren, die die nötige Volumsarbeit durch die Verbrennung von Treibstoff erzeugen. Dieselmotoren haben einen höheren Wirkungsgrad als Ottomotoren, weil sie bei höheren Temperaturen arbeiten.

5.8 Osmose

Osmose ist die **Diffusion von Teilchen durch eine semipermeable Membran**, bei der ein Konzentrationsunterschied ausgeglichen wird. Sämtliche osmotischen Transportvorgänge bezeichnet man als passiv, da keine zusätzliche Energie dazu benötigt wird. In den meisten Fällen führt die Osmose zu einer Erhöhung des Flüssigkeitsdruckes.

Ein gutes Beispiel liefert die Erklärung, warum man dehydrierten Patienten im Krankenhaus Kochsalzlösung und nicht reines Wasser per Infusion verabreicht:
Würde man reines Wasser injizieren, so würde sich die Salzkonzentration in der Blutbahn verringern, die Konzentration innerhalb der Erythrozyten (rote Blutkörperchen), die der im Blutplasma normalerweise gleicht, würde sich aber nicht ändern, was zu einem Konzentrationsgefälle zwischen Blutplasma und Cytoplasma des Blutkörperchens führen würde. Durch ihre semipermeable Membran würde es dadurch zum Eindringen von Wasser kommen, das zu ihrer Zerstörung durch Aufplatzen führen würde.

Ein anderes Beispiel: Wenn Membranen ionenselektiv sind, können durch Osmose Spannungen aufgebaut werden. Kalium-Ionen können durch die Membran einer Nervenzelle von innen nach außen diffundieren, während Natrium-Ionen hingegen blockiert werden. Dadurch kommt es außen zu einer höheren Ladung als innen, dem sogenannten „Ruhepotential" [siehe Biologie Skriptum – **7. Der Mensch**]

Der osmotische Druck

Die maximale Druckdifferenz, welche sich durch Osmose zwischen einem Lösungsmittel auf der einen Seite und einer Lösung von einem in diesem Lösungsmittel gelösten Stoff auf der anderen Seite ausbilden kann, wird als osmotischer Druck bezeichnet.
Sie ist durch die „van't Hoff Gleichung" gegeben:

$$P_{osm} = c * R * T$$

c... Konzentration des gelösten Stoffes
R... Universelle Gaskonstante
T... Temperatur [K]

Der osmotische Druck ist immer unabhängig von der Art des gelösten Stoffes, verhält sich aber proportional zu seiner Konzentration und der Temperatur. Der Zusammenhang mit der Gaszustandsgleichung ist nur formal und hat nichts mit den Gasgesetzen zu tun.

6. Die Elektrizitätslehre

Man unterscheidet grundsätzlich zwischen **Elektrostatik**, die sich mit ruhenden Ladungen beschäftigt und **Elektrodynamik**, bei der es um bewegte Ladungen geht.

6.1 Die elektrische Ladung

Die Ladung Q eines Teilchens ist im Prinzip der Grundbegriff der Elektrizitätslehre, dabei handelt es sich um eine Eigenschaft der Materie. Es gibt zwei Arten von Ladung, die positive und die negative, wobei sich jeweils zwei gleiche Ladungen abstoßen und zwei ungleiche anziehen. Die wirkende Kraft zwischen zwei punktförmigen Teilchen nennt man „Coulomb-Kraft", die durch das gleichnamige Gesetz ermittelt werden kann:

$$F_r = \frac{1}{4\pi\varepsilon_0} * \frac{Q_1 * Q_2}{r^2}$$

Die Ladung ist eine diskrete Größe und kommt nur in ganzzahligen Vielfachen einer sogenannten **Elementarladung e** vor und hat die Einheit Coulomb [C].

Arten von Ladungsträgern

- Protonen (+) und Elektronen (-) sind die wichtigsten Ladungsträger, wobei es aber noch eine Vielzahl anderer geladener Elementarteilchen gibt.

- Ionen sind Atome oder Moleküle, die eine verschiedene Anzahl von Elektronen und Protonen haben. Sie spielen vor allem in der Chemie eine große Rolle.

6.2 Die Stromstärke I

In der Physik hat jedes Teilgebiet eine Grundgröße, von der man alle anderen Größen desselben Gebiets ableiten kann. Diese Größe muss daher klar definiert sein, da sie nicht herleitbar ist. In der Elektrizitätslehre ist diese Größe die Stromstärke, was historische Gründe hat, da der Ladung, eigentlich dieser Rang zustehen würde.

Die Stromstärke hängt davon ab, wie viele Ladungen in einer bestimmten Zeit durch einen Leiter fließen. Bei der Definition geht man davon aus, dass der Strom ein Magnetfeld verursacht.

Liegen zwei Leiter zusammen, so wirken zwischen diesen je nach Fließrichtung anziehende oder abstoßende Kräfte.

Die Definition der Einheit der Stromstärke lautet folgendermaßen:
Wenn zwischen zwei stromdurchflossenen Leitern im Vakuum, die zueinander einen Abstand von einem Meter haben, eine Kraft von $2 * 10^{-7}$ wirkt, dann beträgt die Stromstärke in ihnen 1 Ampere [A].

Stromstärke und Ladung sind durch folgende Gleichung miteinander verbunden:

$$I = \frac{Q}{t}$$

Einheiten: [C/s] ; [A]

Umgeformt kann man also sagen: Wenn eine Sekunde lang ein Strom von 1 Ampere fließt, entspricht das genau der Ladungsmenge von 1 Coulomb.
Die Stromstärke gibt also an, welche Ladung pro Zeit durch einen Leiter fließt, wobei folgendermaßen zwischen den Leitern unterschieden wird:

- **Leiter 1. Klasse** sind Metalle und werden auch als „Elektronenleiter" bezeichnet, wobei ihre Leitfähigkeit mit steigender Temperatur abnimmt.

- **Leiter 2. Klasse** oder auch „Ionenleiter" haben eine Kristallgitterstruktur, bei deren Auflösung in einem polaren Lösungsmittel oder durch Schmelzen bewegliche Ionen freigesetzt werden, die als Ladungsträger fungieren und den Stoff so leitfähig machen.

- **Halbleiter** sind abhängig von ihrem Zustand Leiter oder Nichtleiter. Mit steigender Temperatur nimmt ihre Leitfähigkeit zu.

Diese Beziehungen gelten nur für eine konstante Stromstärke, ändert sich die Stromstärke während der Rechnung, so benötigt man Integrale zur Lösung.
Bei nicht konstanter Stromstärke ergibt sich die geflossene Ladung aus der Fläche unterhalb der Kurve im I/t-Diagramm.
Die Geschwindigkeit, welche die Elektronen dabei im Leiter haben, ist erstaunlich gering und bewegt sich in der Größenordnung von einigen dm pro Sekunde.

6.3 Die elektrische Spannung U

Um die Elektrodynamik verstehen zu können, muss man den Unterschied zwischen Stromstärke und Spannung verstanden haben.

Damit Elektronen bewegt werden können, was Voraussetzung für fließenden Strom ist, muss erste einmal eine Spannungsquelle, wie beispielsweise eine Batterie, die treibende Kraft liefern. Gleiche Ladungen sammeln sich nämlich nicht von selbst an einem Ort, es muss Arbeit verrichtet werden, um dies zu erreichen. Wer sich darunter nichts vorstellen kann, für den ist dieses bildliche Beispiel eines Kondensators vielleicht recht nützlich:

Hat man zwei Metallplatten, die sich gegenüberstehen, so ist deren Ladung am Anfang ausgeglichen. Will man das ändern, so benötigt man eine Kraft, die das erledigt, da gleiche Ladungen sich nicht von selbst an einem Ort sammeln.

Die Arbeit des Generators „pumpt" nun die Elektronen von der einen Platte zur anderen. So wird der eine Teil aufgrund des Elektronenüberschusses immer negativer geladen und der andere Teil lädt sich im gleichen Maß positiv auf.

Einen Bauteil, der in der Lage ist Ladungen zu speichern, nennt man **Kondensator**.
Um einen Kondensator zu laden, muss umso mehr Arbeit verrichten, je stärker der Kondensator bereits geladen ist. Das liegt an den immer größer werdenden „abstoßenden" Kräften der bereits vorhandenen Elektronen, die so die „neu" ankommenden in gewisser Weise fern halten. Die Energie, die zum Verrichten der „Pumparbeit" notwendig ist, muss durch eine andere Energieform, meist durch kinetische Energie, wie bei einer Turbine oder einem Dynamo, erzeugt werden und wird dann durch den Generator, die „Elektronenpumpe", in gespeicherte Energie des Kondensators umgewandelt.
Im nächsten Schritt wird die Leiterverbindung getrennt, um den Elektronen so die Möglichkeit zu nehmen, zurückzufließen. Die Energie ist nun in den Platten gespeichert.

Als Potential φ bezeichnet man die Energie pro Ladungseinheit, welche die Ladungsträger an einer bestimmten Stelle im Stromkreis haben. Als Spannung U wird die Differenz zweier Potentiale an verschiedenen Stellen im Stromkreis bezeichnet.

$$\varphi = \frac{W}{Q}$$

$$U = \varphi_2 - \varphi_1$$

Anschaulich kann ein Stromkreis auch mit einem Wasserkraftwerk verglichen werden. Die Wassermenge entspricht der Ladung, die pro Sekunde durchfließende Wassermenge der Stromstärke und die in einem m³ Wasser gespeicherte Lageenergie dem Potential.
Die Energiedifferenz zwischen 1 m³ Wasser im Tal und einem m³ Wasser am Berg entspricht der Spannung. Die Lageenergie des Wassers ist, genauso wie die Spannung, auch vorhanden, wenn kein Strom fließt.

6.4 Die Messung von Spannung und Stromstärke

Solche eine Messung wird in beiden Fällen mit sogenannten Drehspulinstrumenten gemessen. Sie funktionieren nach dem Prinzip, dass Leiter und insbesondere Spulen, sofern sie von Strom durchflossen werden, ein Magnetfeld erzeugen, das einen Permanentmagneten abstoßen oder anziehen kann.
Das magnetische Feld ist umso größer, je mehr Elektronen durch den Leiter fließen.
Bei der Messung der Stromstärke muss das Gerät in Serienschaltung eingebaut werden um alle Elektronen durch das Messgerät fließen zu lassen. Bei der Spannung muss das Gerät parallel zum Verbraucher geschalten werden, da man hier ja den Zustand der Elektronen misst, nämlich ihre Energiedifferenz geteilt durch die Ladung, vor und nach dem Verbraucher.
Am Verbraucher selbst verringert sich die Spannung durch die verrichtete Arbeit.

6.5 Das Ohm'sche Gesetz

In den meisten elektrischen Leitern sind Spannung und Stromstärke zueinander proportional. Dieser Zusammenhang wird im Ohm'schen Gesetz beschrieben:

$$U = R * I$$

Einheiten: [V/A]; [Ω]

Die sich daraus ergebende Proportionalitätskonstante ist der Ohm'sche Widerstand R.
Je größer der Widerstand ist, den ein realer, nicht idealisierter Leiter den fließenden Elektronen entgegensetzt, desto mehr Energie benötigen sie, um ihn passieren zu können. Daher benötigt man bei einer großen Stromstärke für einen kleinen Widerstand eine kleine Spannung und für einen großen Widerstand eine große Spannung.

TMK

Der Ohm'sche Widerstand

Jeder Leiter hat einen Widerstand, der von den Elektronen überwunden werden muss und der hängt mehreren Faktoren ab.

$$R = p * \frac{l}{A}$$

p... „Spezifischer Widerstand"
l... Länge des Widerstandes
A... Querschnittsfläche des Widerstandes

Der spezifische Widerstand eines Leiters hängt nur vom Material und der Temperatur des Stoffes ab, aus dem er beseht, wobei die Werte dabei extrem schwanken. Je länger ein Leiter ist und je kleiner seine Querschnittsfläche, desto größer ist sein elektrischer Widerstand.
Im alltäglichen Stromkreis wird der Widerstand eines metallischen Leiters vernachlässigt. So genannte Verbraucher, unter anderem auch elektronische Bauteile mit dem Namen „Widerstand", haben einen Widerstand.
Jeder Widerstand erwärmt sich, sobald ein Strom durchfließt, da die sich bewegenden Ladungsträger auf ihrem Weg durch den Leiter immer wieder gegen die Atome des selbigen stoßen. Dadurch geben sie einen Teil ihrer Energie durch elastische Stöße an den Leiter ab, dessen Atome so in Bewegung geraten, wodurch der Leiter sich erwärmt.

Die Kirchhoff'schen Regeln

Diese Regeln bilden die Grundlage für sämtliche Berechnungen im Gleichstromkreis, da sie das Verhalten von Spannung und Stromstärke im Gleichstromkreis erklären.

1. Kirchhoff'sche Regel

Die Stromstärke vor einer Verzweigung ist gleich der Summe der Stromstärken nach einer Verzweigung.
Diese Regel ist klar nachvollziehbar, da keine Elektronen in einem Stromkreis verloren gehen können.

2. Kirchhoff'sche Regel

In einer Serienschaltung ist die Summe der Spannungen gleich der außen angelegten Spannung. Die an den einzelnen Widerständen abfallende Spannung berechnet man mit folgender Formel:

$$U_1 = \frac{R_1}{R_{ges}} * U_{ges}$$

Die Schaltung von Widerständen

Aus den Kirchhoff'schen Regeln kann man das Verhalten von mehreren Widerständen in einem Stromkreis errechnen. Grundsätzlich muss man zwischen einer Serien- und einer Parallelschaltung unterscheiden. Bei einer Serienschaltung liegen alle Widerstände in Serie, also hintereinander, während sich der Stromkreis bei einer Parallelschaltung verzweigt und alle Widerstände nebeneinander liegen.

- **Widerstände in Serienschaltung** (Reihenschaltung)
  Der Gesamtwiderstand einer Serienschaltung ergibt sich aus der Summe der Einzelwiderstände.

$$R_{ges} = R_1 + R_2 + R_3 + \dots$$

Dies kann als Beispiel an einer Batterie erklärt werden:
Hat eine Batterie 12V und liegt in einem Stromkreis mit drei Widerständen, so muss in Summe an den drei Widerständen eine Spannung von 12 Volt abfallen.
Haben die Widerstände nun 100, 200 und 300 Ohm, so beträgt der Gesamtwiderstand 600 Ohm. Das heißt am ersten Widerstand fallen 100/600 der Gesamtspannung ab, also 2V. Am zweiten Widerstand fallen 200/600 ab, das wären 4 V und am 3. Widerstand fallen 300/600 ab, was den restlichen 6 V entspricht.

- **Widerstände in Parallelschaltung**
  Bei einer Parallelschaltung ergibt sich der Kehrwert des Gesamtwiderstandes aus der Summe der Kehrwerte der Einzelwiderstände. Daraus folgt, dass der Gesamtwiderstand immer kleiner ist als der kleinste Einzelwiderstand.

$$\frac{1}{R_{ges}} = \frac{1}{R_1} + \frac{1}{R_2} + \frac{1}{R_3} + \dots$$

Diese Tatsache ist logisch nachvollziehbar, da sich der Gesamtwiderstand mit jeder weiteren möglichen Verzweigung verkleinert, da so mehr Strom fließen kann.

Beispiel:
Die Spannung einer Stromquelle beträgt 12 V, die Widerstände betragen 100, 200 und 300 Ohm. Der Gesamtwiderstand beträgt also laut obiger Formel 54,4 Ohm.
An jedem Widerstand fallen 12 V ab, was bedeutet, dass die Stromstärken (I = U/R) am ersten

Widerstand 120 mA, am zweiten 60 mA und am dritten 40mA betragen, was summiert die Gesamtstromstärke ergibt.

6.6 Elektrische Arbeit und Leistung

Jene Arbeit die in einem Stromkreis an einem Verbraucher verrichtet wird, ist durch folgende Formel definiert:

$$W = U * I * t$$

Einheiten: [J]; [Ws]; [kWh]

Daraus ergibt sich die elektrische Leistung, also die Arbeit die pro Zeiteinheit verrichtet wird:

$$P = U * I$$

Einheiten: [W]; [VA]

Oft müssen Einheiten umgerechnet werden:
1kWh (Kilowattstunde) = 3600000Ws   Einheit: [1Ws = 1J]

Sollte man bei gegebener Leistung eines Verbrauchers die benötigte elektrische Energie berechnen müssen, so kann man folgendermaßen umformen:

$$P = \frac{W}{t} => W = P * t$$

Gibt man die Leistung in kW und die Zeit in Stunden an, so erhält man die gängige Energieeinheit Kilowattstunden [kWh], wird die Leistung jedoch in Watt und die Zeit in Sekunden angegeben, so erhält man Wattsekunden.

6.7 Elektrisches und magnetisches Feld

Jede Ladung bewirkt ein **elektrisches Feld**, jede bewegte Ladung, sprich fließender Strom, erzeugt ein **Magnetfeld**. Beide Felder üben eine Kraft auf andere geladene Teilchen aus, wobei elektrische Felder auf ruhende und bewegte Ladungen und Magnetfelder nur auf bewegte Ladungen wirken.

Gemeinsamkeiten und Unterschiede

Beide Felder werden durch sogenannte Feldlinien dargestellt, wobei das dargestellte Feld umso stärker ist, je enger die Feldlinien liegen. Elektrische Feldlinien sind die Bahnen von geladenen, masselosen Teilchen, die sich in einem elektrischen Feld bewegen. Magnetische Feldlinien hingegen erhält man durch die Auslenkung einer Kompassnadel, die sich immer parallel zu den Feldlinien ausrichtet. Die Pole dieser beiden Felder dürfen jedoch nicht verwechselt werden, denn das elektrische Feld hat den + und − Pol, während Nord- und Südpol beim Magnetfeld nur eine Richtung angeben (N,S).

Während also ein elektrisches Feld sowohl auf bewegte, als auch auf unbewegte Ladungen wirkt und diese beschleunigt, wirkt ein Magnetfeld nur auf bewegte Ladungen und lenkt diese ab. Ein homogenes Feld ist völlig gleichmäßig, es hat überall die gleiche Stärke und dieselbe Richtung. Man erkennt es daran, dass die Feldlinien parallel sind.

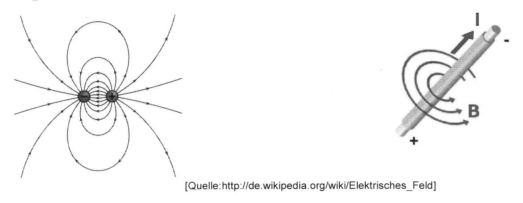

[Quelle:http://de.wikipedia.org/wiki/Elektrisches_Feld]

Elektrisches Feld   Magnetfeld

Die Grundgröße für das elektrische Feld ist die **elektrische Feldstärke E,** bei der es sich um einen Vektor handelt, der tangential zu den Feldlinien verläuft und wiederum umso größer ist, je enger die Feldlinien verlaufen.

$$F = E * Q$$

Einheiten: [N/C]; [V/m]

Die Grundgröße für das magnetische Feld ist **magnetische Induktion** oder **Feldliniendichte B,** die in Tesla [T] gemessen wird. Dabei handelt es sich ebenso um einen Vektor der tangential verläuft und umso größer ist, je dichter die Feldlinien beisammen liegen.

B beschreibt jene Kraft, die auf ein geladenes Teilchen wirkt, das sich mit einer bestimmten Geschwindigkeit im Magnetfeld bewegt. Diese Kraft wird als Lorentzkraft bezeichnet und hat folgende Formel:

$$F = Q * v * B$$

Die Ablenkung erfolgt immer normal zur Bewegungsrichtung und normal zu den Feldlinien.
Die „Linke Hand Regel"
Legt man seine linke Hand so im einen Leiter, dass sie in Richtung der fließenden Elektronen zeigt, dann geben die Finger die Richtung der magnetischen Feldlinien an. Elektronen fließen generell vom Minuspol zum Pluspol, die sogenannte technische Stromrichtung jedoch verläuft umgekehrt, weswegen man, wenn man mit dieser arbeitet, die rechte Hand verwenden muss.

6.8 Wechselstrom

In einem Graphen wird Wechselstrom als Sinuskurve dargestellt, bei der die Spannung immer zwischen einem positiven und einem negativen Maximalwert schwankt.
Das bedeutet, dass die Elektronen im Leiter in Längsrichtung hin und her schwingen, wobei die Energie dabei als Transversalwelle übertragen wird.
Daraus wird ersichtlich, dass elektrische Erscheinungen nicht mit einem durchlaufenden Elektronentransport gekoppelt sein müssen. Auch wenn sie schwingen, erzeugen sie durch den Widerstand Wärme und durch ihre Bewegung wechselnde Magnetfelder.
Wechselstrom entsteht direkt im Generator, wo sich eine Leiterschleife in einem Magnetfeld dreht und so bei jeder Drehung durch Induktion (also Änderung der Flussdichte) eine Spannung mit kontinuierlich veränderlichem Vorzeichen erzeugt.
Um die physikalischen Größen des Wechselstroms von denen des Gleichstroms zu unterscheiden, werden sie mit Kleinbuchstaben [u, i] abgekürzt. Die Zusammenhänge der Schwingung sind die gleichen wie bei der mechanischen Schwingung, was der Grund ist, warum Wechselstrom auch eine Frequenz hat, die im Netz beispielsweise 50Hz beträgt.
Spannungsverlauf beim Wechselstromgenerator:

$$u = u_m * \sin(\omega * t)$$

u_m = Maximalspannung

Misst man Spannung und Stromstärke des Wechselstroms, so erhält man jeweils einen Durchschnittswert und keinen Spitzenwert, bei dem folgende Zusammenhänge gelten:

$$u_{eff} = \frac{u_m}{\sqrt{2}} \quad \text{bzw.} \quad i_{eff} = \frac{i_m}{\sqrt{2}}$$

Die Leistung im Wechselstromkreis ist analog zum Gleichstrom in:

$$P = u_{eff} * i_{eff}$$

6.9 Der Transformator

Die meisten Länder benützen zur allgemeinen Stromversorgung den Wechselstrom, da er sich neben seiner relativ einfachen Erzeugung auch leicht in andere Spannungen und Stromstärken transformieren lässt.

Aufbau

Ein Transformator besteht aus einem Eisenkern, an dem zwei Spulen angeschlossen sind. Auf der einen Seite befindet sich die Primärspule (Spule 1) die ein Magnetfeld erzeugt, das durch den Eisenkern, in dem es sich ändert, an die Sekundärspule (Spule 2) weitergeleitet wird.
In der Sekundärspule bewirkt das Magnetfeld durch Induktion eine entgegengesetzte Spannung. Wenn an der Sekundärspule die Spannung abnimmt, muss die Stromstärke zunehmen,

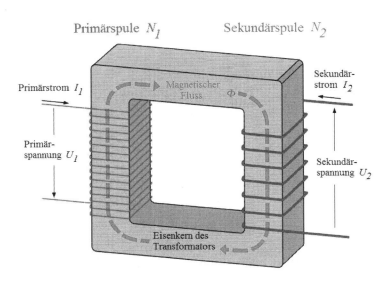

[Quelle: http://de.wikipedia.org/wiki/Transformator]

während bei einer Abnahme der Stromstärke, die Spannung zunehmen muss.
Eine Spule ist ein elektrisches Bauteil, das aus isoliertem Draht besteht, der oft um eine hohle Röhre gewickelt ist. Sie erzeugt, wenn sie von Strom durchflossen wird, ein starkes Magnetfeld, das, falls es sich statt der hohlen Röhre um einen Eisenkern handelt, noch verstärkt werden kann.

Es gelten folgende Gesetze:

- **Das Spannungsgesetz am Trafo**
  Die Spannungen an Transformatorspulen verhalten sich wie ihre Windungszahlen
  $$\frac{u_1}{u_2} = \frac{N_1}{N_2}$$

- **Das Stromstärkengesetz am Trafo**
  Die Stromstärken an Transformatorspulen verhalten sich umgekehrt zu den Windungszahlen.

$$\frac{i_2}{i_1} = \frac{N_1}{N_2}$$

Aus diesen beiden Gleichungen folgt:

$$\frac{i_2}{i_1} = \frac{u_1}{u_2}$$

6.10 Der elektrische Schwingkreis

Ein elektrischer Schwingkreis dient zur Erzeugung sogenannter „Elektromagnetischer Wellen". Er besteht aus einer Spule und einem Kondensator, die parallel geschaltet sind.
Das Funktionsprinzip besteht darin, dass Elektronen von einer Kondensatorplatte zur anderen pendeln, also hin und her schwingen. Durch ihr kontinuierliches Beschleunigen und Abbremsen entstehen Radiowellen, die abgestrahlt werden können.
Die Radiowellen führen klarerweise Energie vom Schwingkreis weg, die wieder zugeführt werden muss. Ähnlich wie bei der periodisch angeregten gedämpften Schwingung, muss diese erneute Energiezufuhr im exakt richtigen Moment erfolgen.

Für die Berechnung der Frequenz eines elektrischen Schwingkreises gibt es die Thomson'sche Formel:

$$f = \frac{1}{2\pi} * \frac{1}{\sqrt{L * C}}$$

Die **Induktivität L** die in „Henry" gemessen wird, gibt an, welchen Widerstand eine Spule einem Wechselstrom entgegensetzt. Die **Kapazität C** wird in „Farad" gemessen und gibt an, wie viel Ladung in einem Kondensator gespeichert ist.

Die Elektrizität im Alltag
Die Erde verfügt über eine permanente elektrische Feldstärke, die durch die kosmische Strahlung entsteht. Sie beträgt im Mittelwert ca. 130 V/m.
Das **permanente Magnetfeld der Erde**, welches durch ihren rotierenden Eisenkern erzeugt wird, ist an den Polen etwa doppelt so stark wie am Äquator.

Stromschläge ab 50V können zu sogenanntem **Herzkammerflimmern** und infolge dessen auch zum Tod führen. Allerdings sind für diese physiologische Wirkung nicht die Spannung, sondern die Einwirkdauer und die Stromstärke ausschlaggebend.

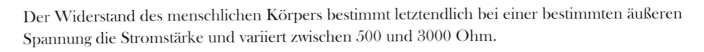

Der Widerstand des menschlichen Körpers bestimmt letztendlich bei einer bestimmten äußeren Spannung die Stromstärke und variiert zwischen 500 und 3000 Ohm.

7. Die Optik

7.1 Geometrische Optik

In der **geometrischen Optik** oder auch **Strahlenoptik** wird das Licht mit Hilfe des Strahlenmodells dargestellt. Das Licht wird hierbei in einer mehr oder minder idealisierten Form als Strahl, der sich geradlinig ausbreitet, dargestellt.

Dieses beschränkte Prinzip dient der Erklärung der Funktion der optischen Abbildung und ist trotz ihrer Einfachheit genau für diesen Zweck ausreichend.

Im Rahmen der optischen Abbildung gibt es vereinfacht gesagt zwei Möglichkeiten, Lichtstrahlen abzulenken und zwar durch:

- *Spiegel*

    An einem Spiegel wird ein Lichtstrahl reflektiert, das heißt es gilt das sogenannte Reflexionsgesetz

    Einfallswinkel α = Reflexionswinkel β

    Der Winkel wird immer zum Lot, also in Richtung der Erdbeschleunigung und nicht zur Oberfläche gemessen.

    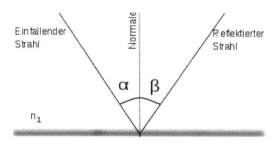

    [Quelle: http://de.wikipedia.org/wiki/Reflexion_(Physik)/Reflexionsgesetz]

    Es gibt ebene Spiegel, die man als *Planspiegel* bezeichnet und gewölbte Spiegel, die als *Wölbspiegel* bezeichnet werden. Wölbspiegel werden wiederum in Konvex- und Konkavspiegel unterteilt, diese Bezeichnungen werden noch erklärt.

- *Linsen*

    Linsen sind durchsichtige Körper, mit denen durch Lichtbrechung die Richtung von optischen Strahlen geändert werden kann. Es gibt zwei grundlegend verschiedene

Linsentypen: Die Sammellinsen oder auch „Konvexlinsen" und die Zerstreuungslinsen, die auch als „Konkavlinsen" bezeichnet werden.

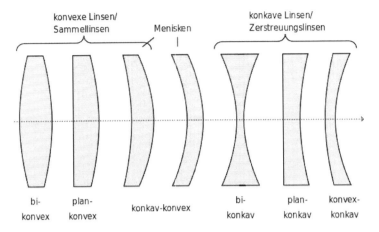

[Quelle: http://de.wikipedia.org/wiki/Linse_(Optik)]

Die Einteilung in konvex und konkav ist in der Optik sehr wichtig. Es gibt folgendes Erkennungsmerkmal zum leichteren Merken:
Sammellinsen sind in der Mitte dicker als am Rand, während Zerstreuungslinsen in der Mitte dünner sind als am Rand.

Abbildungen in der geometrischen Optik

Man unterscheidet hier wieder zwischen:

> **Abbildungen bei Spiegeln**
> In Hohlspiegeln werden parallel einfallende Lichtstrahlen an einem gemeinsamen Punkt gebündelt, dem **Brennpunkt F**. In kugelförmigen Hohlspiegeln treffen sich nur die Strahlen im Brennpunkt, die nahe der optischen Achse verlaufen, während in Parabolspiegeln alle parallelen Strahlen im Brennpunkt zusammenlaufen.
> Eine Satellitenschüssel beispielsweise funktioniert nach diesem Prinzip.
> Einen Strahl, der vor seiner Reflexion parallel zu Achse ist und danach durch den Brennpunkt geht, nennt man **Parallelstrahl**.
> Der **Brennstrahl** geht vor der Reflexion durch den Brennpunkt und ist folglich nach der Reflexion parallel zur Achse.
> An der Stelle, wo sich die beiden Strahlen nach der Reflexion treffen, entsteht eine Abbildung, mehr ist dazu nicht nötig.

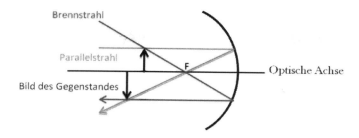

Wenn das Bild auf einer Fläche aufgefangen und scharf abgebildet werden kann, spricht man von einem *reellen Bild*. Ein Bild, das man zwar scharf sehen kann, dass sich durch seine Abbildungseigenschaft aber scheinbar hinter dem Spiegel befindet, nennt man *virtuelles Bild*.

Planspiegel liefern *seitenverkehrte, virtuelle* Bilder, während Wölbspiegel durch ihre Krümmung *verkleinerte, virtuelle* Bilder liefern.

Hohlspiegel liefern je nach Lage des Körpers, der abgebildet wird, unterschiedliche Bilder, befindet sich der Gegenstand beispielsweise außerhalb der Brennweite, so erhält man ein *reelles verkehrtes* Bild, befindet sich der Gegenstand innerhalb der Brennweite so erhält man ein *virtuelles, vergrößertes, aufrechtes* Bild.

➤ Abbildungen bei Linsen

Linsen lenken alle zur optischen Achse parallelen Strahlen durch ihren Brennpunkt, genau wie gewölbte Spiegel. Bei Sammellinsen existiert der Punkt wirklich, während er bei Zerstreuungslinsen nur theoretisch durch die Verlängerungen der ausfallenden Strahlen entsteht. Bei Zerstreuungslinsen wird der Brennpunkt auch als **Zerstreuungspunkt Z** bezeichnet.

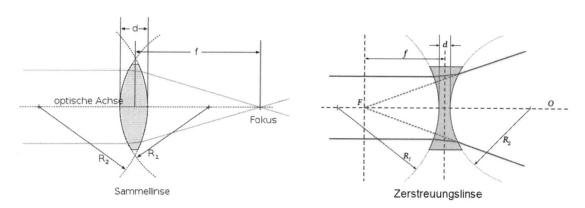

[Quelle: http://de.wikipedia.org/wiki/Linse_(Optik)]

TMK

Bei solchen Skizzen wird die räumliche Auslenkung der Strahlen zum besseren Verständnis vernachlässigt und der Vorgang somit idealisiert dargestellt. Die Ebene, die von der Seite betrachtet eine Gerade ergibt und die Linse darstellt, nennt man **Hauptebene**, jene Ebene die durch den Brennpunkt geht und normal zur optischen Achse verläuft, nennt man **Brennebene**.

Zur Konstruktion der Abbildung bedient man sich dreier Strahlen, die alle vom darzustellenden Körper ausgehen. Den Brenn-, den Haupt- oder Mittelpunktstrahl und den Parallelstrahl.

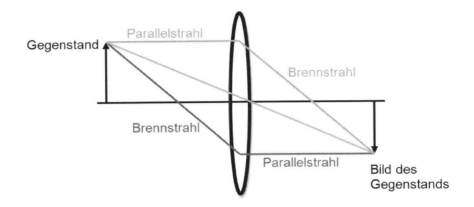

Der **Parallelstrahl** geht durch den Brennpunkt hinter der Linse, während der **Brennstrahl** durch den Brennpunkt vor der Linse läuft. Der **Hauptstrahl** wird von der Linse nicht abgelenkt, wodurch sich alle drei Strahlen wider im abgebildeten Körper hinter der Linse treffen.

Es gibt noch weitere Bezeichnungen, wie die **Gegenstandsweite g** die den Abstand des Körpers zur Linse beschreibt, die **Gegenstandsgröße G** und die **Bildweite b**, die wiederum den Abstand des Bildes zur Linse angibt. Die **Brennweite f** liefert den Abstand der Brennpunkte zur Linse.

Zwischen diesen Größen gelten folgende Zusammenhänge:

$$\frac{1}{f} = \frac{1}{g} + \frac{1}{b}$$

$$B = \frac{b}{g} * G$$

In der Praxis gibt es aber noch eine weitere Größe, die **Brechkraft D**, die der Charakterisierung der Linse dient. Sie wird verwendet, um die Brennweite von Brillen und anderen optischen Geräten anzugeben und ihre Einheit ist die Dioptrie [1/m]bzw. [dpt.].

$$D = \frac{1}{f}$$

Spezialfälle der Abbildungsgleichung von Sammellinsen

Ist der Gegenstand unendlich weit entfernt, so ergibt 1/g = 0, dass entweder b = f ist und das Bild in der Brennebene abgebildet wird, oder dass die Bildgröße B überhaupt Null ist.

Wenn die Gegenstandsweite doppelt so groß wie die Brennweite ist, sieht das formeltechnisch folgendermaßen aus:

$$g = 2f \Rightarrow b = 2f \Rightarrow b = g \Rightarrow B = G$$

Die Bildgröße ist also gleich der Gegenstandsgröße, das Bild wird 1:1 dargestellt und mit der doppelten Brennweite abgebildet.

Liegt der Gegenstand zwischen einfacher und doppelter Brennweite, so muss das Bild folglich größer als der Gegenstand sein. Nach diesem Prinzip funktionieren Projektoren, Objektive und Mikroskope.

Steht der Gegenstand im Brennpunkt, so ist 1/b = 0 => b = ∞, womit es kein Bild geben kann, da das Bild erst in der Unendlichkeit abgebildet werden kann.

Wenn sich der Gegenstand zwischen Linse und Brennpunkt befindet, gibt es im Gegensatz zu den anderen Beispielen ein virtuelles Bild, da die Strahlen hinter der Linse auseinanderlaufen und damit keine Abbildung in der Ebene möglich ist. Außerdem ist das Bild vergrößert und aufrecht.

7.2 Funktionsweise des Auges

(siehe auch Biologieskriptum **7. Der Mensch** / **7.10 Die Sinnesorgane**)

Wie im Biologieteil erklärt, gelangt das Licht durch die Hornhaut und die Iris ins Innere des Auges. Die kreisförmigen Muskeln der Iris können diese an die Lichtverhältnisse anpassen, indem sie die Pupille vergrößern oder verkleinern. Dieser Vorgang wird **Adaption** genannt. Nachdem das Licht die Augenlinse und Glaskörper passiert hat, trifft es auf die Netzhaut, wo es als Bild abgebildet wird. Zu dieser Abbildung liefert die Hornhaut mit ihrer Krümmung den wichtigsten Beitrag, die eine ungefähre Brechkraft von 43 dpt hat. Während die Hornhaut ihre Brechkraft nicht verändern kann, kann die Augenlinse dies durch die Muskeln, an denen sie aufgehängt ist, sehr wohl. Das ermöglicht die Scharfstellung von nahen und weit entfernten Gegenständen. Dieser Vorgang der Scharfstellung wird als **Akkomodation** bezeichnet.

TMK

Das Auge hat ein ungefähres Auflösungsvermögen von 0,5 bis 1 Bogenminute, was 1 mm auf 3 - 6 Meter entspricht.

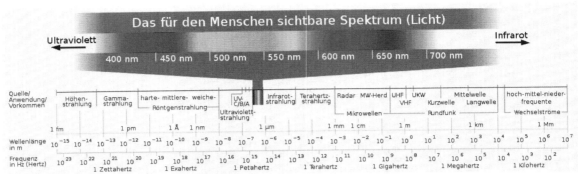

[Quelle: https://de.wikipedia.org/wiki/Licht]

Fehlsichtigkeit

Es gibt verschiedene Arten der Fehlsichtigkeit, zwei davon entstehen jedoch durch leichte Unterschiede in der Krümmung von Hornhaut und Linse.

- **Kurzsichtigkeit** ist meist die Folge eines zu langen Augapfels, wodurch sich die Brechkraft verändert und der Brennpunkt vor der Netzhaut liegt, was weit entfernte Objekte unschärfer erscheinen lässt als Objekte in der unmittelbaren Nähe. Durch eine Zerstreuungs- oder Konkavlinse kann dieses Problem behoben werden, da der Brennpunkt dadurch nach hinten auf die Netzhaut verschoben wird.

- **Weitsichtigkeit** ist die Folge eines zu kurzen Augapfels, wodurch der Brennpunkt sich hinter die Netzhaut verlagert. Dadurch wird das Bild bereits unscharf auf der Netzhaut abgebildet und das Ergebnis ist, dass Objekte in der Nähe unschärfer erscheinen als Objekte in der Ferne. Durch eine Sammel- oder Konvexlinse, kann auch hier der Brennpunkt verlagert werden, wodurch scharfes Sehen ermöglicht wird.

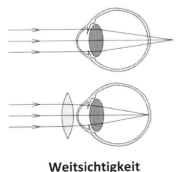

Weitsichtigkeit   **Kurzsichtigkeit**

[Quelle: http://de.wikipedia.org/wiki/Übersichtigkeit]   [Quelle: http://de.wikipedia.org/wiki/Kurzsichtigkeit]

Linsenfehler

Unter anderem sind hier zwei Linsenfehler von Bedeutung:

> **Die sphärische Aberration**
> Hier werden parallele, weiter außen liegende Lichtstrahlen nicht mehr durch den Brennpunkt geleitet. Das Resultat dieses Fehlers ist ein unscharfes Bild.
> Behoben werden können solche Fehler durch sehr teure asphärische Linsen.

> **Die chromatische Aberration**
> Dieser Fehler entsteht dadurch, dass Licht mit unterschiedlicher Farbe oder Wellenlänge unterschiedlich stark gebrochen wird. Durch Kombination von Linsen aus Gläsern verschiedener Dispersion kann dieser Fehler korrigiert werden.

Blenden

Eine Blende ist ein meist in der Größe verstellbares Loch, dessen Aufgabe es ist, Licht durchzulassen. Sie verändert nur die Helligkeit und die Schärfe, nicht aber die Größe eines Objektes. Blenden werden beispielsweise in Fotoapparaten angewendet.
Je kleiner die Blende ist, desto schärfer ist ein Bild und je größer die Blende ist, desto heller ist das Bild.

Zusammenfassung von Konvexlinse und Konkavspiegel

Gegenstandsweite g	Bildweite b	Abbildung
Unendlich (g = ∞)	Im Brennpunkt (b=f)	Unendlich klein
Weiter entfernt als die doppelte Brennweite g > 2f	Zwischen einfacher und doppelter Brennweite f < b < 2f	Verkleinert, reell, verkehrt
In der doppelten Brennweite g = 2f	In der doppelten Brennweite b = 2f	Gleich groß, reell, verkehrt
Zwischen einfacher und doppelter Brennweite (f < g < 2f)	Weiter entfernt als die doppelte Brennweite (b > 2f)	Vergrößert, reell, verkehrt
Im Brennpunkt (g = f)	Im Unendlichen	Keine Abbildung möglich
Zwischen Brennpunkt und Linse (g < f)	Zwischen unendlich und direkt bei der Linse	Vergrößert, virtuell, aufrecht

Konkavlinse und Konvexspiegel geben unabhängig von der Position des Objekts immer ein aufrechtes, verkleinertes und virtuelles Bild.

7.3 Wellenoptik

Die Wellenoptik behandelt das Licht in seiner Form als „elektromagnetische Welle". Elektromagnetische Wellen können sich als einzige Wellenart ohne ein schwingendes Medium ausbreiten. Sie beziehen ihre Bewegung aus dem Wechselspiel zwischen elektrischem und magnetischem Feld und können sich so fortbewegen. Dadurch können sie Energie auch durch ein Vakuum transportieren, wie beispielsweise durch das All, was der Grund dafür ist, dass wir die Sonne scheinen sehen.

Beschleunigte Ladungen strahlen elektromagnetische Wellen ab. Elektronen in einem Schwingkreis erzeugen **Radiowellen**, Elektronen, die abrupt abgebremst werden, erzeugen **Röntgenstrahlung** und Elektronen, die ihre Position im Atom verändern, erzeugen **Gammastrahlung**.

Die Ausbreitungsgeschwindigkeit elektromagnetischer Wellen

Elektromagnetische Wellen breiten sich mit der sogenannten **Lichtgeschwindigkeit im Vakuum c** aus die

$$c = 299.792.458 \text{ m/s} \approx 300.000 \text{ km/s}$$

c ist im Vakuum und näherungsweise auch in der Luft eine Konstante, aber in anderen Medien wie Wasser und Glasfasern hat es eine andere Ausbreitungsgeschwindigkeit, die auch von der Frequenz abhängt und daher keine Konstante mehr ist. Hier gilt auch wieder die bereits erwähnte Universalformel der Wellenlehre:

$$c = \lambda * f$$

Je kleiner die Wellenlänge, desto größer ist die Frequenz.

Entstehung von elektromagnetischen Wellen im sichtbaren Bereich

Spricht man von elektromagnetischen Wellen im sichtbaren Bereich, so ist das, was wir als „Licht" bezeichnen gemeint. Licht entsteht, wenn ein Elektron durch Zufuhr von Energie auf ein höheres Energieniveau, also auf eine Schale mit höherer potentieller Energie, gehoben wird. Es verbleibt dort aber nicht, sondern fällt wieder in eine niedrigere Schale zurück, wobei wiederum Energie frei wird. Diese frei werdende Energie, wird als **„Photon"** an die Umgebung abgegeben.

Ein Photon kann, wie später noch genauer erklärt wird, gleichzeitig als Teilchen und als elektromagnetische Welle betrachtet werden.

Der Grund, warum das Elektron nicht in seinem erhöhten Energieniveau verbleibt, liegt darin, dass in der Natur jedes System nach einem ihm möglichen Minimum potentieller Energie strebt. Man kann das angeregte Elektron mit einem Gegenstand vergleichen, den man nimmt und in die Höhe schmeißt. Der Gegenstand verbleibt nicht in der Luft, und hält seine potentielle Energie, sondern fällt wieder herunter und gibt seine gespeicherte Energie ab.

Lichtanregung kann erfolgen durch:
- Wärme (Glühbirne, Flamme, Sonne)
- eine hohe elektrische Spannung (Leuchtstoffröhre)
- Absorption von Photonen bzw. Licht (Optische Aufheller)
- eine chemische Reaktion (Glühwürmchen, Knick-Leuchtstäbe)

Das Licht als Welle beschreiben zu können war sehr lange eine umstrittene Theorie, wobei ihre klassische Variante die **Maxwell'sche Theorie** ist, die 1865 aufgestellt wurde und Licht als elektromagnetische Welle beschreibt. Mit der später noch beschriebenen **„Photonentheorie"** wurde 1905 die Quantenphysik eingeleitet.

Absorption von Licht

Unter Absorption versteht man die Aufnahme und Umwandlung von Licht beim Durchgang durch ein bestimmtes Medium. Die Energie des Lichtes wird dabei meist in Wärme umgewandelt.

Es gilt das sogenannte **Lambert-Beersche Gesetz**:

$$I = I_0 * e^{-\varepsilon * c * d}$$

Die Abschwächung oder auch Extinktion ist nicht proportional zur Schichtdicke oder zur Konzentration, sondern nimmt exponentiell ab.

In der Medizin verwendet man die sogenannte *„photometrische Analyse"*, um einen chemischen Blutbestandteil quantitativ im Blut bestimmen zu können. Dazu lässt man den gewünschten chemischen Bestandteil zu einem farbigen Stoff reagieren. Je mehr davon vorhanden ist, desto stärker ist die Färbung. Durch die Messung der Abschwächung eines durch die Probe durchgeschickten Lichtstrahls kann man schließlich die Konzentration des Stoffes messen.

TMK

Wichtige Aspekte der Wellenoptik

Die Lichtbrechung

Unter Brechung versteht man die Richtungsänderung des Lichtes, wenn es in ein anderes Medium eintritt. Der Grund dafür, dass Licht bricht, wenn es in ein anderes Medium eintritt, ist, dass es wie bereits erwähnt in unterschiedlichen Medien unterschiedliche Ausbreitungsgeschwindigkeiten hat. In sogenannten „optisch dichteren" Medien ist die Geschwindigkeit kleiner, in „optisch dünneren" Medien ist sie größer.
Beschrieben werden kann dieses Phänomen durch das **Brechungsgesetz**:

$$\frac{\sin \alpha}{\sin \beta} = \frac{c_1}{c_2}$$

c_1, c_2 sind die Ausbreitungsgeschwindigkeiten des Lichts in den bestimmten optischen Medien, vor und nach dem Übergang.

Da die eigentliche Lichtgeschwindigkeit für die Optik allerdings bedeutungslos ist, hat man zur Beschreibung des Brechungsverhaltens eine andere Größe eingeführt und zwar den **Brechungsindex**.

$$n = \frac{c}{c_m}$$

Wobei es sich bei c um die Lichtgeschwindigkeit im Vakuum und bei c_m um die Lichtgeschwindigkeit im Medium handelt. Der Brechungsindex ist eine dimensionslose Konstante, die rein vom optischen Medium abhängt.

Beispiele: n (Vakuum) ≈ n(Luft) ≈ 1   n (Wasser) ≈ 1,33
              n (Diamant) ≈ 2,42

Die Herleitung des Brechungsgesetzes erfolgt durch das sogenannte **Huygen'sche Prinzip**, welches besagt, dass jeder Punkt einer Wellenfront als Ausgangspunkt einer neuen Welle, einer sogenannten Elementarwelle, gesehen werden kann. Die neue Lage der Wellenfront ergibt sich aus der sogenannten „**Einhüllenden**", der Tangente sämtlicher Elementarwellen.

Brechung zum Lot

Wenn Licht von einem optisch dünneren in ein optisch dichteres Medium übertritt, findet immer eine Brechung zum Lot statt. Der Strahl wird steiler, es gilt α>β. Bei einem senkrechten Lichteinfall erhält man folglich keine Brechung.

Brechung vom Lot

Beim Übergang von einem optisch dichteren in ein optisch dünneres Medium spricht man von einer Brechung vom Lot. Das heißt der Strahl wird flacher und es gilt β>α.
Der Grenzwinkel zur Totalreflexion ergibt sich aus folgender Formel:

$$Sin\alpha^* = n$$

Das bedeutet wenn der Einfallswinkel größer ist als α', kann keine Brechung, sondern nur mehr eine **totale Reflexion** stattfinden: das Licht kann nicht ins optisch dünnere Medium eindringen. Dieses Phänomen hat jeder schon einmal erlebt, bei Wasseroberflächen, am Meer oder an Seen: Blickt man im richtigen Winkel auf die Wasseroberfläche, so kann man nicht auf den Grund sehen, da die Oberfläche sich durch die Reflexion wie ein Spiegel verhält.
Auch in Glasfaserkabeln wird optische Information in Form von Licht als Totalreflexion weitergeleitet.

Dispersion des Lichts

Unter Dispersion versteht man die Abhängigkeit der Ausbreitungsgeschwindigkeit des Lichts von der Wellenlänge. Die ist umso größer, je größer die Wellenlänge ist.

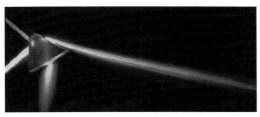

[Quelle: http://de.wikipedia.org/wiki/optik]

Leicht darstellbar ist dieses Phänomen an „weißem Licht". Dieses Licht mag für uns weiß erscheinen, tatsächlich setzt es sich jedoch aus verschiedenen Farbtönen zusammen, die alle eine unterschiedliche Wellenlänge haben und sich daher auch unterschiedlich schnell fortbewegen. Dadurch werden sie auch unterschiedlich stark gebrochen. Kurzwelliges Licht, wie blaues Licht zum Beispiel, wird stärker gebrochen als langwelliges rotes Licht. Mit einem Prisma kann man daher nach diesem Prinzip Licht in seine Spektralfarben zerlegen. Am obenstehenden Bild ist dieser Prozess dargestellt. Bei Linsen versucht man diese Dispersion aber zu vermeiden, indem man sie möglichst dünn fertigt. Haben die Linsen trotzdem solche Fehler, so handelt es sich dabei um die bereits erwähnte **chromatische Aberration**.

Beugung des Lichts

Breitet sich Licht im sogenannten geometrischen Schattenraum aus, so spricht man von Beugung des Lichts. Wellen können sich, wie man am Schall ja unschwer erkennen kann, auch um Ecken bewegen, was auch auf das Licht zutrifft

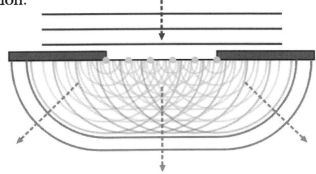

[Quelle: http://de.wikipedia.org/wiki/Optik]

und mittels Huygen'schem Prinzip erklärt werden kann. Die Beugung
ist ein Aspekt, der in der geometrischen Optik
eher vernachlässigt wird, da die Linsen und Spiegel als Gesamtstruktur gesehen viel größer als die geringe Wellenlänge des Lichts sind. Verkleinert man diese Strukturen jedoch, so kann man die Beugung beziehungsweise ihre Folge wahrnehmen.

Mit Hilfe eines „**optischen Gitters**" kann man dieses Phänomen gut erklären. Es besteht aus vielen kleinen, aneinander liegenden Spalten. Teilweise kann man Gitter mit bis zu 2000 Linien pro mm fertigen, wobei jedes Gitter durch den Abstand seiner Spalte charakterisiert ist. Diese Charakterisierung wird als **Gitterkonstante d** bezeichnet.
An jedem Spalt wird nun das Licht gebeugt, wobei sich die gebeugten Lichtwellen gegenseitig überlagern und verstärken bzw. auslöschen.

Das **Beugungsgesetz am Gitter** lautet dann folgendermaßen:

$$\sin \alpha_n = \frac{n * \lambda}{d}$$

Wobei d die Gitterkonstante, α_n der Beugungswinkel und n die Ordnung des Nebenmaximums ist.

Streuung des Lichts
Darunter versteht man die Ablenkung von Licht in alle Richtungen durch ein kleines Hindernis. Sie kann auf zwei Arten erfolgen:

- Durch **Reflexion**, die beispielsweise Staubteilchen und Nebel sichtbar werden lässt, wenn man sie mit einer Lichtquelle bestrahlt.

- Durch Schwingung des Teilchens, die auch als „**Rayleigh-Streuung**" bezeichnet wird. Hier trifft Licht auf ein Luftmolekül und regt dieses zu Eigenschwingungen im blauen Frequenzbereich an. Dadurch strahlt dieses Licht in alle Richtungen aus, wodurch beispielsweise der Himmel blau erscheint.

Polarisation des Lichts
Eine Welle bezeichnet man als polarisiert, wenn sie in einer Ebene schwingt. In der Natur überlagern sich im alltäglichen Licht so viele Wellen, die auch in verschiedenen Ebenen

schwingen, dass das Licht in seiner Gesamtheit unpolarisiert ist. In seiner Gesamtheit polarisiertes Licht kann folgendermaßen erzeugt werden:

- ❖ **Durch Polarisationsfolien**
  Mit Polarisationsfolien kann polarisiertes Licht sowohl erzeugt als auch nachgewiesen werden. Legt man nämlich zwei Polarisationsfolien übereinander, wobei ihre Durchlassrichtungen in einem Winkel von 90° aufeinander stehen müssen, so lassen sie überhaupt kein Licht mehr durch.

- ❖ **Durch Reflexion an transparenten Stoffen**
  Bei einer Reflexion an so einem optischen Medium, wird auch wenn es sich nicht um eine Totalreflexion handelt, ein Teil des Lichts linear polarisiert. Dabei ist ein Winkel besonders bevorzugt. Bei einer Reflexion an undurchsichtigen Medien, wie Spiegeln, tritt keine Polarisation auf.

- ❖ **Durch Streuung**
  Das blaue Licht des Himmels wird durch die dank der Luftmoleküle entstehende Streuung auch zum Teil polarisiert.

Neben den elektromagnetischen Wellen lassen sich auch mechanische Transversalwellen polarisieren.

7.4 Die Photonentheorie

Heinrich Hertz beschrieb im Jahre 1887 zum ersten Mal den sogenannten „**lichtelektrischen Effekt**" der heute auch als „Photoeffekt" bekannt ist.

Dieser besagt, dass die Energie, die auf ein Metall wirkt, wenn es mit UV-Licht bestrahlt wird, in der Lage ist, Elektronen aus diesem Metall herauszuschlagen. Allerdings müssen die Elektronen genug Energie erhalten, um die anziehende Kraft des Atomkerns verlassen zu können.

Die übertragende Energiemenge hängt dabei aber nur von der Frequenz und nicht von der Intensität der Welle selbst ab, was aber interessanterweise der Wellentheorie widerspricht. Denn wie man in Kapitel 4 „Schwingungen und Wellen" nachlesen kann, hängt die Energiemenge einer Welle von der Größe des Ausschlags, also der Amplitude ab, wobei wir wieder bei der Intensität wären.

Dieser Widerspruch kann aber leicht erklärt werden, wenn man das Licht als Teilchen betrachtet. Teilchen können ihre Energie nur durch einen Stoß abgeben, aber selbst viele Teilchen, die zusammen eine hohe Intensität haben, bringen nicht die nötige Energie auf, um ein Elektron herauszuschlagen, wenn sie selbst eine geringe Bewegungsenergie haben. Das liegt daran, dass sich Teilchen nicht wie Wellen überlagern können.

Wenn man die von den Elektronen aufgenommenen Energiebeträge schließlich genauer untersucht, kann man feststellen, dass dieser Betrag proportional zur Frequenz des Lichts steht:

$$E = h * f$$

Dier Proportionalitätskonstante h ($h = 6,63 * 10^{-34}\,Js$) bezeichnet man auch als **Planck'sches Wirkungsquantum**, sie ist neben c die wichtigste Konstante in der Natur.

Die Elektronen können nur Energie aufnehmen und abgeben, die der gerade genannten Formel entsprechen. Das bedeutet beispielsweise, dass es bei monochromatischem Licht nur einen einzigen Energiebetrag gibt, der zwischen Elektron und Licht ausgetauscht werden kann. Die Energie wird immer in gleich großen „Portionen" aufgenommen und abgegeben, diese Portionen nennt man **Quanten**, woraus sich auch der Begriff Quantenmechanik herleitet.

Erst Einstein löste diesen Widerspruch zwischen Welle und Teilchen indem er behauptete, dass diese Quantisierung nicht erst bei der Energieübertragung zum Tragen kommt, sondern eine allgemeine Eigenschaft des Lichts ist.

Die Photonentheorie besagt also Folgendes:

1. Das Licht besteht aus Photonen oder Lichtquanten, die sowohl die Eigenschaften von Wellen, als auch jene von Teilchen besitzen.

2. Wenn Licht Wellenform annimmt, dann besteht es aus einer großen Anzahl von Photonen, die alle eine Wellenlänge und eine Frequenz haben.

3. Als Teilchen habe die Photonen eine Masse, wodurch sie auch einen Impuls besitzen und kinetische Energie speichern können

4. Je nach Problemstellung wird das Photon entweder als Welle (Brechung, Beugung, Reflexion, Interferenz), oder als Teilchen (Fotoeffekt, Compton- Effekt) betrachtet. Die Bezeichnung Photon schließt jedoch beide Eigenschaften ein.

8. Die Atomphysik

8.1 Der Atomaufbau

Elementarteilchen

Jedes Atom ist aus verschiedenen Elementarteilchen aufgebaut:

- Elektronen (e⁻)
- Protonen (p⁺)
- Neutronen (n⁰)

Protonen und Elektronen besitzen eine sogenannte Elementarladung, die sich aber im Vorzeichen unterscheidet, während hingegen Neutronen keine Ladung besitzen. Elektronen haben eine negative Ladung, Protonen eine positive Ladung.
Die Masse eines Atoms ergibt sich in der Physik aus der Summe von Protonen und Neutronen und wird links vor das Elementkürzel geschrieben.

$$^{23}_{11}Na \text{ hat 11 Protonen und 12 Neutronen}$$

Während Protonen und Neutronen gleich schwer sind, haben Elektronen nur ca. ein 1/1800 dieser Masse.

Elementarteilchen	Symbol	Ladung	Masse (kg)
Elektron	e⁻	-1	$9{,}1 * 10^{-31}$
Proton	p⁺	+1	$1{,}6 * 10^{-27}$
Neutron	n⁰	0	$1{,}6 * 10^{-27}$

Der Atomkern

Im Kern befinden sich die Protonen und die Neutronen, wobei die Anzahl der Protonen dem Kern seinen Namen gibt und der Ordnungszahl im Periodensystem entspricht. So ist zum Beispiel jedes Atom mit 26 Protonen ein Eisenatom.
Kerne mit gleicher Protonenanzahl können aber eine unterschiedliche Neutronenanzahl haben: Solche Atome, die zu ein und demselben Element gehören, aber unterschiedlich viele Neutronen haben, nennt man „*Isotope dieses Elements*".

TMK

Protonen und Neutronen werden durch die sogenannte „**Kernkraft**", die auch als „**starke Wechselwirkung**" bezeichnet wird, zusammengehalten. Diese Kraft ist die stärkste aller bekannten Kräfte und überwindet so auch die abstoßende Kraft der positiv geladenen Protonen. Sie hat aber nur eine sehr geringe Reichweite.

Die Elektronenhülle

Zwischen den im Verhältnis sehr kleinen Elektronen, die um den Kern kreisen, befindet sich unvorstellbar viel leerer Raum. Die feste Materie, so wie wir sie kennen, entsteht somit nicht durch die dichte Packung der Atome, sondern eigentlich durch die abstoßenden Kräfte der Elektronen in der Hülle.

Diese Elektronen halten sich dabei in sogenannten **Schalen**, auch als **Sphären** bezeichnet, rund um den Kern auf. Eine Schale steht dabei für ein ungefähres Energieniveau eines Elektrons und nicht für einen örtlichen Bereich oder einen Abstand vom Kern.

Die Schalen werden entweder mit den Buchstaben K, L, M, N, O, P und Q oder mit der sogenannten „**Hauptquantenzahl**" n (1, 2, 3, 4, 5, 6, 7) beschrieben.

Jede Schale kann verschieden viele Elektronen aufnehmen, und zwar nach folgender Formel:

$$2n^2$$

Das exakte Energieniveau eines Elektrons kann erst durch das exakte Orbital beschrieben werden, wobei die Elektronen in den einzelnen Schalen in unterschiedlichen **Orbitalen** angeordnet werden, die im Prinzip als „Unterschalen" gesehen werden können.

Orbitale

Unter einem Orbital versteht man also den (wahrscheinlichsten) Aufenthaltsbereich eines Elektronenpaares im Umfeld eines Atoms.

Daraus folgt, dass sich die Elektronen nicht frei in den Schalen bewegen, sondern sich paarweise gruppieren und sich dabei in bestimmten Bereichen um das Atom herum aufhalten.

Die Heisenberg'sche Unschärferelation

Sie besagt, dass es unmöglich ist Ort und Impuls eines Elektrons gleichzeitig anzugeben, denn je genauer man das eine bestimmt, desto ungenauer wird das andere.

$$\Delta P * \Delta x = \frac{h}{2\pi}$$

Die Orbitale können entweder durch die Buchstaben s, p, d und f oder durch die sogenannte „**Nebenquantenzahl**" l (0, 1, 2 und 3) unterschieden werden.

- 1. Schale => 1 s-Orbital
- 2. Schale => 1 s und 3p-Orbitale
- 3. Schale => 1s-, 3p- und 5d-Orbitale
- 4. Schale => 1s-, 3p-, 5d- und 7f-Orbitale
- 5. Schale =>1s-, 3p-, 5d- und 7f-Orbitale
- 6. Schale => 1s-, 3p-, und 5d-Orbitale
- 7. Schale => 1s-Orbital

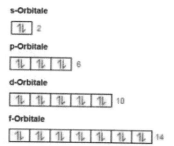

Die Anzahl der Orbitale ist durch die sogenannte **Magnetquantenzahl m** gegeben, wobei m die Werte von –l bis +l einnimmt.

Die Orbitale haben je nachdem, um welches Elektron es sich handelt, ganz bestimmte geometrische Formen, die ausschlaggebend für die Bindungseigenschaften der Atome sind.

Energetische Eigenschaften von Orbitalen

Die Energieniveaus der einzelnen Orbitale können sich überlagern und werden nach einem bestimmten Schema dargestellt. In allen Orbitalen mit dem gleichen Buchstaben und der gleichen Hauptquantenzahl haben die Elektronen die gleiche Energie. Sie geben den Orbitalen auch ihren Namen.

Die Hund'sche Regel
Die Orbitale werden von unten nach oben mit Elektronen angefüllt, wobei jedes Orbital zunächst einfach und dann doppelt besetzt wird, in der sogenannten „Kästchenschreibweise".

Orbitale werden nur mit Elektronen besetzt, die einen dem anderen Elektron entgegengesetzten „Spin" haben. Die Elektronen werden durch entgegengesetzt ausgerichtete Pfeile dargestellt. Der Spin kann die Werte + ½ und – ½ annehmen und wird durch die „**Spinquantenzahl s**" charakterisiert.

Das Pauli Prinzip
Die Elektronen eines Atoms müssen sich in mindestens je einer Quantenzahl unter- scheiden.

Dies gilt für alle Elektronen eines Atoms. Im atomaren Bereich werden die Größen manchmal noch in *Angström* gemessen, wobei $1 A = 10^{-10} m$ und 1nm = 10 A gilt.

TMK

8.2 Radioaktivität

Kerne können, sofern die erforderliche Energie verfügbar ist, umgewandelt werden. Die drei wichtigsten Kernumwandlungen lauten wie folgt:

> ❖ *Radioaktivität*: Der Kern sendet kleine Teilchen aus, dabei kann es sich um Elektronen oder Helium-Kerne handeln.
> $$^{238}_{92}U \rightarrow {}^{234}_{90}Th + {}^{4}_{2}\alpha$$
>
> ❖ *Kernspaltung*: Ein Kern wird in zwei kleinere Kerne gespalten, wobei meistens auch einzelne Neutronen frei werden.
> $$^{235}_{92}U + {}^{1}_{0}n \rightarrow {}^{89}_{36}Kr + {}^{144}_{56}Ba + 3{}^{1}_{0}n$$
>
> ❖ *Kernfusion*: Zwei Kerne fusionieren zu einem größeren Kern.
> $$^{2}_{1}H + {}^{6}_{3}Li \rightarrow 2{}^{4}_{2}He$$

Unter Radioaktivität, radioaktivem Zerfall oder Kernzerfall versteht man also die spontane Umwandlung instabiler Atomkerne unter Energieabgabe. Diese frei werdende Energie wird in Form von ionisierender Strahlung abgegeben.

Die radioaktive Strahlung wird in vier Strahlungsarten unterteilt:

> ➢ *α – Strahlung:*
> Diese Strahlung besteht aus Helium-Kernen. Das sogenannte „α-Teilchen" setzt sich aus je zwei Protonen und Neutronen zusammen, die vom Kern abgegeben werden, wobei sich das Element natürlich verändert.
> Da die Kernkraft immer nur auf die Nachbarn wirkt, ist es egal wie viele Nukleonen im Kern sind, sie werden dadurch weder stärker noch schwächer zusammengehalten. Die elektrische Kraft hingegen wirkt weiter, wodurch sich Protonen umso stärker abstoßen, je mehr davon im Kern vorhanden sind.
> Werden Atome sehr groß, kann die Kernkraft die abstoßende Wirkung der Protonen nicht mehr ausgleichen. Um diesem Zustand auszuweichen, werden zwei Protonen eliminiert. Das ist auch der Grund, warum es eine natürliche Grenze für die Größe von Atomkernen gibt, da sie über dieser Grenze zu instabil sind, um bestehen zu können. Daraus wird ersichtlich, dass α-strahlende Atome meist größere Kerne haben.

- ### β⁻ - Zerfall:
  Beim β⁻- Zerfall wird ein Neutron im Kern in ein Proton und ein Elektron umgewandelt, wobei wiederum Energie frei wird. Das Elektron nutzt diese Energie, um den Kern in Form von β⁻- Strahlung zu verlassen. Auch dabei verändert sich das Element. Neben dem Elektron wird bei dieser Art des Zerfalls noch ein weiteres Teilchen frei, das sogenannte Antineutrino v_e, das einen Teil der freiwerdenden Energie aufnimmt und weder Masse noch Ladung hat.
  Für diesen Zerfall ist die _schwache Wechselwirkung_, bei der es sich um eine der vier grundsätzlichen Kräfte in der Physik handelt, verantwortlich.

- ### β⁺- Zerfall:
  Der β⁺- Zerfall ist nur von künstlichen Isotopen bekannt, wobei es sich bei dem Teilchen, welches hier frei wird, um das erste beobachtete Antiteilchen der Geschichte handelt. Dieses Positron hat, wie Antiteilchen im Allgemeinen, genau die entgegengesetzten Eigenschaften wie das dazugehörige Teilchen. Stoßen diese beiden Teilchen zusammen so „lösen" sie sich in Photonen im Bereich von Gammastrahlung auf.

- ### γ - Strahlung
  Hierbei handelt es sich nicht um eine Teilchenstrahlung, sondern um ein Energiequant, der das Atom verlässt. Dieser Vorgang läuft ähnlich der Emission von Licht ab. Eine oder mehrere angeregte „Nukleonen" (Kernteilchen) kommen durch Abgabe dieser Energie auf ein niedrigeres Energieniveau, wobei sich aber die Neutronen- und die Protonenzahl nicht ändert. Es handelt sich also um einen isomeren Übergang.
  Die Gammastrahlung tritt meist als Begleitstrahlung mit anderen Strahlungsarten auf, da die Anregung durch die überschüssige Energie von Alpha- und Betastrahlung, die im Kern verbleibt und den Teilchen nicht mitgegeben wird, erfolgt.

Die natürlichen Zerfallsreihen
Alle natürlich vorkommenden radioaktiven Elemente sind Teil von sogenannten „Zerfallsreihen". Im Zuge dieser Zerfallsreihen wandeln sich die schweren Elemente, ausgehend von Uran und Thorium über eine lange Reihe von Zwischenprodukten mit unterschiedlichsten Halbwertszeiten letztlich in stabile Bleiisotope um.
Diese Zerfallsreihen sind somit die Quelle für sämtliche natürlich vorkommende radioaktive Elemente. Das ist aber keineswegs eine Einbahnstraße, denn diese Elemente werden im selben Ausmaß nachproduziert wie sie zerfallen.
Auch Erdwärme entsteht dank dieser Zerfallsreihen, so liefert ein km³ Granit beispielsweise eine Leistung von 2770 W.

TMK

Messung von radioaktiver Strahlung

Radioaktive Strahlung kann mit dem sogenannten „Geiger-Müller-Zählrohr", gemeinhin auch als Geiger-Zähler bekannt, gemessen werden. Hierbei löst ein einzelnes, von einem ionisierenden Teilchen freigesetztes Elektron, das durch eine Spannung beschleunigt wird, eine ganze Lawine an Elektronen aus, die schließlich vom Gerät als „Knacke" hörbar gemacht werden.

Das radioaktive Zerfallsgesetz

Die Aktivität der Strahlungsquelle ist die Grundgröße des radioaktiven Zerfalls:

$$A = \frac{Zerfälle}{Zeit}$$

Die alte Einheit für diesen Wert ist Curie [Ci], die derzeit verwendete ist Becquerel, was mit Zerfällen pro Sekunde gleichzusetzen ist (1 Ci = $3{,}77 * 10^{10}$ Bq).

Für eine größere Zahl von Atomen verhält sich das Ganze wieder anders: Da man weiß, wie viele Teilchen ungefähr in einer gewissen Menge von radioaktivem Material enthalten sind, lassen sich sehr genaue statistische Werte bezüglich des Zerfalls ermitteln. Hinzu kommt noch, dass radioaktive Zerfälle sehr genau messbar sind, auch einzeln. Daraus lässt sich ein Gesetz für den radioaktiven Zerfall herleiten:

$$N(t) = N_0 * e^{-\lambda t} \qquad A(t) = A_0 * e^{-\lambda t}$$

n(t)... Anzahl der Teilchen nach der Zeit t
n₀... Anzahl der Teilchen zu Beginn
A₀... Aktivität zu Beginn
λ... Zerfallskonstante [s^{-1}]

Jedes radioaktive Teilchen hat seine charakteristische Zerfallskonstante. Die Zerfallskonstante ist im Prinzip der Kehrwert der „Lebensdauer". Mit dem Ende dieser Lebensdauer bleiben nur 1/e ≈ 37% der ursprünglichen Teilchen übrig.

Die Lebensdauer ist durch folgende Formel ermittelbar:

$$\tau = \frac{1}{\lambda}$$

In der Physik gibt es aber eine noch aussagekräftigere Größe, welche die die Zerfallsgeschwindigkeit eines Teilchens beschreibt. Das ist die Halbwertszeit:

$$\tau_{\frac{1}{2}} = \frac{\ln 2}{\lambda}$$

In der Halbwertszeit ist, wie der Name schon sagt, genau die Hälfte der ursprünglichen Substanz zerfallen und das unabhängig davon, wie viel Masse vorhanden war bzw. ist. Sie ist eine charakteristische Größe für jedes Isotop und hat elementspezifisch eine sehr große Schwankungsweite zwischen Millisekunden und Milliarden von Jahren.

Die Gefahr bei radioaktiver Strahlung

Radioaktive Strahlung ist eine **ionisierende Strahlung**, dabei handelt es sich um jene Strahlung, die Elektronen aus Atomen und Molekülen herausschlagen kann und diese dadurch ionisiert. Auch in Organismen können diese Strahlen so Moleküle in Ionen und Radikale, das sind Atome oder Moleküle mit mindestens einem ungepaarten Elektron, spalten. Diese Radikale reagieren sehr heftig mit ihrer Umgebung und können so das Zellgewebe zerstören.
Die Energie der Strahlung ist sogar dazu in der Lage DNA zu spalten und kann somit zu den gefürchteten strahlungsbedingten Mutationen führen. Erwischt es nur einen Strang, so ist die DNA in der Lage sich selbst zu reparieren, werden beide Stränge beschädigt oder durchtrennt, stirbt die Zelle ab oder ihre genetische Information wird verändert.
Das ist auch der Grund, warum die zellbildenden Organe wie Knochenmark, Lymphknoten und Keimdrüsen am schwersten von radioaktiver Strahlung geschädigt werden.
Die für diese Prozesse notwendigen Ionisierungsenergien liegen typischerweise in der Größenordnung mehrerer Elektronenvolt, die relativ leicht erreicht werden.

$$1eV = 1{,}602 * 10^{-19} J$$

8.3 Die Kernspaltung

Werden schwere Kerne, wie ^{235}U und ^{239}Pu, mit thermischen (langsamen) Neutronen beschossen, so werden sie dadurch instabil. Diese Instabilität hat zur Folge, dass ein solcher schwerer Kern in zwei kleinere Kerne zerfällt, wodurch Energie frei wird.
Neben den neuen Elementen werden pro Spaltung auch immer einige Neutronen frei, die selbst wieder zur Spaltung von anderen schweren Kernen verwendet werden können. Dadurch wird eine Kettenreaktion ausgelöst; alle entstehenden Spaltprodukte sind hochradioaktiv und haben verschieden Halbwertszeiten.

Ob es jedoch zu einer Kernspaltung kommt oder nicht, ist abhängig von:

- **Der Geschwindigkeit der Neutronen**
  Man unterscheidet zwischen langsamen und schnellen Neutronen, wobei die schnellen bei der Spaltung frei werden und die langsamen oder auch thermischen Neutronen für die Spaltung benötigt werden, da ihre kinetische Energie niedrig sein muss, um von den Kernen eingefangen werden zu können.
  Um die bei der Spaltung entstandenen Neutronen für neue Spaltungen verwenden zu können, müssen sie also zu allererst einmal abgebremst werden. Das geschieht durch die sogenannten **Moderatoren**, bei denen es sich meist um leichtes oder schweres Wasser bzw. um Graphit handelt.

- **Der Masse und der Anordnung des Brennstoffes**
  Erst ab einer bestimmten „**kritischen Masse**" des Brennstoffes, kann es zu einer Kettenreaktion kommen. Wird dieser Level nicht erreicht, so verlassen die Neutronen den Brennstoff, bevor sie weitere Atome spalten können.
  Für ^{235}U beträgt die kritische Masse in etwa 15 kg, für ^{239}Pu nur etwa 5 kg.

8.4 Kernfusion

Bei der Kernfusion kommt es zu einer Verschmelzung von zwei leichten Kernen zu einem schweren Kern. Dabei wird noch mehr Energie frei als bei der Kernspaltung.
Da die Kernfusion die Energiequelle der Sonne ist, ist sie der Grundstein für das Leben auf der Erde und somit auch unsere Energiequelle.
Ihre Nettoreaktion lautet:

$$6\,^2H \rightarrow 2\,^4He + 2p^+ + 2n + 43{,}1\ MeV$$

Jene Reaktion mit der ein Fusionsreaktor am ehesten funktionieren würde, ist folgende:

$$^2H + {}^3H \rightarrow {}^4He + n + 17{,}6\,MeV$$

Damit eine Kernfusion stattfinden kann, müssen sich die beiden potentiellen Kerne so weit nähern, dass die anziehenden Kernkräfte größer als die abstoßenden Coulomb-Kräfte werden. Das klingt zwar einfach, tatsächlich sind dafür aber unvorstellbar große Temperaturen und Drücke notwendig, was auch der Grund ist, warum Fusionsreaktoren auf der Erde bis dato nicht umsetzbar sind, da man solche Verhältnisse bisher nur in Atombomben zustande gebracht hat.

8.5 Ionisierende Strahlung

Dabei handelt es sich, wie bereits erwähnt wurde, um jene Strahlung, die Elektronen aus Atomen und Molekülen herausschlagen kann und diese dadurch ionisiert.

Ionisierende Strahlungsarten:

- Kurzwellige Ultraviolettstrahlung
- Röntgenstrahlung (Bereich zwischen 100 eV und 250 eV)
- α-, β- und γ-Strahlung
- Neutronenstrahlung

Größen und Einheiten zur Messung von ionisierten Strahlen

> *Die Aktivität der Strahlungsquelle A* gibt die Anzahl der Zerfälle pro Sekunde in „Becquerel" [Bq] an.

> *Die Energiedosis D* gibt die vom Körper absorbierte Strahlungsenergie in „Gray" [Gy = J/7kg] an. Diese Größe lässt eine Aussage über die Gefährlichkeit der Strahlung treffen. Sie berücksichtigt die Gesamtmenge der Strahlen die vom Körper aufgenommen werden.

> *Der Strahlungswichtungsfaktor w_r* liefert eine Skala zur Bestimmung der biologischen Wirkung ionisierender Strahlung. Es handelt sich hierbei um eine dimensionslose Zahl, die sich auf eine bestimmte Strahlenart bezieht. Sie wird experimentell ermittelt und gliedert die Strahlung in folgende Gefahrenstufen:

Strahlungsart	w_r
Röntgenstrahlung	1
β-Strahlung	1
γ-Strahlung	1
Langsame Neutronen	3
Schnelle Neutronen	10
α-Strahlung	20

Die α-Strahlung ist mit Abstand die gefährlichste Strahlung, da sie im Unterschied zu anderen Strahlungsarten wegen der Größe der He-Kerne vollständig vom Körper absorbiert wird. Ihre Größe ist aber auch der Grund, warum sie bereits von ein paar cm Luft aufgehalten wird und somit nur bei Verschlucken oder Einatmen zu einer Gefahr werden kann.

Die γ-Strahlung ist zu energiegeladen um von Luft aufgehalten zu werden, vor ihr schützen nur Betonwände oder Bleiplatten.
β-Strahlung hingegen kann in der Luft bis zu 10 m zurücklegen und wird von dickeren Hindernissen auch absorbiert.

> *Die Äquivalentdosis H* ergibt sich aus dem Strahlungswichtungsfaktor und der Energiedosis D und liefert somit einen Wert für die biologische Wirkung ionisierender Strahlung.

$$H = w_r * D$$

Die effektive Dosis berücksichtigt schließlich noch die unterschiedliche Strahlungsempfindlichkeit bestimmter Organe.

Die kosmische Strahlung

Bei der kosmischen Strahlung handelt es sich um eine hochenergetische Teilchenstrahlung aus dem Weltall. Sie besteht zu 87% aus Protonen und zu 12 % aus Heliumkernen. Das letzte Prozent machen verschiedene andere schwere Kerne aus. Daneben bewegen sich auch viele Elektronen und Neutrinos frei im All herum.
Auf die äußere Erdatmosphäre treffen ca. 1000 Teilchen pro Quadratmeter und Sekunde. Durch Wechselwirkungen mit Gasmolekülen entstehen Teilchenschauer mit einer hohen Anzahl von Sekundärteilchen, von denen aber nur ein geringer Teil die Erdatmosphäre erreicht.
Dank unserer Atmosphäre nimmt die kosmische Strahlung auf der Erde erst mit zunehmender Höhe stark zu.

TMK

3. Teil

Chemie

vom Atombau über die chemische Bindung hin zu den grundlegenden Reaktionen

1. Der Atombau

1.1 Grundlagen

Element

Dabei handelt es sich um einen chemischen Grundstoff, der ausschließlich aus Atomen derselben Ordnungszahl, also Atomen mit gleich vielen Protonen besteht. Derzeit gibt es 22 Reinelemente und 96 Mischelemente, also Elemente die sich in ihrer Neutronenanzahl unterscheiden und als Isotope des jeweiligen Elements bezeichnet werden.

Derzeit sind uns also 118 Elemente bekannt, von denen die ersten 92 im Periodensystem natürlich vorkommen. Es gibt 104 feste, 12 gasförmige und zwei flüssige (Brom und Quecksilber) Elemente. Die Darstellung im Periodensystem sieht folgendermaßen aus:

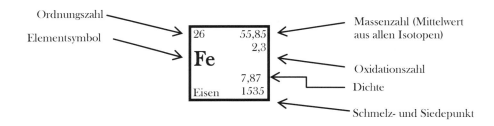

Je nach Eigenschaft werden Elemente in Metalle, Halbmetalle und Nichtmetalle unterteilt. Metalle glänzen und sind elektrisch leitfähig, während Nichtmetalle kein einheitliches Erscheinungsbild haben. Die Halbmetalle eint, dass ihre Leitfähigkeit mit steigender Temperatur zunimmt.

Ion

Ein Ion ist ein geladenes Teilchen, wobei es sich bei einem **Kation** um ein positiv und bei einem **Anion** um ein negativ geladenes Teilchen handelt. Kationen geben Elektronen ab, wodurch sie ihre Ladung erreichen, während Anionen Elektronen aufnehmen.

Molekül

Ein Molekül ist eine Verbindung aus mindestens zwei unterschiedlichen Atomen. Elemente kommen in der Regel in der Natur nur molekular vor, mit Ausnahme der Edelgase, die sehr reaktionsträge sind, da ihre äußere Schale bereits voll besetzt ist.

TMK

Atomare Masseneinheit u

Dabei handelt es sich um die Einheit, in der die Masse von Atomen beziffert wird, wobei 1u der Masse eines Protons bzw. Neutrons entspricht.

Mol

Das Mol [mol] ist die SI-Basiseinheit der Stoffmenge. Sie dient der Mengenangabe bei chemischen Reaktionen.
Ein Mol enthält etwa $6,022 * 10^{23}$ Teilchen. Diese Zahl ist so definiert, dass 12g Kohlenstoff mit dem Isotop C-12 genau einem Mol entsprechen. Der Zahlenwert der Masse eines Mols eines Stoffs, angegeben in Gramm, ist identisch mit der Atommasse der Atome oder Moleküle, aus denen der Stoff besteht, angegeben in der Atomaren Masseneinheit (u).

Bestandteile des Atoms

Atome sind aus den verschiedensten Elementarteilchen aufgebaut, die wiederum in leichte und schwere Elementarteilchen unterteilt werden. Die wichtigsten Elementarteilchen sind nun hier zusammengefasst:

Leichte Elementarteilchen (Leptonen):

- ➤ *Elektron:* Die Existenz der Elektronen wurde erstmals Ende des 19. Jahrhunderts mittels eines Kathodenstrahls nachgewiesen.
  Ladung: negativ => e^-
  Masse: $0,9 * 10^{-27} g = 0,000549 \, u$

- ➤ *Positron:* Das Positron bildet das Antiteilchen zum Elektron.
  Ladung: positiv => e^+
  Masse: $0,9 * 10^{-27} g = 0,000549 \, u$

Schweren Elementarteilchen (Nukleonen):

- ➤ *Proton:* Dieses Teilchen wurde ebenfalls Ende des 19. Jahrhunderts entdeckt, mit Hilfe eines Experiments mit einem Kanalstrahlrohr.
  Ladung: positiv => p^+
  Masse: 1u

> ***Neutron:*** Es wurde nach achtjähriger hypothetischer Existenz 1930 entdeckt. Protonen und Neutronen halten mittels Kernkraft zusammen.
> Ladung: neutral => n^0
> Masse: 1,00867u

Der Atomkern
Im Kern befinden sich die Protonen und Neutronen, wobei die Anzahl der Protonen der Ordnungszahl oder Kernladungszahl entspricht und somit das Element definiert. Atome mit derselben Protonenanzahl, aber unterschiedlicher Neutronenanzahl werden als sogenannte **Isotope** des Elements bezeichnet

Der Atomradius
Durch die zunehmende Anzahl an Schalen **nimmt er im Periodensystem von oben nach unten zu** und dank der stärker werdenden Anziehung zwischen Protonen und Elektronen **nimmt er von links nach rechts ab.**

Die Elektronenhülle oder Atomhülle
Entdeckung der Atommodelle
> *Rutherford'scher Streuversuch (1911)*
> Eine Goldfolie wird mit Radium radioaktiv bestrahlt und bringt folgende Erkenntnisse:
> Da die meisten Strahlen ungehindert durch die Goldfolie durchkommen, muss das Atom ein sehr kleines Massenzentrum besitzen, zudem hat der Rest des Atoms fast keine Masse.
> Der Strahl wird abgelenkt, wenn er einem Kern nahe kommt, was bedeutet, dass die Kerne positiv geladen sein müssen. In der fast leeren Hülle können somit nur Elektronen sein.

Quelle: http://de.wikipedia.org/wiki/Rutherford-Streuung

> *Niels Bohr traf vier Aussagen von denen heute noch 3 gültig sind.*
> 1. Elektronen bewegen sich auf berechenbaren Bahnen.
> 2. Elektronen wechseln Bahnen durch Energiezufuhr oder -abgabe.
> 3. Elektronen bewegen sich so schnell um den Kern, dass sich Fliehkräfte und Anziehungskräfte aufheben.
> 4. Wenn Elektronen sich strahlungsfrei um den Kern bewegen, handelt es sich um stabile Atome.

TMK

- *Werner Heisenberg'sche Unschärferelation*
  Es ist unmöglich Ort und Impuls eines Elektrons gleichzeitig festzustellen.

$$\Delta P * \Delta x = \frac{h}{2\pi}$$

- *De Broglies Welle-Teilchen-Dualismus*
  Licht entsteht, wenn ein Elektron durch Zufuhr von Energie angeregt wird und so auf ein höheres Energieniveau gelangt. Dort verbleibt es nicht lange, sondern fällt wieder in eine Schale mit niedrigerer potentieller Energie zurück.
  Die Energie, die das Elektron bei diesem Fall abgibt, wird als **Photon** bezeichnet. Dieses Photon kann gleichzeitig sowohl als Welle, als auch als Teilchen gesehen werden.

- Erwin Schrödinger stellte die „**Schrödinger-Gleichung**" für alle Elektronen als Welle auf

Bau der Atomhülle nach heutigen Erkenntnissen (siehe auch Physik - Kapitel 8)

Zwischen den im Verhältnis sehr kleinen Elektronen, die um den Kern kreisen, befindet sich unvorstellbar viel leerer Raum. Die feste Materie wie wir sie kennen entsteht somit nicht durch die dichte Packung der Atome, sondern eigentlich durch die abstoßenden Kräfte der Elektronen in der Hülle.

Die **Ionisierungsenergie** wird benötigt, um das am lockersten gebundene Elektron abzuspalten und ist ein direktes Maß für den Energiezustand eines jeden Elektrons. Die Ionisierungsenergie nimmt klarerweise mit wachsenden Atomradius ab, da die bindenden Kräfte mit zunehmendem Abstand ebenfalls abnehmen.

Jedes Atom hat ein charakteristisches **Linienspektrum**. Die Elektronen wollen gemäß den Naturgesetzen immer im energieärmsten und somit auch stabilsten Zustand verharren. Führt man Energie zu, so springen die Elektronen auf ein energiereicheres Niveau, wodurch sie in einen angeregten instabilen Zustand geraten. Dank dieser Instabilität verharren sie nicht lange in diesem Zustand, sondern springen sofort wieder zurück. Dabei geben sie Energie in Form von Licht ab, welches, wenn man es durch ein Prisma leitet, Spektrallinien erzeugt, die sich zu einem atomspezifischen Linienspektrum zusammenfügen.

Die Elektronen halten sich in sogenannten **Schalen**, auch als Sphären bezeichnet, rund um den Kern auf. Eine Schale steht dabei für ein ungefähres Energieniveau eines Elektrons und nicht einen örtlichen Bereich oder einen Abstand vom Kern.

TMK

Die Schalen werden entweder mit den Buchstaben K, L, M, N, O, P und Q oder mit der sogenannten „**Hauptquantenzahlen**" (1, 2, 3, 4, 5, 6, 7) beschrieben.

Jede Schale kann verschieden viele Elektronen aufnehmen, und zwar nach folgender Formel:

$$2n^2$$

Das exakte Energieniveau eines Elektrons kann erst durch das exakte Orbital beschrieben werden, wobei die Elektronen in den einzelnen Schalen in unterschiedlichen Orbitalen angeordnet sind, die im Prinzip als „Unterschalen" gesehen werden können.

Unter einem **Orbital** versteht man also den (wahrscheinlichsten) Aufenthaltsbereich eines Elektronenpaares im Umfeld eines Atoms.
Daraus folgt, dass sich die Elektronen nicht frei in den Schalen bewegen, sondern paarweise gruppieren und sich dabei in bestimmten Bereichen um das Atom herum aufhalten.

Die Orbitale können entweder durch die Buchstaben s, p, d und f oder durch die sogenannte „**Nebenquantenzahl l**" (0, 1, 2 und 3) unterschieden werden.

- 1. Schale => 1 s-Orbital
- 2. Schale => 1 s und 3p-Orbitale
- 3. Schale => 1s-, 3p- und 5d-Orbitale
- 4. Schale => 1s-, 3p-, 5d- und 7f-Orbitale
- 5. Schale => 1s-, 3p-, 5d- und 7f-Orbitale
- 6. Schale => 1s-, 3p-, und 5d-Orbitale
- 7. Schale => 1s-Orbital

s-Orbitale: 2
p-Orbitale: 6
d-Orbitale: 10
f-Orbitale: 14

Die Anzahl der Orbitale ist durch die sogenannte **Magnetquantenzahl m** gegeben, wobei m die Werte von $-l$ bis $+l$ einnimmt.
Die Orbitale haben, je nachdem um welches Elektron es sich handelt, ganz bestimmte geometrische Formen, die ausschlaggebend für die Bindungseigenschaften der Atome sind.

Energetische Eigenschaften von Orbitalen

Die Energieniveaus der einzelnen Orbitale können sich überlagern und werden nach einem bestimmten Schema dargestellt. In allen Orbitalen mit dem gleichen Buchstaben und der gleichen Hauptquantenzahl haben die Elektronen die gleiche Energie. Sie geben den Orbitalen auch ihren Namen.

> **_Die Hund'sche Regel_**
> Die Orbitale werden von unten nach oben mit Elektronen angefüllt, wobei jedes Orbital zunächst einfach und dann doppelt besetzt wird, in der sogenannten „Kästchenschreibweise".

Orbitale werden nur mit Elektronen besetzt, die einen dem anderen Elektron entgegengesetzten „**Spin**" haben. Die Elektronen werden durch entgegengesetzt ausgerichtete Pfeile dargestellt. Der Spin kann die Werte + ½ und − ½ annehmen und wird durch die „**Spinquantenzahl s**" charakterisiert.

> **_Das Pauli Prinzip_**
> Die Elektronen eines Atoms müssen sich in mindestens je einer Quantenzahl unter-scheiden.

Dies gilt für alle Elektronen eines Atoms. Im atomaren Bereich werden die Größen manchmal noch in Angström gemessen, wobei $1 A = 10^{-10} m$ und 1nm = 10 A sind.

1.2 Das Periodensystem

Im Periodensystem werden alle Elemente nach ihrer Ordnungszahl (Protonenzahl) aufgelistet. Es wird nach der Besetzung der Unterschalen in Haupt- und Nebengruppenelemente, sowie Lanthanoide und Actinoide unterteilt:

- Wird das letzte Elektron in ein s- oder p-Orbital gesetzt, so handelt es sich um ein **Hauptgruppenelement**.

- Landet das letzte Elektron im d-Orbital, handelt es sich um ein **Nebengruppenelement**.

- Wird das letzte Elektron in ein f-Orbital der 4. Schale gesetzt handelt es sich um ein **Lanthanoid**.

- Wird das letzte Elektron in ein f-Orbital der 5. Schale gesetzt, so gehört das Element zur Nebengruppe der **Actinoide**.

Des Weiteren wird das Periodensystem folgendermaßen unterteilt:

- *Perioden* geben die Anzahl der Schalen an und bilden die waagrechten Zeilen. Pro Periode haben die Elemente also immer gleich viele Energieniveaus. Trotzdem nimmt der Radius von links nach rechts geringfügig ab, da die Elemente rechts mehr Protonen haben und somit die Elektronen stärker zum Kern hinziehen. Die unterschiedlichen Eigenschaften zwischen den Perioden entstehen durch die unterschiedliche Anzahl an Valenzelektronen.

- *Hauptgruppen* geben die Anzahl der Elektronen in der äußersten Schale, die auch als **Valenzelektronen** bezeichnet werden, an. Die Zusammengehörigkeit der Elemente in einer Gruppe ergibt sich aus den ähnlichen Eigenschaften, die sie aufgrund ihrer Valenzelektronen besitzen.
  Es wird in folgende Hauptgruppen unterteilt:

  1. Hauptgruppe - Alkalimetalle: Sie sind sehr reaktionsfreudig, geben 1 Elektron aus ihrer äußersten Schale ab, da sie diese nicht voll bekommen können. Innerhalb der Gruppe nimmt die Reaktionsfreudigkeit nach unten hin zu, da die Anziehungskraft des Kerns geringer wird und es dadurch leichter wird, ein Elektron abzuspalten.

  2. Hauptgruppe – Erdalkalimetalle

  6. Hauptgruppe – Chalkogene (Erzbildner)

  7. Hauptgruppe – Halogene: Sie sind sehr reaktionsfreudig, da ihnen nur noch 1 Elektron zur vollen Besetzung ihrer Valenzschale fehlt. Nach unten hin nimmt die Reaktionsfreudigkeit ab, da durch die zunehmende Schalenanzahl die Anziehungskraft des Kerns immer mehr abnimmt.

  8. Hauptgruppe – Edelgase: Die Edelgase besitzen nur voll besetzte Valenzschalen, was sie sehr reaktionsträge macht.

2. Die chemische Bindung

Als chemische Bindung wird der Zusammenschluss von mehreren Atomen zu einer größeren Einheit, einer chemischen Verbindung, bezeichnet, sie kommt durch die Anziehungskräfte zwischen positiven und negativen Teilchen zustande. Atome binden sich, da sie den energieärmsten Zustand anstreben (siehe **Oktettregel**), den sie mit einer vollbesetzten Valenzschale (8 Elektronen) erreichen können.
Alle für eine chemische Bindung relevanten Abläufe spielen sich daher in der äußersten Elektronenschale, der sogenannten Valenzschale ab.

Die Elektronegativität
Dabei handelt es sich um die Fähigkeit eines Elements, Elektronen anzuziehen, aber nicht aufzunehmen. Fluor ist mit einem EN-Wert von 4 das elektronegativste Element, da es viele Valenzelektronen und einen kleinen Atomradius hat. Je stärker ein Atom versucht, andere Elektronen an sich zu ziehen, umso elektronegativer ist es.
Die Elektronegativität nimmt im Periodensystem

> ... **von oben nach unten ab**, da sich der Kern mit zunehmender Größe des Atoms auch immer weiter von den anzuziehenden Elektronen entfernt.

> ...**von links nach rechts zu**, da dank der Oktettregel die rechts liegenden Atome lieber Elektronen aufnehmen und die links liegenden Atome lieber welche abgeben.

Daraus erschließt sich, dass Metalle eine niedrigere Elektronegativität haben als Nicht-Metalle.

Die Hybridisierung
Bei der Hybridisierung gleichen sich die Energieniveaus der s- und p-Orbitale der Hauptgruppen an. In der Regel spricht man von einer sp^3-Hybridisierung.

Die Oktettregel
Jedes Atom ist bestrebt, durch Aufnahme oder Abgabe von Valenzelektronen eine volle Außenschale und somit die „**Edelgaskonfiguration**" zu erreichen.

Elemente der ersten und zweiten Gruppe geben gerne Elektronen ab, da so die Schale darunter zur vollen Valenzschale wird. Elemente der 6. und 7. Hauptgruppe nehmen gerne Elektronen auf, da ihre Valenzschale dadurch vollaufgefüllt wird. Edelgase haben diesen Zustand bereits erreicht und sind daher äußerst reaktionsträge.

Die Ionisierungsenergie

Dabei handelt es sich um jene Energie, die benötigt wird, um ein Elektron vollständig aus der Valenzschale eines Atoms zu entfernen. Dieses zuvor neutrale Atom hat nach der Ionisierung eine Ladung, da ein Elektron fehlt, und wird so zum Ion.

Die Ionisierungsenergie nimmt im Periodensystem:

> ... **von oben nach unten ab**, da durch das größer werdende Atom, der Abstand zwischen Proton und Elektron größer wird, wodurch die Anziehungskraft sinkt.

> ... innerhalb einer Periode **von links nach rechts zu**, da die Ladung im Kern und damit die Anziehungskraft steigt.

Die Elektroaffinität

Als Elektroaffinität wird jene Energie bezeichnet, die frei wird, wenn zu einem neutralen Atom ein Elektron hinzugefügt wird. Sie hat nur wenig chemische Bedeutung und nimmt im Periodensystem von links nach rechts eher zu, obwohl der höchste Wert in der Mitte liegt.

2.1 Die Atombindung

Die Atombindung oder auch kovalente Bindung, ist eine chemische Bindung zwischen zwei Nichtmetallen durch gemeinsame Orbitale. Das Produkt dieser Bindung ist ein **Molekül**. Dabei wandern die beiden freien Valenzelektronen von ihren Außenschalen in die gemeinsame Mitte und bilden dort ein neues Orbital. Das führt dazu, dass die beiden Atome, die jeweils positiv geladen sind, da jedem ein Elektron abhanden gekommen ist, zusammengehalten werden.

Beispiel : Bindung zwischen zwei Fluor Atomen

$$F + F \Rightarrow F - F$$

Diese Anordnung gehen die Fluoratome ein, um die Oktettregel zu erfüllen, wobei das neu entstehende Orbital zu beiden Atomen gehört, womit beide über acht Valenzelektronen verfügen.

Eigenschaften von Molekülen

Grundsätzlich gilt:
- Je stärker polar Moleküle sind, desto höher ist ihr Schmelz- und Siedepunkt.

- Je größer Moleküle sind, desto höher ist auch ihr Schmelz- und Siedepunkt, weil die Nebenvalenzen mehr Bindungspunkte haben.

Der Aggregatzustand hängt bei der Atombindung von der jeweiligen Masse und den zwischenmolekularen Kräften (siehe Nebenvalenzbindungen) ab. Was die Wasserlöslichkeit betrifft so gilt: „Ähnliches löst Ähnliches". Unpolar löst unpolar und polar löst polar, wobei aber nicht alle Atombindungen wasserlöslich sind.

Die räumliche Gestalt von Molekülen

Was hier auf dem Papier dargestellt wird entspricht klarerweise nicht der Realität, da ein Molekül dreidimensional ist und hier lediglich zweidimensional wiedergegeben wird. Zur Ermittlung der tatsächlichen räumlichen Struktur gibt es das sogenannte „**VSEPR-Modell**" (*Valence shell electron pair repulsion*).
Sowohl bindende, als auch nicht bindende Orbitale versuchen, sich so weit wie möglich voneinander entfernt anzuordnen. Doppel- und Dreifachbindungen werden dabei als ein einziges Orbital betrachtet.

Die Polarität von Molekülen

Bei einer Bindung zwischen zwei Atomen haken sich die Bindungselektronen meist nicht genau zwischen den beiden Atomen auf, sondern immer näher bei dem Atom mit der höheren Elektronegativität, da es die Elektronen dadurch stärker anzieht. Das hat zur Folge, dass das weniger elektronegative Atom durch die Bindung eine positivere Ladung und das andere eine negativere Ladung als im Grundzustand hat.
Eine solche Ladung bezeichnet man als „**Partialladung** $\delta^{+/-}$" was im Prinzip bedeutet, dass die Elektronen zwar näher am elektronegativeren Atom sind, jedoch nicht vollständig in die Valenzschale des Selbigen aufgenommen sind.

Wenn eine positive und eine negative Ladung nicht zusammenfallen, sondern einen bestimmten Abstand voneinander haben, spricht man von einem sogenannten „**Dipol**". Die zugehörige Bindung ist polarisiert. Bindungen bei denen die Partner eine unterschiedliche Elektronegativität haben, wie es bei fast allen Bindungen der Fall ist, sind polarisiert. Nur Elementmoleküle und Moleküle, deren Atome die exakt gleiche Elektronegativität haben, sind nicht polarisiert.
Bei Molekülen mit mehr als zwei Atomen sieht es wieder anders aus. Hier gilt, <u>wenn die Ladungsschwerpunkte des Moleküls zusammenfallen, ist es unpolar, fallen sie nicht zusammen, so ist es polar.</u>

- **Die unpolare Atombindung**

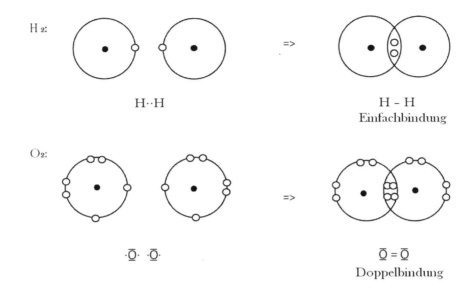

- **Die polare Atombindung**

  Die Molekülorbitale liegen immer auf der Seite des elektronegativeren Atoms, wodurch ein polarisiertes Molekül bzw. ein Dipol entsteht. Das heißt, dass die Elektronen stärker auf eine Seite gezogen werden, wenn zwei Elemente sich ein Elektron teilen. Je größer die Unterschiede in der Elektronegativität, desto polarer ist auch das Molekül.

H_2O:

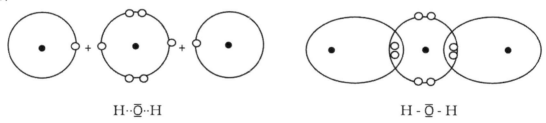

2.2 Nebenvalenzbindungen

Nebenvalenzen sind Bindungen, die zwischen Molekülen wirken, während hingegen Atombindungen nur innerhalb eines Atoms wirken. Allerdings sind die Nebenvalenzbindungen bei weitem nicht so stark wie die Kräfte, die bei den Atombindungen wirken. Für die Nebenvalenzen spielt die Polarität des Moleküls eine große Rolle, womit sie auf der elektrostatischen Anziehungskraft beruhen. Positiv und negativ geladene Seiten der Atome ziehen sich an und es kommt zu einer Dipol-Dipol Wechselwirkung. Diese Bindung beeinflusst auch die physikalischen Eigenschaften eines Stoffes.

Die Wasserstoffbrückenbindung bei Wasser (H_2O):

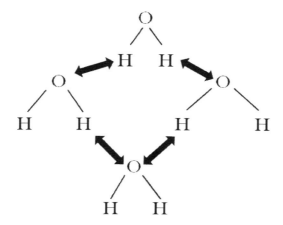

Die Moleküle bilden dabei sogenannte **Cluster**, die in ihrer Gesamtheit wiederum Tropfen ergeben. Die Oberflächenspannung des Wassers ist damit auch erklärt.

Die van der Waal'schen Kräfte:
Hierbei handelt es sich um die Anziehung von Elektronenansammlungen bei unpolaren Molekülen.

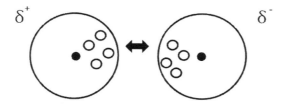

Sie haben einen niedrigeren Schmelzpunkt und sind schwächer.

2.3 Die Metallbindung

Eine Bindung zwischen zwei Metallatomen wird als metallische Bindung bezeichnet. Die Bindung besteht aus Kationen (Atomrümpfe), die ein Gitter bilden, und aus frei beweglichen Elektronen, die auch als „**Elektronengas**" bezeichnet werden. Sie begründen durch ihre Ladung sowohl den Zusammenhalt der Bindung, als auch die Leitfähigkeit der Metalle und zwar durch ihre Eigenschaft als frei bewegliche Ladungsträger. Metalle sind per Definition **Leiter 1. Klasse**. Mit einer Ausnahme verweilen Metalle dank ihrem Gitter im festen Aggregatzustand, wobei Quecksilber diese Ausnahme bildet.

TMK

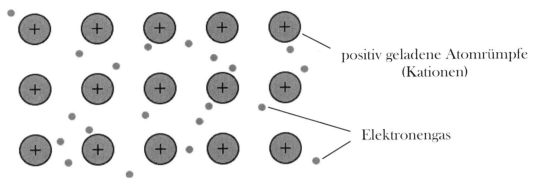

[Quelle: http://de.wikipedia.org/wiki/Metallische_Bindung]

Eigenschaften der Metalle

Metalle sind, wie bereits erwähnt, dank ihren Ionen **elektrische Leiter**. Aus diesen frei beweglichen Teilchen resultiert auch die **gute Wärmeleitfähigkeit**, die charakteristisch für Metalle ist.

Metalle sind „duktil", was heißt, dass sie **gut verformbar** sind, was ebenfalls auf das Elektronengas zurückzuführen ist, da es sich bei Verformungen in die entstehenden Lücken schiebt und die Kationen so zusammenhält. Ein sehr extremes Beispiel ist, dass man 1 g Gold auf ein bis zwei Kilometer auswalzen kann, ohne dass es bricht.

Durch den starken Zusammenhalt zwischen Kation und Elektron haben die meisten Metalle einen sehr **hohen Schmelzpunkt**.

Des Weiteren verfügen Metalle über eine glänzende, mit ein paar Ausnahmen silbrig- graue Oberfläche. Lediglich Kupfer und Gold haben andere Farben.

Einteilungsmöglichkeiten

- ❖ Es wird in Gruppen unterteilt, wobei die Metalle der ersten Gruppe als **Alkalimetalle** und die der zweiten Gruppe als **Erdalkalimetalle** bezeichnet werden.

- ❖ **Edle Metalle** (Au, Pt, Hg,...) sind reaktionsträge, oxidieren daher nicht und kommen in der Natur oft elementar vor, **halb edle Metalle** (Cu, Ag,...) oxidieren langsam an der Luft und kommen rein und gebunden vor, während hingegen **unedle Metalle** (Fe, Al, Cr, Na,...) sehr reaktionsfreudig sind und in der Natur nur in Verbindungen vorkommen, da sie mit vielen anderen Elementen, vorzugsweise aber mit Sauerstoff reagieren.

- ❖ Eine weitere Einteilungsmöglichkeit ist die der **Leicht-** (Al, Mg, Ti,...) und **Schwermetalle** (Cu, Zn, Hg, Cd), bei der es allerdings keine allgemein gültige Definition gibt. Einige Schwermetalle sind sehr giftig.

Legierungen

Dabei handelt es sich um eine Mischung aus mehreren Metallen, die ein homogenes Stoffgemisch zur Folge hat. Meist haben Legierungen andere Eigenschaften als ihre Ausgangselemente.

Beispiele für Legierungen:

> - 90% Kupfer [Cu] und 10% Zinn [Sn]   (beide weich)   ergibt   *Bronze* (hart)
> - 70% Kupfer [Cu] und 30% Zink [Zn]   ergibt   *Messing*
> - Quecksilber [Hg] (flüssig), Zinn [Sn] und Silber [Ag]   ergibt   *Amalgam* (fest)

2.4 Die Ionenbindung

Eine Ionenbindung ist eine Bindung zwischen einem Kation und einem Anion, ihr Produkt ist ein Salz. In den meisten Fällen ist das Kation ein Metall und das Anion ein Nichtmetall.

Ausbildung einer Ionenbindung

Der grundlegende Unterschied zur kovalenten Bindung liegt in der Elektronegativität der beiden Partner. Wenn ihre Differenz groß genug ist, was zwischen Metall und Nichtmetall fast immer der Fall ist, dann ist das Nichtmetall in der Lage, ein oder mehrere Elektronen des Metalls so stark an sich zu reißen, so dass diese vollständig in die NM-Valenzschale übergehen.

Das Paradebeispiel schlechthin ist Natriumchlorid:

$$Na\cdot + \cdot\underline{\overline{\underline{Cl}}}| \Rightarrow Na^+ + |\underline{\overline{\underline{Cl}}}|^- \Rightarrow Na^+|\underline{\overline{\underline{Cl}}}|^-$$

Wie an dem Beispiel erkennbar ist, ist das Metall nach Abgabe seines Elektrons positiv geladen und wird somit zum **Kation** und das Nichtmetall wird durch die Aufnahme des Elektrons zum **Anion**, da es fortan negativ geladen ist. Kation und Anion binden sich aufgrund ihrer gegenseitigen Anziehung. Bei der Bildung des Ionengitters wird die sogenannte **Gitterenergie** frei.

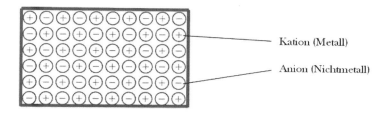

Kation (Metall)

Anion (Nichtmetall)

TMK

Eigenschaften von Salzen

Ein Salz besteht im festen Zustand aus einem sogenannten Ionengitter, in dem die Ionen regelmäßig angeordnet sind und sich dank ihrer unterschiedlichen Ladung sehr stark anziehen. Aufgrund ihrer Regelmäßigkeit kann man sie in sogenannte **Elementarzellen** zerlegen, die die kleinstmögliche Einheit zur Zusammensetzung eines Ionengitters bildet. Diese kleinstmögliche Einheit ist ein Würfel aus je 4 einander gegenüber liegenden Anionen und Kationen.

Bei der **Löslichkeit** von Salzen unterteilt man in:
- **lösliche** Salze
- **schwer lösliche** Salze
- **unlösliche** Salze

Vollständiges „Auflösen", was bei Salzen im Normalfall in Wasser passiert, impliziert, dass die Lösung klar bzw. gefärbt sein muss, damit man von einem löslichen Salz reden kann. Bleibt die Lösung trüb, so handelt es sich um ein schwer oder gar unlösliches Salz. Die Schreibweise für das Auflösen sieht folgendermaßen aus:

$$CaCl_2\,(s) \Rightarrow Ca^{2+}(aq) + 2Cl^-(aq)$$

(s)... Fest („solid)
(aq)... gelöst („aquatisiert")

Was die **Leitfähigkeit** von Salzen betrifft, ist ja bereits bekannt, dass für jegliche Art von elektrischer Leitfähigkeit frei bewegliche Ladungsträger benötigt werden. Salze haben im festen Zustand durch ihr starres Gitter keine freien Ladungsträger, was sie in diesem Zustand zu *Isolatoren* macht. Im gelösten oder geschmolzenen Zustand ändert sich das, was die Salze zu *Leitern* macht. Im Unterschied zu den Metallen, bei denen es sich um *Leiter 1. Klasse* handelt, sind die Salze daher **Leiter 2. Klasse** und werden auch als „Ionenleiter" bezeichnet.

Der **Schmelzpunkt** von Ionenbindungen ist **sehr hoch** weil die einzelnen Ionen sehr stark gebunden sind. In Regel kann man sagen, dass der Schmelzpunkt mit der Größe der Ladung steigt, wobei es aber viele Ausnahmen gibt.

Die Schreibweise für das Schmelzen sieht folgendermaßen aus:

$$MgCl_2\,(s) \Rightarrow Mg^{2+}(l) + 2Cl^-(l)$$

l... flüssig („liquid")

Ihre **Verformbarkeit** bei mechanischer Beanspruchung betreffend, sind Salze **spröde**, da sie bei erwähnter Beanspruchung sofort brechen. Der Grund für diese Eigenschaft liegt in ihrer Gitterstruktur. Bei einer mechanischen Beanspruchung verschiebt sich das Gitter so, dass Ionen mit derselben Ladung aneinandergeraten und sich abstoßen, wodurch das Gitter bricht.

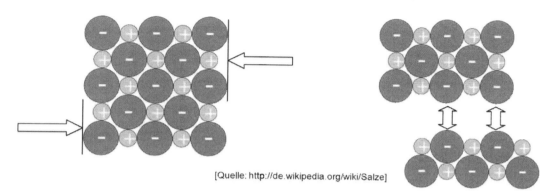

[Quelle: http://de.wikipedia.org/wiki/Salze]

Verhältnisformel von Salzen

Da ein Ionengitter im Prinzip nicht aus einzeln abgrenzbaren Molekülen besteht, sondern eine fast unendlich ausgedehnte Struktur hat, muss man zur Darstellung einer chemischen Formel auf eine noch kleinere Einheit als die Elementarzelle eingehen.

Die sogenannte Verhältnisformel gibt somit das kleinstmögliche Verhältnis zwischen Kationen und Anionen im Ionengitter an. Diese Formel wird als chemische Formel für Salze verwendet.

Beispiele: NaCl besteht aus gleich vielen Natrium- und Chloridionen.

$CaCl_2$ besteht aus doppelt so vielen Chlorid- wie Calciumionen.

Al_2O_3 besteht aus einem 2:3 Verhältnis aus Aluminium und Sauerstoff.

Auch für die meisten Salze gilt die Oktettregel. Da Metalle eine geringere Elektronegativität haben, geben auch sie ihre Valenzelektronen eher ab, die von den Nichtmetallen mit höherer EN dann aufgenommen werden, um so eine volle Außenschale zu bekommen.
Wie sich ein Salz formelmäßig zusammensetzt, hängt von der Stellung der Ionen im Periodensystem ab:

> **Kationen**
>
> Befinden sich die Kationen im linken Bereich des Periodensystems, was die erste und zweite Hauptgruppe und das Element Aluminium betrifft, so geben sie so viele Elektronen ab, bis ihre äußere Schale leer ist (Oktettregel). Ihre Ladung entspricht dann ihrer Hauptgruppennummer.

TMK

Befinden sich die Kationen in der Mitte des Periodensystems, so kann keine volle Außenschale erreicht werden. In diesem Fall muss die Ladung bekannt sein, die auch in manchen Periodensystemen angegeben ist.

➢ Anionen

Bestehen die Anionen nur aus einem Nichtmetall, so nehmen sie so viele Elektronen auf, dass sie eine volle Außenschale bekommen.

Ihre Namen werden aus den jeweiligen Elementen, die mit einem „-id" als Endung versehen werden, gebildet. Für die 5. und 6. Hauptgruppe wird allerdings der lateinische Name verwendet.

F^-, Cl^-, Br^-, I^-	Fluorid, Chlorid, Bromid, Iodid
O^{2-}	Oxid
S^{2-}	Sulfid
N^{3-}	Nitrid
P^{3-}	Phosphid

Handelt es sich um sogenannte zusammengesetzte Ionen, muss man sich auch die Ladung auswendig merken.

SO_4^{2-}	Sulfat
NO_3^-	Nitrat
CO_3^{2-}	Carbonat
PO_4^{3-}	Phosphat
OH^-	Hydroxid

Die Verhältnisformel erhält man nun, wenn man die Ladungen von Anion und Kation ausgleicht, wobei die positiven und negativen Ladungen genau gleich sein müssen, da das Salz nach außen hin elektrisch neutral ist.

Der Name ergibt sich dann aus dem Namen des Metalls und dem Namen des Salzes mit der jeweiligen Endung. Geht die Ladung der Kationen eindeutig aus dem Periodensystem hervor, so wird sie im Namen nicht angegeben. Ansonsten werden die Ladungen in Form von römischen Zahlen hinter das Metall geschrieben.

Beispiel: $Fe^{3+} + O^{2-} \Rightarrow Fe_2O_3 \Rightarrow$ Eisen (III) - oxid

TMK

2.5 Die wichtigsten Nichtmetalle im Überblick

Wasserstoff

Obwohl Wasserstoff zu den Nichtmetallen zählt, steht es in der ersten Gruppe, da es nur ein Valenzelektron besitzt. Dadurch unterscheidet es sich auch stark in seinen Eigenschaften, von den darunterliegenden Erdalkalimetallen.

Wasserstoff ist **das häufigste Element im gesamten Universum** und bildet über Kernfusion zu Helium (siehe Physik Skriptum - 8.2 Radioaktivität) die Grundlage für die Energiegewinnung der Sonnen. Außerdem geht es auch physikalische Bindungen in Form von Wasserstoffbrücken (siehe Physikskriptum 2.2 Nebenvalenzbindungen) ein, die in der Biochemie sehr wichtig sind.

Wasserstoff besitzt neben dem ^1_1H zwei seltenere **Isotope**:

- ^2_1H **Deuterium**, auch als „schwerer Wasserstoff" bekannt

- ^3_1H **Tritium**

Es kommt als **Gas** ausschließlich in molekularer Form als H_2 vor, unter anderem auch in sehr geringen Mengen in der Erdatmosphäre. In dieser Form ist es bedeutend leichter als Luft und leicht brennbar, dadurch entstehen auch Knallgasreaktionen.

In Form von Ionenbindungen bildet es sogenannte „**Hydride**" mit Alkali- und Erdalkalimetallen, in denen es dann als H^- vorliegt. Die meisten dieser Hybride sind nicht besonders stabil.

Wasserstoff geht mit allen Nichtmetallen kovalente Bindungen ein, die teilweise sehr bekannt sind, wie zum Beispiel Wasser (H_2O).
Wenn der Bindungspartner des Wasserstoffatoms eine hohe Elektronegativität hat, kann das Atom als H^+ abgespalten werden, wodurch Säuren entstehen (siehe **6. Säuren, Basen und deren Salze**)

Des Weiteren ist Wasserstoff ein gutes Reduktionsmittel (siehe **7.1 Reduktion und Oxidation**)

Sauerstoff

Sauerstoff besitzt 6 Valenzelektronen, wodurch das Oxid-Ion die Formel O^{2-} hat. Es ist das **häufigste Element in der Erdkruste** und mit ca. 21%igem Anteil das **zweithäufigste Gas in der Atmosphäre**.

Neben dem $^{16}_8O$ hat es noch die Isotope $^{17}_8O$ und $^{18}_8O$.

Sauerstoff kommt nur in Form von molekularen Bindungen vor. Entweder in Form von O_2 mit einer Doppelbindung, in Form von Ozon (O_3) in der Atmosphäre oder in Atom- und Ionenbindungen. Alle Sauerstoffverbindungen nennt man **Oxide**.
Metallische Oxide sind entweder basisch oder unlöslich in Wasser, während hingegen Nichtmetalloxide sauer reagieren.

Als **Peroxide** bezeichnet man Verbindungen, in denen der Sauerstoff die Oxidationszahl -1 (siehe **7.2 Die Oxidationszahl**) hat.

Fast der gesamte Sauerstoff wird durch das sogenannte „**Linde-Verfahren**" aus der Luft gewonnen.

Der mehr oder minder reine Sauerstoff hat in der Medizin eine wichtige Bedeutung als **Atemgas**, mit einer 5mal höheren Sauerstoffkonzentration als in der Luft.

Wasser

Wasser ist ein wichtiges Lösungsmittel und die Grundlage für jegliches organisches Leben auf der Erde, da die irdischen Organismen überwiegend aus Wasser bestehen.

Dank der Wasserstoffbrückenbindung hat es einen viel höheren Siedepunkt als vergleichbare andere Stoffe.

Kohlenstoff

Kommt auf der Erde in den Modifikationen „Diamant", welcher sehr hart und transparent ist, und „Graphit", welcher sehr weich und schwarz ist, vor. Diese beiden Modifikationen unterscheiden sich deutlich in ihrem Aufbau und vor allem auch in ihren Eigenschaften. Kohlenstoff hat eine besondere Eigenschaft, es kann nämlich Verbindungen eingehen, in denen sich viele C-Atome zu Ketten und Ringen zusammenschließen. Damit bildet es die Grundlage für die **organische Chemie** (siehe **8. Organische Chemie**).

Zusammen mit Sauerstoff bildet es die Verbindungen **Kohlenstoffmonoxid CO**, welches sehr giftig ist, da es sich leichter an rote Blutkörperchen bindet als Sauerstoff, und **Kohlenstoffdioxid** CO_2, das erstickend wirkt, da es schwerer als Luft ist und den Sauerstoff verdrängt. Leitet man CO_2 in Wasser, so erhält man **Kohlensäure (H_2CO_3)**, welche sehr instabil ist und nur in geringen Mengen in Wasser existieren kann.

Die Salze der Kohlensäure werden als Carbonate und Hydrogencarbonate bezeichnet. Der Kohlensäure-Carbonatpuffer ist Teil des Blutpuffersystems.

Reine Element-Kohlenstoffverbindungen werden als „**Carbide**" bezeichnet.

Stickstoff

Stickstoff ist in organischen Verbindungen als Bestandteil der Aminosäuren und Proteine ein wesentliches Element für alle Lebewesen und Pflanzen. Er hat 5 Valenzelektronen, von denen drei einzeln auftreten und ein besetztes Orbital.

Neben $^{14}_{7}N$ gibt es noch das Isotop $^{15}_{7}N$.

Stickstoff ist mit 78% das **häufigste Gas in der Atmosphäre** und kommt in dieser Form nur molekular als N_2 mit einer Dreifachbindung vor.

Stickstoffverbindungen mit einem Metall oder Halbmetall nennt man „**Nitride**", von denen die meisten als Werkstoffe verwendet werden.

Die wichtigsten Stickstoffmoleküle sind:
- Stickstoffmonoxid (NO), das für die Blutregulation im Körper mitverantwortlich ist.
- Stickstoffdioxid (NO_2) bildet zusammen mit Wasser Salpetersäure (HNO_3) und entsteht unter anderem durch Verbrennung.
- Ammoniak (NH_3).

Halogene

All diese Elemente sind **sehr reaktionsfreudig**, da ihnen nur mehr ein Elektron zur Erfüllung der Oktettregel fehlt. Daher haben sie eine **hohe Elektronegativität**, Fluor hat zum Beispiel die höchste EN überhaupt.
Sie **kommen nur molekular vor** und haben bei Raumtemperatur verschiedene Aggregatzustände. Chlor und Iod werden zur **Desinfektion** verwendet.

3. Chemische Reaktionen und Stöchiometrie

3.1 Einteilung der Stoffe

Ein Stoff besteht aus einer Anzahl von Atomen oder Molekülen, die untereinander in Wechselwirkung stehen. Diese Atome können entweder chemisch oder physikalisch durch Nebenvalenzen gebunden sein (siehe auch voriges Kapitel). Energie können sie nur durch Impulsübertragungen austauschen.

In der Chemie werden Stoffe in verschiedene **Stoffklassen** unterteilt, die jeweils unterschiedliche Eigenschaften haben.

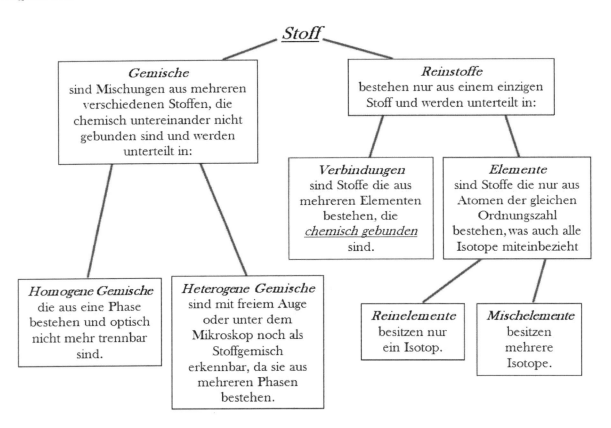

Beispiele: Homogenes Gemenge: Schnaps
Heterogenes Gemenge: Milch, Blut

Verbindungen können nur durch chemische Trennungsmethoden aufgelöst werden, die Mengenverhältnisse sind relevant und die Bestandteile verändern ihre Eigenschaften so, dass eine neue Verbindung mit völlig neuen Eigenschaften entsteht.

Gemische werden durch physikalische Trennungsmethoden getrennt, ihre Bestandteile verändern ihre Eigenschaften nicht maßgeblich und auch die Menge der Bestandteile ist nicht relevant.

Nicht zu verwechseln mit dem Gemisch ist das **Gemenge**, bei dem es sich um trockenes Schütt- oder Streugut handelt.

Als **Phase** bezeichnet man eine Teilmenge eines heterogenen Gemisches, die sich durch mindestens einen konstanten Ordnungsparameter bzw. eine Eigenschaft unterscheidet.
Ist die Phase eines Gemisches flüssig, unterscheidet man in:

- „**Lösung**": Die zweite Phase ist aufgelöst und das Gemisch ist homogen und klar.

- „**Emulsion**": Die zweite Phase ist flüssig und trüb.

- „**Suspension**": Die zweite Phase ist fest, was zu einer trüben Flüssigkeit führt.

3.2 Phasenübergänge
Die wichtigsten Phasenübergänge finden zwischen verschiedenen Aggregatzuständen statt:

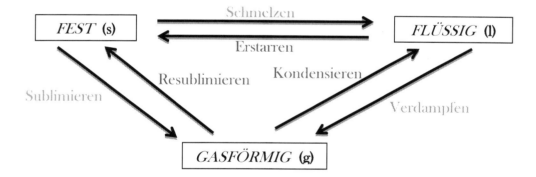

3.3 Chemische Reaktionen
Als chemische Reaktion wird ein Vorgang bezeichnet, bei dem neue Stoffe entstehen, wobei Kernreaktionen davon ausgenommen sind. Alle chemischen Reaktionen spielen sich in der äußersten Elektronenhülle ab, wobei der Atomkern unverändert bleibt.
Man unterscheidet in **reversible** und **irreversible Reaktionen**, wobei bei den reversiblen die Produkte wieder in ihre Ausgangsstoffe zurückzerfallen.

TMK

Die chemische Formelschreibweise

Die sogenannte **Summenformel** gibt Auskunft über die Zusammensetzung eines Stoffes. Dabei handelt es sich entweder um eine **Molekülformel**, die Moleküle beschreibt, oder um eine **Verhältnisformel** (siehe **1. Der Atombau**), die Salze beschreibt.

Das **chemische Symbol** ist dabei eine Abkürzung des wissenschaftlichen Namens und bildet den Grundbaustein der Molekülformel.

Weiters gibt es noch die sogenannte **Strukturformel**, die nur Informationen über den Aufbau von Molekülen liefert und auch nur bei Selbigen anwendbar ist. Orbitale werden dabei als Strich dargestellt und Dreidimensionales wird zweidimensional wiedergegeben. Auch der Bindungstyp, also Einfach- oder Doppelbindung, wird dadurch ersichtlich.

Die **Elektronenstrukturformel** gibt zusätzlich noch die die nicht verbundenen Elektronen an.

Die Reaktionsgeschwindigkeit V_R

Reaktionen laufen völlig unterschiedlich ab. Manche laufen am Anfang schneller ab und sind gegen Ende hin langsamer, Andere laufen am Anfang sehr langsam ab und werden gegen Ende hin immer schneller.

Diese Geschwindigkeit ist als Änderung der molaren Konzentration mit der Zeit definiert.

$$\text{Reaktion:} \quad A + B \rightarrow C + D$$

$$V_R = \frac{\Delta c(D)}{\Delta t}$$

$$V_R = k * c(A) * c(B)$$

k... Konstante (Druck, Temperatur etc.)
c... Konzentration
Δ... jeweilige Veränderung

Zudem kann die Reaktionsgeschwindigkeit beeinflusst werden durch:

- **Konzentration der Edukte:**
  Je größer die Wahrscheinlichkeit eines Zusammenstoßes von Teilchen ist, desto schneller verläuft eine Reaktion, daher steigt die Reaktionsgeschwindigkeit mit der Konzentration der Ausgangsstoffe.

- **Oberfläche der Edukte:**
  Wenn die Teilchen nicht in derselben Phase vorliegen, also bei einer heterogenen Reaktion, verläuft diese umso schneller, je größer die Kontaktfläche der beiden Phasen bzw. Edukte ist.
  Festkörper müssen dabei so fein wie nur möglich sein, also am besten in Pulverform.
  Flüssigkeiten und Gase sollten so gut wie möglich durchmischt sein.

- **Temperatur:**
  Je schneller die Teilchen sich bewegen, desto größer ist wiederum die Wahrscheinlichkeit eines Zusammenstoßes mit einem anderen Teilchen, was auch wieder die Reaktionsgeschwindigkeit erhöht.

- **Katalysatoren:**
  Auch Katalysatoren erhöhen die Reaktionsgeschwindigkeit durch Senkung der Aktivierungsenergie [siehe 3.3 Chemische Reaktionen- **Katalyse**]

Chemische Reaktionsgleichungen RG

Jede Reaktion kann durch eine sogenannte Reaktionsgleichung dargestellt werden. Hierbei geht man folgendermaßen vor:

Beispiel (Wasser-Elektrolyse)

1. **Aufschreiben der Ausgangs- und Endprodukte**
   Die beiden Seiten der Gleichung werden durch einen Pfeil der in Richtung der Endprodukte zeigt getrennt.

$$H_2O(l) \rightarrow H_2(g) + O_2(g)$$

   Der Pfeil steht somit für die Reaktionsrichtung, wobei Reaktionen auch, durch äußere Einflüsse bedingt, in beide Richtungen ablaufen können, was durch einen Doppelpfeil dargestellt wird. Oft werden die Aggregatzustände, sowie Informationen bezüglich einer Lösung in Klammern hinter die entsprechenden Verbindungen geschrieben.

2. **Richtigstellen einer Reaktionsgleichung**
   Es muss auf jeder Seite der Gleichung die exakt selbe Anzahl an Atomen stehen, da dank dem Massenerhaltungsgesetz keine Masse zerstört werden kann. Es wird immer mit ganzen Koeffizienten, die vor die Verbindungen geschrieben werden, richtiggestellt. Nie

darf eine Zahl in den Index der chemischen Formel hineingeschrieben bzw. darf dieser verändert werden, das würde nämlich eine Veränderung der chemischen Verbindung bewirken ($CO \neq CO_2$)

$$2H_2O\ (l) \rightarrow 2H_2(g) + O_2\ (g)$$

Bei größeren Reaktionsgleichungen sollten immer jene Verbindungen als letztes richtig gestellt werden, die als Element vorkommen.

3. **Weitere für die RG wichtige Informationen**
    a.) Temperatur bei der die RG abläuft
    b.) Druck
    c.) Energieumsatz
    d.) Katalysator in eckigen Klammern

Zusammenfassung:
Die große Zahl vor der Formel gibt die Anzahl der Moleküle an, während hingegen die kleine Zahl, der sogenannte Index, in der jeweiligen Formel die Anzahl der Atome innerhalb einer Verbindung angibt. Es dürfen niemals Elemente hinzugefügt oder weggestrichen werden.

Energieumsatz bei chemischen Reaktionen

Neben der Entstehung neuer Stoffe ist jede chemische Reaktion auch durch einen gewissen Energieumsatz gekennzeichnet, da in jedem Stoff eine unterschiedliche Menge an Energie gespeichert ist.

> Wenn in den Ausgangsstoffen mehr Energie gespeichert war, als in den Endprodukten, so wurde die Differenz an die Umgebung abgegeben.
> In diesem Fall spricht man von einer „exothermen Reaktion".

> Ist in den Endprodukten mehr Energie gespeichert als in den Ausgangsstoffen, so musste im Lauf der Reaktion Energie zugeführt werden und man spricht von einer „**endothermen Reaktion**"

Jede Reaktion kann immer in beide Richtungen ablaufen, wenn eine Richtung exotherm ist, muss die andere endotherm sein.
Die Energie kann in einer chemischen Reaktion in Form von Wärme, Licht oder elektrischem Strom auftreten und wird in ihrer Gesamtheit als „**Enthalpie**" bezeichnet. Werden Bindungen

gelöst oder neu gebildet, ändert sich der Energiegehalt der Stoffe. Die Energiemenge, die als Bindungsenergie zwischen Atomen gespeichert ist, ist die **Reaktionsenthalpie ΔH**.

Eine chemische Reaktion startet nicht einfach von selbst, es ist ein gewisser Schub in die richtige Richtung in Form von Energie nötig. Diese Energie bezeichnet man als „**Aktivierungsenergie**". Wenn Reaktionen dennoch spontan und ohne eine offensichtlich zugeführte Aktivierungsenergie ablaufen, so wurde diese Energie bereits durch die Raumtemperatur der Umgebung zugeführt.

Die Katalyse

Als **Katalysator** wird ein Stoff bezeichnet, der durch seine Eigenschaften eine chemische Reaktion beschleunigt bzw. überhaupt erst ermöglicht.
Dies erreicht der Katalysator durch die Verringerung der Aktivierungsenergie, wodurch die Reaktionsgeschwindigkeit erhöht wird. Man unterscheidet folgende Arten der Katalyse:

- *<u>Heterogene Katalyse:</u>* Die Aggregatzustände von Katalysator und Ausgangsstoff sind verschieden, dadurch wird Oberflächenenergie abgegeben und die Aktivierungsenergie herabgesetzt.

- *<u>Homogene Katalyse:</u>* Katalysator und Ausgangsstoff verweilen im gleichen Aggregatzustand. Der Katalysator reagiert nur mit einem Ausgangsstoff, wobei diese Verbindung auch gleich wieder zerfällt.

Des Weiteren unterscheidet man zwischen **organischen** und **anorganischen Katalysatoren**. Während die anorganischen Katalysatoren eher unspezifisch verwendet werden, werden die organischen Katalysatoren, bei denen es sich um Enzyme und Fermente handelt, meist bei spezifischen Reaktionen verwendet.

3.4 Die Stöchiometrie

Dabei handelt es sich um die **Lehre von Mengenverhältnissen** bei chemischen Reaktionen, sie umfasst sämtliche Mengenberechnungen in der Chemie.
Sie spielt eine sehr zentrale Rolle, da man beispielsweise vor jeder Reaktion berechnen muss, wie viel man mengenmäßig von einer bestimmten Chemikalie benötigt, um das gewünschte Ergebnis herbeizuführen.

TMK

Die Stoffmenge n

Sie gibt an, aus wie vielen Teilchen ein Stoff besteht. Ihre Einheit ist das Mol, wobei ein Mol genau $6,022 * 10^{23}$ Teilchen sind. Diese Zahl wird auch als „**Avogadro-Zahl**" N_A oder „**Lohschmidt-Konstante**" bezeichnet und ist eine der wichtigsten Größen der Naturwissenschaften.

$$1 \text{ mol Wasser} = 6,022 * 10^{23} H_2O \text{ - Moleküle}$$
$$2 \text{ mol Äpfel} = 12,044 * 10^{23} \text{ Äpfel}$$

Die Wahl exakt dieser Zahl als Avogadro-Zahl ist durch folgenden Hintergedanken, der zweiten Definition des Mols erläutert:

> „Ein Mol eines Elements hat genau dieselbe Masse in g wie seine Massenzahl. Diese Masse wird daher als **molare Masse** M bezeichnet und hat die Einheit [g/mol].

Die Massenzahl hat die Einheit [u] und ist dimensionslos. Beide Größen haben denselben Zahlenwert, aber unterschiedliche Einheiten. N_A bildet somit quasi das Bindeglied zwischen der Masse und der Größe eines Atoms.
Verbildlicht heißt das am Beispiel von Eisen:
1 mol Fe hat eine molare Masse von 55,8g/mol, das heißt ein Mol Eisen wiegt 55,8g.
Um die molare Masse von Molekülen zu bestimmen, addiert man die Massenzahlen ihrer Elemente.

Die vier wichtigsten Formeln der Stöchiometrie

- ❖ **Die Universalformel der Stöchiometrie**
  Sie liefert den Zusammenhang zwischen Masse und Stoffmenge einer Verbindung:

$$n[mol] = \frac{m[g]}{M[\frac{g}{mol}]}$$

Beispiel: Wasser hat eine molare Masse von 18 g/mol. 54 g Wasser sind demnach 54/18 mol was ausgerechnet 3 mol ergibt.

TMK

- **Der Zusammenhang zwischen Teilchen und Stoffmenge**

$$n = \frac{N}{N_A}$$

Beispiel: $1{,}2 * 10^{24}$ Teilchen sind ungefähr $\frac{12*10^{23}}{6*10^{23}} = 2\,mol$.

- **Das Gesetz von Avogadro**
  Dieses Gesetz liefert den Zusammenhang zwischen Stoffmenge und Volumen eines beliebigen Gases bei Standardbedingungen und ist ein Spezialfall der allgemeinen Gaszustandsgleichung.

$$V[L] = n[mol] * V_m \left[\frac{L}{mol}\right]$$

Ein Mol eines idealen Gases hat bei gleicher Temperatur und gleichem Druck immer dasselbe Volumen, unabhängig von der Art des Gases. Unter Standardbedingungen (273,15 K und 101325 Pa) sind das 22,4 Liter. Dieser Wert wird als „**Molvolumen**" V_m bezeichnet.

- **Die Konzentration**
  Die Stoffmenge einer Substanz pro Liter Lösung wird als **Konzentration c** bezeichnet.

$$c\left[\frac{mol}{L}\right] = \frac{n[mol]}{V[L]}$$

4. Gasgesetze

[siehe auch Physik Skriptum 5. Wärmelehre]

4.1 Die Temperatur

Die Temperatur eines Körpers hängt von der durchschnittlichen Geschwindigkeit der Teilchen, also der Atome oder Moleküle eines Körpers ab. Je schneller sie sich bewegen, desto höher ist die Temperatur eines Körpers.
Die Temperatur, bei der sich Teilchen nicht mehr bewegen, ist als der absolute Nullpunkt bekannt, der nicht unterschritten werden kann.

Die einzige für die Physik und die Wärmelehre relevante Temperaturskala ist die Absolute Temperatur T, die in **Kelvin [K]** gemessen wird. Der absolute Nullpunkt entspricht der Skala nach 0 K.
Die Temperaturdifferenz zwischen 0 K und 1 K entspricht derselben wie zwischen 0°C und 1°C woraus sich eine einfache Umrechnung ergibt.

$$+T[°C] = T[K] - 273{,}15 \qquad \text{bzw.} \qquad -T[°C] = T[K] + 273{,}15$$

Seltenere in der Physik verwendete Temperaturskalen sind die Celsius- und die Fahrenheitskala, wobei folgendermaßen umgerechnet wird:

$$T[F] = T[°C] * \frac{9}{5} + 32$$

Zustandsgrößen

Eine Zustandsgröße ist nur vom momentanen Zustand des Systems abhängig und nicht vom Weg, über welchen der Zustand erreicht wurde.
Beispiele dafür sind **Druck, Temperatur, Volumen, Stoffmenge, Dichte, Innere Energie, Enthalpie, Entropie**.
Es gibt aber auch Ausnahmen oder Gegenbeispiele, wenn man so will, wie die verrichtete Reibungsarbeit bei verschiedenen Unterlagen auf derselben Strecke.

4.2 Der Aggregatzustand

Die Temperatur ist maßgeblich für den Aggregatzustand der Materie verantwortlich und kann vereinfacht in die drei folgenden Stufen unterteilt werden:

- ❖ FEST [s]: Die Teilchen bilden ein regelmäßiges Gitter, in dem sie durch die Kräfte starr miteinander verbunden sind. So können sie nur hin und her schwingen.

- ❖ FLÜSSIG [l]: Es ist noch ein kräftemäßiger Zusammenhalt vorhanden, die Wirkung ist aber nicht mehr so stark, wodurch die Teilchen beweglich sind.

- ❖ GASFÖRMIG [g]: Die Teilchen sind nun frei beweglich, weil die Kräfte zu schwach sind, um sie zusammenzuhalten.

Generell nimmt das Volumen eines Stoffes zu, je wärmer er wird, da die Teilchen durch ihre immer stärkere Wärmebewegung immer mehr Platz benötigen. Ausnahmen gibt es, wie beispielsweise „*Die Anomalie des Wassers*" [siehe **2. Die Mechanik; Die Dichte**].
Das Volumen eines Gases verhält sich proportional zur absoluten Temperatur und ist daher stark von ihr abhängig. Das Volumen von Festkörpern und Flüssigkeiten ändert sich hingegen nur minimal.

4.3 Die allgemeine Gaszustandsgleichung

Dieses Gesetz gibt den Zusammenhang der Zustandsgrößen für ideale Gase an. Aus ihm lassen sich viele wichtige Zusammenhänge ableiten.

$$p * V = n * R * T$$

p... Druck [Pa]
V... Volumen [m^3]
R... Universelle Gaskonstante =8,31 $Jmol^{-1}K^{-1}$
T... Temperatur [K]
n... Stoffmenge [mol]

Daraus leiten sich viele andere Gesetze ab, wobei es historisch gesehen eigentlich umgekehrt war und die folgenden Gesetze zur allgemeinen Gaszustandsgleichung geführt haben:

TMK

- **Das Gesetz von Avogadro**
  Ein Mol eines idealen Gases hat bei gleicher Temperatur und gleichem Druck immer dasselbe Volumen. Unter „Normalbedingungen", also bei 273,15 K und 101325 Pa sind das 22,414 Liter. Das Volumen ist von der Art des Gases unabhängig.

$$V[L] = n * 22,4\ L/mol$$

- **Das Gesetz von Charles/1. Gesetz von Gay-Lussac**
  Bei einer isobaren Zustandsänderung, also bei konstantem Druck, ist das Volumen proportional zur Temperatur.

$$V = konst. * T$$

- **Das Gesetz von Amontons/2. Gesetz von Gay-Lussac**
  Bei einer isochoren Zustandsänderung, bei der also das Volumen konstant bleibt, verhält sich der Druck proportional zur Temperatur.

$$p = konst. * T$$

- **Das Gesetz von Boyle-Mariotte**
  Bei einer isothermen Zustandsänderung, also bei konstanter Temperatur, ist das Produkt aus Druck und Volumen konstant. Konstante Temperatur erreicht man indem man Wärme nach außen abführt.

$$p * V = konst.$$

5. Das chemische Gleichgewicht

Keine Reaktion verläuft vollständig und nur sehr wenige verlaufen annähernd vollständig, was zur Folge hat, dass nach Beendigung einer Stoffwandlung fast immer noch nachweisbare Mengen der Ausgangsstoffe, die nicht umgesetzt wurden, vorhanden sind.

Als chemisches Gleichgewicht werden die Mengenverhältnisse nach der Reaktion bezeichnet, sie werden durch das sogenannte Massenwirkungsgesetz mathematisch beschrieben. Zur Herleitung der Mengenverhältnisse benötigt man die Reaktionsgeschwindigkeit. [siehe **3.3 Chemische Reaktionen**]

5.1 Das Massenwirkungsgesetz

Das Massenwirkungsgesetz beschreibt jenen Zustand, den eine chemische Reaktion nach ihrem Ablauf erreicht und gibt somit das Verhältnis der molekularen Konzentrationen der Endprodukte zu denen der Ausgangsstoffe an. Da keine Reaktion vollständig verläuft, wird immer nur ein sogenannter Gleichgewichtszustand erreicht, indem alle beteiligten Produkte in einem bestimmten Verhältnis vorliegen. Ab diesem Zeitpunkt ändern sich ihre Konzentrationen nicht mehr.

Beispiel: Reaktion von Iod mit Wasserstoff

$$H_2 + I_2 \leftrightarrow 2HI$$

Es ist nicht relevant, ob zu Beginn der Reaktion 50% H_2 und 50% I_2 oder 100% HI vorhanden sind, sie wird in ihren Endprodukten immer das Verhältnis von 78% HI und je 11% H_2 und I_2 besitzen.

Der Gleichgewichtszustand

Eine Reaktion erreicht ihn, wenn sich die Konzentrationen der beteiligten Stoffe nicht mehr ändern bzw. die Reaktionsgeschwindigkeit Null ist.

Allerdings kommt die Reaktion nur scheinbar zum Stillstand, wenn sie beendet ist, denn im molekularen Bereich läuft sie weiterhin ab und zwar in beide Richtungen mit derselben Geschwindigkeit. Bei diesem Zustand handelt es sich um das sogenannte „**dynamische Gleichgewicht**". Dieser Gleichgewichtszustand wird mathematisch folgendermaßen beschrieben:

$$uA + vB \leftrightarrow xC + yD$$

Für diese Reaktion lässt sich dann das **Massenwirkungsgesetz** aufstellen:

$$K = \frac{[c(C)]^x * [c(D)]^y}{[c(A)]^u * [c(B)]^v}$$

Die Gleichgewichtskonstante K

Sie ist für eine Reaktion immer konstant, ist aber von der Temperatur abhängig und kann in Tabellen nachgeschlagen werden. In den meisten Fällen wird sie ohne Einheit angegeben, da sie sich für jede Reaktion mit unterschiedlichen Koeffizienten unterscheidet.

Die Gleichgewichtskonstante liefert Informationen über die Menge der zu erwartenden Endprodukte:

- Ein **sehr großer Wert** bedeutet dabei, dass die Stoffe auf der rechten Seite der Gleichung überwiegen, was heißt, dass die Reaktion von links nach rechts effizient abläuft. **Das Gleichgewicht liegt also auf der rechten Seite.**

- Ein **sehr kleiner Wert** bedeutet, dass die Stoffe auf der linken Seite überwiegen, was heißt, dass die Reaktion von rechts nach links abläuft. **Somit liegt das Gleichgewicht auf der linken Seite der Gleichung.**

Die Gleichgewichtskonstante sagt aber nichts über die Reaktionsgeschwindigkeit aus, man weiß infolgedessen nicht, wann der Gleichgewichtszustand erreicht wird. Auch Katalysatoren verändern sie durch Reaktionsbeschleunigung nicht.

5.2 Beeinflussung des chemischen Gleichgewichts

Nach dem **Prinzip von Le Chatelier** gilt:
Wird auf eine Gleichgewichtssituation ein Zwang ausgeübt, so verschiebt sich das Gleichgewicht so, dass es dem Zwang ausweichen kann.
Dieses Prinzip greift auch in chemischen Reaktionen, da man diese durch Veränderung von c, p oder T beeinflussen kann.

Beeinflussung der Gleichgewichtskonstante durch die Temperatur

Bei exothermen Reaktionen nimmt K bei zunehmender Temperatur ab, während hingegen bei endothermen Reaktionen K mit zunehmender Temperatur zunimmt. Exotherm und Endotherm bezieht sich dabei immer auf eine von links nach rechts verlaufende Reaktion.

Beeinflussung der Reaktion durch Konzentrationsänderungen

Es gibt zwei Möglichkeiten eine Reaktion durch die gegebenen Konzentrationen zu beeinflussen:

- Zum einen kann man eine der Konzentrationen verändern, denn da K immer gleich bleibt, muss durch eine Vergrößerung des Nenners auch eine Vergrößerung des Zählers einhergehen

- Zum anderen kann man eines der Produkte aus dem Reaktionsgemisch entziehen, was zur Folge hat, dass dieses Produkt nachproduziert werden muss, damit die Reaktion im Gleichgewicht und K konstant bleibt.

Beeinflussung der Reaktion durch den Druck

Je nach Anzahl der Moleküle und Reaktionen die unter Volums-Verminderung ablaufen, wirkt sich auch eine Druckerhöhung positiv oder negativ auf die Reaktion aus.

6. Säuren, Basen und deren Salze

Für alle Arten von Säure-Basen-Reaktionen sind drei Teilchen von elementarer Bedeutung:
- H^+ ... Wasserstoff-Ion bzw. „Proton"
- OH^- ... Hydroxid-Ion
- H_3O^+ ... Oxonium-Ion („Hydroxonium-Ion"/"Hydronium-Ion")

Die Säure-Base-Definition nach Arrhenius (1864)

> Eine Säure ist ein Stoff, der in wässriger Lösung Oxoniumionen bildet. Eine Base ist ein Stoff, der in wässriger Lösung Hydroxidionen bildet.

Beispiel für eine Säure: $\quad HCl + H_2O \rightarrow H_3O^+ + Cl^-$

Beispiel für eine Base: $\quad NH_3 + H_2O \rightarrow OH^- + NH_4^+$

Diese veraltete Theorie hat den Fehler, dass sie sich nur auf Wasser als Lösungsmittel bezieht, wodurch 1923 eine umfassendere Theorie entstand.

Die Säure-Base-Definition nach Brønsted 1923

Diese Definition ist umfassender, da sie sich nicht nur auf wässrige Systeme beschränkt.

> Eine Säure ist eine Verbindung, die Protonen abgeben kann, also ein sogenannter **„Protonen-Donator"**, während hingegen eine Base eine Verbindung ist, die Protonen aufnehmen kann, also ein sogenannter **„Protonen-Akzeptor"**.

Bei einer Säure-Basen-Reaktion wird daher immer ein H^+ von der Säure zur Base übertragen.

$$NH_3 + HCl \rightarrow NH_4^+ + Cl^-$$

Zusammenfassend ist eine Säure also ein Stoff, der leicht Protonen abgeben kann und eine Base ist ein Stoff, an dem sich leicht Protonen anlagern können.

Entweder ist sie negativ geladen oder sie hat ein freies Elektronenpaar, an das sich das H^+ binden kann.

Wenn eine Verbindung sowohl freie Elektronen, als auch abspaltbare H^+ hat, hängt ihr Verhalten vom Reaktionspartner ab. Gibt dieser seine H^+ leichter ab als die Verbindung, wirkt sie als Base, gibt er sie schwerer ab, wirkt sie als Säure.

Wasser wirkt beispielsweise als Säure gegenüber NH_3 und als Base gegenüber HCl.

Solche Verbindungen, die sowohl als Base als auch als Säure wirken können, bezeichnet man als **Ampholyte**.

6.1 Starke und schwache Säuren

Dabei handelt es sich um die grundlegendste Einteilung von Säuren.

Bei **starken Säuren** geben alle Moleküle bei der Reaktion mit der Base ihre Protonen ab, bei **schwachen Säuren** gibt nur ein kleiner Bruchteil der Moleküle ihre Protonen ab, der Großteil der Moleküle bleibt unverändert.

Die Begriffe starke und schwache Säure beziehen sich in erster Linie auf die Reaktion mit Wasser und haben nichts mit der Gefahr, die von ihnen ausgeht zu tun bzw. damit, wie stark ätzend sie sind.

Gibt man beispielsweise Schwefelsäure ins Wasser, so reagieren alle Moleküle miteinander, was das Gemisch zu einer starken Säure macht.

Flusssäure hingegen ist eine schwache Säure, kann aber als einzige Säure Glas und fast alle Metalle ätzen.

6.2 Konjugierte Säure-Basen-Paare

Die allgemeine Reaktionsgleichung lautet:

$$HA + B \leftrightarrow A^- + HB^+$$

Säure 1 + Base 2 ↔ Base 1 + Säure 2

Jede Reaktion kann bekanntlich in beide Richtungen ablaufen, was der Grund ist, warum es immer zwei Säuren und Basen gibt. Jede Säure besitzt eine zugehörige „**konjugierte**" Base. Daraus folgt, dass alle Säure-Basen-Reaktionen also Reaktionen von 2 konjugierten Säure-Basen-Paaren sind. Je stärker die Säure ist, desto schwächer ist die konjugierte Base und je stärker die Base ist, desto schwächer ist die konjugierte Säure.

Salpetersäure beispielsweise ist eine starke Säure und gibt gerne H^+ ab, während es hingegen für NO_3^- umso schwerer ist, H^+ aufzunehmen, damit ist es eine schwache Base.

6.3 Wichtige Säuren und Basen

Bei den **Mineralsäuren** handelt es sich um die drei starken anorganischen Säuren Salzsäure (Chlorwasserstoffsäure), Schwefelsäure und Salpetersäure. In einigen Lehrbüchern wird auch die Phosphorsäure dazugezählt:

Salzsäure HCl
HCl, auch als Chlorwasserstoff bekannt, ist ein farbloses, unangenehmes Gas, welches eine sehr hohe Löslichkeit in Wasser hat. Erst die daraus entstehende Lösung bezeichnet man als Salzsäure HCl (aq).
Auch im menschlichen Körper hat die Salzsäure eine wichtige Funktion, sie fungiert nämlich als Magensäure und spaltet so Mehrfachzucker in Einfachzucker, wie Glucose und Fructose (siehe Biologie Skriptum **7.2 Ernährung und Verdauung**).

Schwefelsäure
H_2SO_4 ist hygroskopisch („wasserziehend"), was bedeutet, dass sie versucht, Wassermoleküle von anderen Verbindungen an sich zu ziehen. Dabei werden diese Verbindungen zerstört und die Säure erwärmt sich stark.

Salpetersäure HNO_3
Diese Säure mit der Summenformel HNO_3 ist sehr reaktiv und greift fast alle Metalle an, wobei giftige braune Stickoxide (NO_2, NO) entstehen. Die Reaktivität beruht darauf, dass die Säure viele Metalle oxidieren kann.

Natriumhydroxid NaOH und Kaliumhydroxid KOH
Beide Stoffe sind ionische Verbindungen, also Salze. In Wasser gelöste starke Basen nennt man Laugen, wie die Natronlauge oder die Kalilauge.

Ammoniak NH_3
Bei Ammoniak handelt es sich um ein farbloses, reizendes Gas, es hat wie HCl eine extrem hohe Löslichkeit in H_2O. Es bildet die Grundlage aller Stickstoffverbindungen (z.B. Nitrate für Düngemittel und Sprengstoffe) und wird großtechnisch im sog. Haber-Bosch-Verfahren gewonnen:

$$3H_2 + N_2 \rightarrow 2NH_3$$

TMK

6.4 Die Stärke von Säuren und Basen

Eine beliebige Säure HA geht mit Wasser folgende Reaktion ein:

$$HA + H_2O \leftrightarrow A^- + H_3O^+$$

Als Maß für die Stärke von Säuren und Basen definiert man aus dem Massenwirkungsgesetz die sog. „Säurekonstante", auch K_S- Wert oder K_A- Wert genannt. Sie gilt in dieser Form nur für die Reaktion mit Wasser:

$$K_S = \frac{c[H_3O^+] + c[A^-]}{c[HA]}$$

Die Säurekonstante kann in Tabellen nachgeschlagen werden und ist eine wichtige Größe für das Berechnen von Konzentrationen von Säuren. Wenn K_S ein sehr großer Wert ist, handelt es sich um eine starke Säure, was zur Folge hat, dass das Gleichgewicht rechts liegt. Ist der Wert sehr klein, handelt es sich um eine schwache Säure, wobei das Gleichgewicht folglich links liegt. Da die Werte des K_S-Werts sehr weit auseinanderliegen, wurde der sogenannte **pK_s-Wert** als **negativer dekadischer Logarithmus** zum K_S-Wert definiert.

6.5 Der pH-Wert

Die Säurestärke gibt zwar Auskunft darüber, ob ein Molekül leicht oder schwer Protonen abspaltet und damit Oxoniumionen bildet, sie sagt aber nichts aus über die tatsächliche Oxoniumionen- bzw. Hydroxoniumionen-Konzentration im Wasser.
Hat man beispielsweise eine einmolare Essigsäure (schwache Säure) und eine einmolare Salzsäure (starke Säure), so wird die Oxoniumkonzentration im zweiten Fall um einiges größer sein, obwohl die Konzentration der beiden Säuren gleich ist.

Man hat daher den pH-Wert definiert:

$$pH = -\log[c(H_3O^+)]$$

Der pH-Wert ist der negative dekadische Logarithmus der Oxoniumkonzentration. Man verwendet eine logarithmische Skala, da die Konzentrationen bis zu Faktor 10^{16} schwanken können.

Das Hin- und Herrechnen erfolgt analog zu den pK_s-Werten, über folgende Umkehrformel:

$$c(H_3O^+) = 10^{-pH}$$

Senkt man den pH-Wert um 1, so erhöht sich der $c(H_3O^+)$-Wert um das Zehnfache! Sehr häufig kommen beim Med.-Test Beispiele mit Zehnerpotenzen ohne Vorfaktoren. In diesem Fall kann man alles im Kopf rechnen.

Einen **pH-Wert von 7** bezeichnet man als **neutral**, während ein **pH-Wert unter 7** als **sauer** bezeichnet wird und ein **pH-Wert über 7** als **basisch**.

Die Messung des pH-Werts
Messung durch Indikatoren: Ein Indikator ist ein Stoff, der in einem bestimmten pH-Bereich seine Farbe ändert. Alle Indikatoren haben einen unterschiedlichen „Umschlagbereich". Sind mehrere Indikatoren mit sich überlappenden Farbumschlägen gemischt, erhält man den sogenannten Universalindikator, entweder flüssig oder auf Papierstreifen. Der pH-Wert ergibt sich durch einen Farbvergleich mit der beiliegenden Farbskala.

6.6 Das Ionenprodukt des Wassers
Zwischen $c(H_3O^+)$ und $c(OH^-)$ besteht ein Zusammenhang, der als „**Autoprotolyse**" des **Wassers** bekannt ist: Selbst in 100%ig gereinigtem und destilliertem Wasser, dem man keine Säure oder Base zugesetzt hat, finden sich H_3O^+- und OH^-- Ionen. Das liegt interessanterweise daran, dass auch Wasser im Lösungsmittel Wasser als Säure bzw. Base wirkt.

$$H_2O + H_2O \leftrightarrow H_3O^+ + OH^-$$

Es ist also auch in reinem Wasser immer ein Teil der Moleküle zerfallen, wobei das Gleichgewicht aber stark auf der linken Seite liegt. Dieser Vorgang wird wie eben erwähnt als Autoprotolyse bezeichnet.

Den Zusammenhang zwischen den beiden Größen bezeichnet man als **Ionenprodukt des Wassers**:

$$K_W = c(H_3O^+) * c(OH^-) = 10^{-14} \left(\frac{mol^2}{L^2}\right)$$

Je höher die Konzentration der Oxoniumionen ist, desto niedriger ist die Hydroxidionenkonzentration. Ihr Ionenprodukt muss immer den Wert 10^{-14} haben, da er eine Konstante ist.

6.7 Neutralisationsreaktionen

Jede Säure kann durch eine Base neutralisiert werden und umgekehrt ebenso. Dabei kommt es zu folgender allgemeiner Reaktion.

$$Säure + Base \rightarrow Salz + Wasser$$

Das Proton der Säure vereinigt sich mit dem Hydroxidion der Base zu Wasser, das verbleibende Anion vereinigt sich mit dem Kation zu einem Salz. Die Ladungen der entstehenden Salze sind dabei gleich groß wie die Anzahl der Wasserstoffatome, die sie abspalten können.

6.8 Puffer

Puffersysteme halten den pH-Wert einer Lösung selbst bei stärkerer Zugabe von Oxoniumionen oder Hydroxidionen ziemlich konstant.

Sie bestehen entweder aus einer Mischung einer schwachen Säure und einer konjugierten Base oder aus einer Mischung einer schwachen Base und einer konjugierten Säure.

Im Blut gibt es vier Puffersysteme, deren Aufgabe es ist, den pH-Wert bei 7,4 zu halten:

- ❖ Das Kohlensäure-Hydrogencarbonat-System macht knapp 74% der Gesamtpufferkapazität des Blutes aus und wirkt durch das Enzym Carboanhydratase

- ❖ Hämoglobin macht knapp 24% der Gesamtpufferkapazität des Blutes aus und wirkt durch den roten Blutfarbstoff.

- ❖ Phosphatpuffer macht nur 1% aus und sind intrazellulär von großer Bedeutung

- ❖ Proteinatpuffer machen auch nur rund 1% aus und wirken mittels Plasmaproteinen als Puffer.

7. Redoxreaktionen

7.1 Reduktion und Oxidation

Eine Redoxreaktion ist eine Reaktion, bei der Elektronen übertragen werden. Eine **Reduktion** ist eine **Elektronenaufnahme**, eine **Oxidation** ist eine **Elektronenabgabe**.

Beispiel:
$$2Fe_2O_3 + 3C \rightarrow 4Fe + 3CO_2$$

Eisen wird reduziert, weil es Elektronen aufnimmt.
Kohlenstoff wird oxidiert, weil es Elektronen abgibt.

Wie der Name bereits sagt, muss jede Redoxreaktion immer eine Reduktion und eine Oxidation beinhalten, denn die Elektronen, die abgegeben werden, können nicht einfach verschwinden.

Des Weiteren sind noch folgende Begriffe von Bedeutung:

> Ein **Reduktionsmittel** ist ein Stoff, der einen anderen Stoff reduzieren kann und somit leicht Elektronen abgibt.

> Ein **Oxidationsmittel** ist ein Stoff, der einen anderen Stoff oxidieren kann und somit leicht Elektronen aufnimmt.

7.2 Die Oxidationszahl

Eine Oxidationszahl ist ein Hilfsmittel, um in einer chemischen Reaktion festzustellen, welche beteiligten Elemente oxidiert und welche reduziert werden.
Sie gibt die Differenz an Elektronen an, die ein Atom mehr oder weniger besitzt im Vergleich zu seinem elementaren Zustand.
Bei Molekülen werden dabei alle Elektronen dem Bindungspartner mit der höheren Elektronegativität zugeordnet.

Bei **Salzen** befinden sich die Elektronen **vollständig bei jenem Element mit der höheren Elektronegativität**. Dadurch entspricht die Oxidationszahl immer der Ladung.

Bei **kovalenten Bindungen** befinden sich die Elektronen **zwischen den Nichtmetall-Atomen**, allerdings näher bei dem elektronegativeren Element. Was die Oxidationszahl betrifft, werden diese Elektronen aber dem elektronegativeren Element vollständig zugeordnet.

Oxidationszahlen werden als römische Zahlen über das betreffende Element geschrieben. Um die Bestimmung dieser Werte zu erleichtern, gibt es sechs Grundregeln:

1. Die Oxidationszahl bei Elementen ist immer Null.

$$N_2, Fe$$

2. Die Summer der Oxidationszahlen ergibt bei neutralen Molekülen Null, bei Ionen die entsprechende Ladung

3. In Verbindungen haben die Alkalimetalle die OZ = +1, die Erdalkalimetalle die OZ = +2, Al hat eine OZ = 3

4. In Verbindungen haben die Halogene in der Regel eine OZ = -1, eine Ausnahme bildet jedoch die Verbindung mit Nichtmetallen, die eine höhere Elektronegativität haben.

5. Wasserstoff hat in Verbindungen mit Metallen („Metallhydride") die OZ = -1, in Verbindungen mit Nichtmetallen hat es die OZ = +1.

6. Sauerstoff hat meistens die OZ = -2, in sog. „Peroxiden" (nur mit Wasserstoff, Alkali- und Erdalkalimetallen) die OZ = -1.

Für die anderen Elemente gibt es keine allgemein gültigen Regeln, fast immer kann ihre Oxidationszahl aber durch die Anwendung der 1. Regel bestimmt werden. Anwendung finden diese Regeln beispielsweise wenn man feststellen will, ob es sich überhaupt um eine Redoxreaktion handelt bzw. um Oxidation und Reduktion feststellen zu können.
Des Weiteren verwendet man diese Regeln noch um Redoxreaktionen richtig zu stellen.

7.3 Die elektrochemische Spannungsreihe

Nicht jedes Metall ist ein gleich gutes Reduktionsmittel und nicht jedes Nichtmetall ist ein gleich starkes Oxidationsmittel. Daher bedarf es eines eigenen Ordnungssystems: die sogenannte „**Elektrochemische Spannungsreihe**".

Diese Werte sind in einer Tabelle nachzulesen, auf die hier nicht weiter eingegangen wird. Die Vorhersagen der Tabelle sind nicht immer gültig, da es einige andere Prozesse gibt, die eine Reaktion verhindern können. Daher kann man nur sagen, dass eine solche Reaktion *theoretisch* ablaufen kann, dafür muss man aber entsprechende Rahmenbedingungen schaffen, wie beispielsweise den pH-Wert.

Alle Vorhersagen beziehen sich nur darauf, ob eine Reaktion freiwillig abläuft. Erzwungenerweise kann auch jede Reaktion in eine andere Richtung ablaufen, allerdings muss sie dann erzwungen werden, indem man von außen die nötigen Elektronen zuführt. Diesen erzwungenen Vorgang nennt man **Elektrolyse.**

7.4 Die Galvanische Zelle

Hier betrachtet man eine Redoxreaktion, mit dem Unterschied, dass beide Vorgänge räumlich voneinander getrennt ablaufen. In einem von zwei Bechergläsern befindet sich eine $ZnSO_4$- Lösung mit einem Zinkstab darin, der die unedle Elektrode bildet. Im anderen Becherglas befindet sich eine $CuSO_4$- Lösung, in der sich ein Kupferstab befindet, der die edlere Elektrode darstellt. Wenn nun beide Stäbe leitend verbunden werden und mit den Lösungen in Berührung kommen, gelingt es einigen Atomen an der Grenzschicht des Zn-Stabs Elektronen

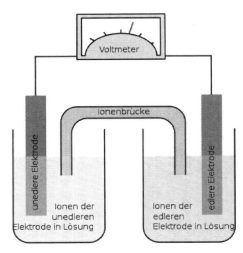

Quelle: http://de.wikipedia.org/wiki/Galvanische_Zelle

an den Leiter (also Stab) abzugeben und so als Ion in die Lösung überzugehen. Dieser Vorgang läuft so lange ab, bis der Zn-Stab so negativ geladen ist, dass er keine weiteren Elektronen mehr aufnehmen kann. Dasselbe findet auch in der edleren Lösung an der Grenzschicht des Kupferstabs statt. Da das Element Zink aber eine niedrigere Elektronegativität als Kupfer hat, gibt es auch leichter Elektronen ab als Kupfer, was zur Folge hat, dass im Zinkstab viel mehr Elektronen sind, wodurch dieser im Gegensatz zum Kupferstab eine negativere Ladung erhält. Dadurch wir also eine Spannung aufgebaut, die man mit einem Voltmeter messen kann, der Zn-Stab fungiert als Anode, der Cu-Stab als Kathode.

Was den Aufbau betrifft, so ist eine Galvanische Zelle in zwei **Halbzellen** gegliedert, die jeweils aus einem Stab mit der dazugehörigen Lösung bestehen. Die beiden dazugehörigen Teilchenarten sind ein „**konjugiertes Redoxpaar**".

Die vom Voltmeter angezeigte Spannung ist immer die Potentialdifferenz zwischen den beiden Halbzellen. Um eine absolute Skala aufzustellen, benötigt man eine Halbzelle, auf die man sämtliche andere Halbzellen bezieht. Bei dieser Zelle handelt es sich um die sogenannte **Wasserstoff-Normalelektrode**, die aus einem Platinblech, das von Wasserstoffgas umgeben ist, besteht. Dieser Elektrode wird ein Potential von 0 Volt zugeordnet, alle anderen Potentiale werden gegen sie als Spannungen gemessen und unter Standardbedingungen als „**Standard-Normalpotential E°**" oder **Redoxpotential** bezeichnet. Nach diesem Potential wird die Spannungsreihe geordnet.

Das alltäglichste Beispiel für galvanische Zellen sind Batterien.

8. Organische Chemie

8.1 Grundlagen der organischen Chemie

Die speziellen Bindungseigenschaften des Kohlenstoffs

Die organische Chemie ist die Chemie der Kohlenstoffverbindungen und besteht überwiegend aus kovalenten Bindungen zwischen Kohlenstoffatomen und anderen Nichtmetallen.
Wichtig ist, dass jedes gebundene Kohlenstoffatom immer von vier bindenden Elektronenpaaren umgeben sein muss.

Räumliche Gestalt der Moleküle

Das sogenannte VSEPR-Modell ergibt für ein C-Atom mit vier Partnern einen Tetraeder, für ein C-Atom mit drei Partnern ein ebenes Molekül mit einem Bindungswinkel von jeweils 120° und für ein C-Atom mit zwei Partnern ein lineares Molekül.

Die Polarität von organischen Verbindungen

Reine Kohlenwasserstoffe sind unpolar, sauerstoffhaltige Verbindungen meist polar. Bei anderen Bindungspartnern muss man die Struktur kennen, um die Ladungsschwerpunkte bestimmen zu können.

Weitere Eigenschaften:

- ❖ Niedrige Schmelz- und Siedepunkte zwischen 100°C und 300°C
- ❖ Keine Stromleitung
- ❖ Leichte Brennbarkeit, dank der Kohlenstoffatome

Formelschreibweisen der organischen Chemie

- ➢ **Summenformel**
- ➢ **Strukturformel**

(siehe **3.3 Chemische Reaktionen**)

- ➢ **Strichformel**
  Die am häufigsten benützte Schreibweise verzichtet vollkommen auf C und H. Es werden nur Bindungen einfach, doppelt und dreifach in Form von Zickzack-Ketten dargestellt, wobei an jedem Knick ein C-Atom sitzt. Die fehlenden Bindungen am C-Atom werden mit H-Atomen aufgefüllt. Alle anderen Elemente und nicht am C sitzende H-Atome werden angeschrieben.

TMK

Ethanol (C_2H_5OH):

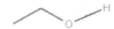

8.2 Einteilung der organischen Verbindungen

Die Grundstruktur jeder organischen Verbindung stellen die sogenannten „**Kohlenwasserstoffe**", bei denen es sich, wie der Name bereits sagt, um Verbindungen handelt, die nur aus Kohlenstoff und Wasserstoff bestehen.
Kohlenstoffe, die ausschließlich Einfachbindungen besitzen, werden als „**Alkane**" bezeichnet.

Ein „**gesättigter Kohlenwasserstoff**" besitzt nur **Einfachbindungen**, während hingegen ein „**ungesättigter Kohlenwasserstoff**" mindestens eine **Doppelbindung** besitzt.

„**Aromatische Kohlenwasserstoffe**" besitzen eine **ringförmige Struktur,** die bestimmte Bedingungen erfüllen muss. Sie werden oft durch einen Kreis in der Mitte dargestellt.

8.3 Nomenklatur der organischen Verbindungen

Die Namensgebung der organischen Verbindungen gliedert sich wie folgt, wobei die meisten zwei Namen haben:

1. *Trivialnamen*:
   Diese Bezeichnungen sind historisch entstanden und werden oft verwendet. Beispiele dafür sind Essigsäure, Vitamin C, Chlorophyll, Zellulose und Formaldehyd. Der Vorteil dieser Namen liegt klarerweise darin, dass sie meistens viel kürzer sind als die entsprechenden chemischen oder auch „systematischen" Bezeichnungen, allerdings geben sie dadurch auch keine Informationen über die Struktur preis.

2. *Systematische Namen:*
   Diese Bezeichnungen wurden von der „**International Union of Pure and Applied Chemistry**", kurz **IUPAC** aufgestellt und geben einen Namen, der der chemischen Struktur entspricht. Ihr großer Vorteil ist, dass sie international gültig und anerkannt sind, da sie von keiner Sprache abhängen.
   Die Namen setzen sich wiederum nach folgenden Regeln zusammen:

   - Der „**Stammname**" wird aus der längsten Kette und der funktionellen Gruppe gebildet, wobei die Lage der funktionellen Gruppe immer als

TMK

„Suffix" am Ende angegeben wird und die niedrigste mögliche Nummer bekommt.

- Die restlichen Seitenketten werden alphabetisch als „Präfixe" vorgestellt und griechisch gezählt.

Alkane bilden die Grundlage für die Benennung der Moleküle, wobei die ersten vier eigene Namen haben und es ab dann im altgriechischen Zahlensystem weitergeht:

C	Name	Summen-formel	Flamm-punkt	Schmelz-punkt	Siedepunkt	Dichte	Kugel-Stab-Modell
1	Methan	CH_4	–	90,65 K	111,4 K	0,667 kg/m³	
2	Ethan	C_2H_6	–	90 K	185 K	1,212 kg/m³	
3	Propan	C_3H_8	–	85 K	231 K	1,83 kg/m³	
4	n-Butan	C_4H_{10}	–	135 K	272,5 K	2,703 kg/m³	
5	n-Pentan	C_5H_{12}	224 K	144 K	309 K	0,626 g/cm³	
6	n-Hexan	C_6H_{14}	250 K	178 K	342 K	0,659 g/cm³	
7	n-Heptan	C_7H_{16}	269 K	182 K	371 K	0,684 g/cm³	
8	n-Octan	C_8H_{18}	289 K	216 K	399 K	0,703 g/cm³	
9	n-Nonan	C_9H_{20}	304 K	222 K	424 K	0,718 g/cm³	
10	n-Decan	$C_{10}H_{22}$	319 K	243 K	447 K	0,73 g/cm³	
11	n-Undecan	$C_{11}H_{24}$	333 K	248 K	469 K	0,74 g/cm³	
12	n-Dodecan	$C_{12}H_{26}$	344 K	263 K	489 K	0,75 g/cm³	

[Quelle: http://de.wikipedia.org/wiki/Alkane]

TMK

Hat man einmal die Zuordnung des Kohlenwasserstoffs bestimmt, dann richtet sich die weitere Einteilung der organischen Verbindungen nach ihren sogenannten „**Funktionellen Gruppen**". Eine funktionelle Gruppe bezeichnet eine Gruppe von Verbindungen, bei denen eines oder mehrere Wasserstoffatome durch ein anderes Atom oder eine Atomgruppe ersetzt werden.

Die wichtigsten funktionellen Gruppen sind die folgenden:

Funktionelle Gruppe	Bezeichnung der funktionellen Gruppe	Name der Verbindungsklasse
—OH	Hydroxylgruppe	Alkohole (Phenole)
—O—	Ethergruppe	Ether
—CHO	Aldehydgruppe	Aldehyde
—C(=O)—	Ketogruppe (Carbonylgruppe)	Ketone
—COOH	Carboxylgruppe	Carbonsäuren
—C(=O)—X	Säurehalogenidgruppe	Carbonsäurederivate
—C(=O)—O—C(=O)—	Säureanhydridgruppe	
—C(=O)—O—R	Estergruppe	
—C(=O)—NH₂	Säureamidgruppe	
—NH₂	Aminogruppe	Amine

Das R bezeichnet dabei einen Kohlenstoffrest.

8.4 Isomerie

Im Gegensatz zur anorganischen Chemie, bei der es reicht die Summenformel zu wissen, da es meist nur eine Möglichkeit gibt, wie sich Elemente miteinander verbinden, gibt es in der organischen Chemie fast immer mehrere Möglichkeiten, da die vier Bindungen eines C-Atoms völlig gleichwertig sind. Das ist der Grund, warum man in der organischen Chemie immer eine Strukturformel angeben muss.

Beispiel:

Ethanol   Dimethylether

Wenn also zwei chemische Verbindungen dieselbe Summenformel, aber nicht dieselbe Strukturformel besitzen, nennt man diese beiden Verbindungen „**Isomere**".

8.5 Kohlenwasserstoffe ohne funktionelle Gruppen

Alkane

Diese Bezeichnung gilt für die **gesättigten Kohlenwasserstoffe**, bei denen die C-Atome bekanntlich immer vier Bindungspartner haben. Als Hauptbestandteil des Erdöls haben sie auch eine essentielle Bedeutung als Rohstoff.
Die Allgemeine Summenformel der Alkane lautet:

$$C_nH_{2n+2}$$

Physikalische Eigenschaften der Alkane

Die ersten vier Mitglieder dieser Gruppe, also bis zu einer Anzahl von 4 C-Atomen, sind Gase. Ab 5 C-Atomen, werden sie flüssig und ab 17 C-Atomen sind die Alkane fest und werden in diesem Zustand auch als „Paraffine" bezeichnet.
Ihre Siede- und Schmelzpunkte steigen mit zunehmender Kettenlänge, da die Nebenvalenzen dadurch mehr Wirkungspunkte haben und somit stärker wirken. Da die Alkane unpolar sind, sind sie auch nicht wasserlöslich („hydrophil").

TMK

Struktur der Alkane

Durch Anwendung des VSEPR-Modells erhält man für die Struktur eine Pyramide mit einem Bindungswinkel von 109,5°, was als **Tetraeder** bezeichnet wird.

Chemische Reaktionen der Alkane

Alkane sind sehr reaktionsträge und werden in zwei Reaktionstypen unterschieden:

- **Verbrennungsreaktionen**

  Alkane **verbrennen** mit O_2 **vollständig** zu H_2O und CO_2, wobei bei nicht ausreichender Sauerstoffzufuhr und einer damit einhergehenden **unvollständigen Verbrennung** CO bzw. C entstehen, die gemeinhin als „Ruß" bekannt sind.
  Diese Reaktion ist sehr exotherm und dient als Energiequelle für Verbrennungs-motoren.
  Beispiel:

  $$C_3H_8 + 5O_2 \rightarrow 3CO_2 + 4H_2O$$

- **Radikalische Substitution**

  Bei einer Substitutionsreaktion werden ein oder mehrere H-Atome durch andere Atome oder Atomgruppen ersetzt, also substituiert.
  Beispiel:

  $$CH_4 + Br_2 \rightarrow CH_3Br + HBr$$

Alkene

Dabei handelt es sich um **ungesättigte Kohlenwasserstoffe**, die mindestens eine Doppelbindung enthalten. Durch die Doppelbindung ist das chemische Verhalten der Alkene grundlegend anders als das der Alkane. Im Unterschied zu einer normalen Einfachbindung kann eine Doppelbindung leicht aufgebrochen werden, was auch der Grund ist, warum Alkene viel reaktiver als Alkane sind.

Bei der Benennung unterscheiden sie sich von den Alkanen durch die Endung „-en", sie haben die allgemeine Strukturformel:

$$C_nH_{2n}$$

Beispiele:

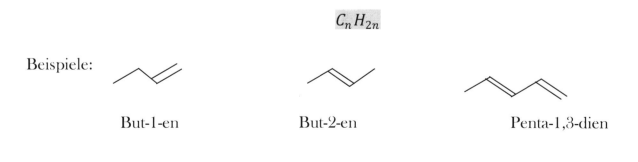

But-1-en　　　　　　　　But-2-en　　　　　　　　Penta-1,3-dien

Eigenschaften der Alkene

Da sich sowohl die Wasserstoff-, als auch die Kohlenstoff-Atome sehr stark abstoßen, ergibt sich als geometrische Molekülform ein Dreieck mit einem Winkel von 120°, wodurch auch alle Atome eines Alken-Moleküls in einer Ebene liegen.

Des Weiteren gibt es bei den Alkenen dank der Doppelbindung eine neue Art der Isomerie. Die Doppelbindung ist im Gegensatz zur Einfachbindung nicht mehr drehbar, wodurch nur zwei Möglichkeiten für Isomere übrigbleiben. Diese Form der Isomerie wird als „cis/trans-Isomerie" oder „Z/E-Isomerie" bezeichnet (Zusammen und Entgegen).

Chemische Reaktionen der Alkene

Man unterscheidet zwischen:

- **Additionsreaktion**
  Bei einer Additionsreaktion wird ein Orbital einer Doppelbindung aufgebrochen, wobei die dabei frei werdenden Elektronen mit den Elektronen des neuen Bindungspartners zwei neue Orbitale bilden.

- **Polymerisation**
  Hierbei handelt es sich grundsätzlich auch um Additionen, da auch hier die Doppelbindung aufgebrochen wird, jedoch führt der Reaktionsverlauf zu völlig unterschiedlichen Endprodukten. Im Gegensatz zur herkömmlichen Additionsreaktion werden bei der Polymerisation die aufgebrochenen Doppelbindungen verwendet, um kurzkettige Alkene zu langkettigen Molekülen, den sogenannten „**Polymeren**", zu verknüpfen.

Alkine

Alkine haben im Gegensatz zu den Alkenen eine Dreifachbindung, in den meisten Fällen aber nur eine pro Molekül, da mehrere zu instabil wären.

Chemisches Verhalten

Es ist dem der Alkene ähnlich, Alkine können über Additionsreaktionen in Alkene und schließlich in Alkane umgewandelt werden.

Sie haben die Endung „-in" und eine lineare Struktur.

Aromatische Kohlenwasserstoffe

Das Benzen oder auch Benzol ist ihr wichtigster Vertreter, es hat die Summenformel C_6H_6 und eine zyklische Struktur.

TMK

Es gibt zwei Möglichkeiten das in einer Formel darzustellen:

[Quelle:http://de.wikipedia.org/wiki/Aromatische_Kohlenwasserstoffe]

Die Elektronen der Doppelbindung halten sich nicht zwischen den zwei C-Atomen auf, sondern sind gleichmäßig über den gesamten Ring verteilt. Solche Elektronen bezeichnet man als delokalisiert. Das Faktum, dass alle Elektronen einer Bindung delokalisiert sind, wird als „Mesomerie" bezeichnet.

Eigenschaften des Benzens
Es handelt sich bei Benzen um ein ideales unpolares Lösungsmittel, das durch seine Eigenschaften den Ausgangspunkt für sehr viele Syntheseprodukte der organischen Chemie liefert. Des Weiteren ist es sehr giftig, da es Erythrozyten auflösen kann und krebserregend wirkt.

Reaktionen und Reaktionsprodukte des Benzens
Aromatische Kohlenwasserstoffe gehen eine „Elektrophile Substitution" ein. Das heißt sie gehen eine klassische Substitutionsreaktion ein, bei der die delokalisierten Elektronen eine große Rolle spielen.

8.6 Kohlenwasserstoffe mit funktionellen Gruppen
Alkohole
Bei Alkoholen handelt es sich um Kohlenwasserstoffe, die mindestens eine „Hydroxyl-" bzw. OH-Gruppe enthalten. Man kann Alkohole in der Nomenklatur leicht an der Endung „-ol" erkennen, wobei es aber auch noch ein paar veraltete Verbindungsbezeichnungen wie „Benzol" gibt, die nicht dazuzählen.

Benennung und Eigenschaften der Alkohole
Mit einer griechischen Silbe vor der Endung wird angezeigt, wie viele Hydroxylgruppen es sind. Je nach ihrer Anzahl unterscheidet man „einwertige", „zweiwertige" und „dreiwertige" Alkohole. Es kann auch nach jenem C-Atom unterteilt werden, an das die Hydroxylgruppe gebunden ist. Beispiele wären Porpan-1-ol, oder Propan-2-ol.

Die Siedepunkte von einwertigen Alkoholen sind höher als die der zugehörigen Alkane, da sie polar sind. Bei mehrwertigen Alkoholen liegt der Siedepunkt noch höher.

Ab 12 C-Atomen sind einwertige Alkohole fest, während hingegen mehrwertige Alkohole schon ab 5 C-Atomen fest sind.
Ab Butanol sind einige, ab Pentanol die meisten Alkohole nur mehr schwer wasserlöslich.

Einige wichtige Alkohole

- **Methanol**
  Dieser Alkohol ist sehr giftig und führt zu Erblindung und Tod. Er entsteht in größeren Mengen beim Vergären von Fruchtzuckern. Da der Siedepunkt von Methanol 64,5°C beträgt, wird beim Schnapsbrennen das Methanol zuerst als Vorlauf abdestilliert.
  Bei einer Methanolvergiftung wird im Krankenhaus Ethanol verabreicht, da dadurch der oxidative Abbau in der Leber zu Methanal, das die Giftwirkung verursacht, verlangsamt wird.

- **Ethanol**
  Dabei handelt es sich um den beliebten „**Genussalkohol**", wie er in Wein, Bier, und Schnaps enthalten ist. Er wird in erster Linie durch die alkoholische Gärung erzeugt und dann durch Destillation gewonnen.
  Hefepilze nützen diesen Vorgang zur Energiegewinnung und führen diese Reaktion mit Hilfe von Enzymen durch:

$$C_6H_{12}O_6 \xrightarrow{(Hefe)} 2C_2H_5OH + 2CO_2$$

  Der Körper baut Ethanol oxidativ zu Ethanal ab, welches verantwortlich für den sogenannten Kater ist, da es den Körper dehydriert.

- **Glykol (Ethandiol):**
  Dieser Alkohol ist eine in hohen Dosen giftige, klare, süßlich schmeckende Flüssigkeit, die besser als Frostschutzmittel bekannt ist.

- **Glycerin**
  Dieser dreiwertige Alkohol findet sowohl in der Lebensmittel-, als auch in der Kosmetikindustrie Anwendungsgebiete und ist außerdem Ausgangsstoff für Nitroglycerin. Fette sind Ester aus Fettsäuren und Glycerin.

TMK

Aldehyde und Ketone

Aldehyde und Ketone haben als gemeinsames Strukturelement die sogenannte Carbonylgruppe, an der bei Ketonen zwei Kohlenstoffatome und bei Aldehyden mindestens ein H-Atom gebunden ist.

Benennung der Aldehyde und Ketone

Aldehyde haben immer die Endung „-al" und Ketone die Endung „-on", wobei in den meisten Fällen aber die herkömmlichen Namen verwendet werden.

Einige wichtige Aldehyde und Ketone

- **Formaldehyd (Methanal)**
  Methanal ist das einzige gasförmige Aldehyd und wird zur Konservierung von medizinischen Präparaten verwendet, wo es auch als „Formalinlösung" bekannt ist. Außerdem ist es auch als Bindemittel in Spanplatten enthalten und gilt als krebserregend.

- **Aceton (Propanon)**
  Bei Propanon handelt es sich um das wichtigste Keton, es kommt als Lösungsmittel in chemischen Laboren zum Einsatz. Es hat polare und unpolare Eigenschaften. Des Weiteren ist es in Nagellackentfernern enthalten und ist außerdem ein Stoffwechselprodukt des Menschen.

Oxidation und Reduktion von Aldehyden und Ketonen

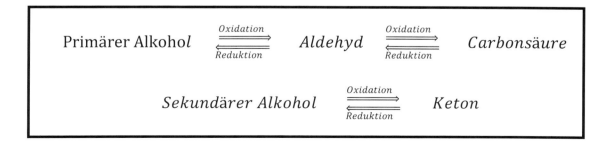

Ein Beispiel ist Ethanol, welches bei Kontakt mit Luftsauerstoff und Bakterien zu Essigsäure oxidiert wird. Das Produkt ist der sogenannte „Weinessig".

Tertiäre Alkohole können nicht oxidiert werden, eine „vollständige" Oxidation zu CO_2 und H_2O ist aber schon möglich.

Carbonsäuren

Ihr gemeinsames Merkmal ist die sogenannte Carboxylgruppe, die folgender maßen aussieht.

Strukturformel — $-C\underset{O-H}{\overset{O}{\lessgtr}}$

Summenformel — COOH

Im Unterschied zu den Alkoholen kann bei Carbonsäuren das Proton der OH-Gruppe abgespalten werden, daher sind sie sauer. Die Carbonsäuren zählen ausnahmslos zu den schwachen Säuren.

Benennung der Carbonsäuren

Der Name der Carbonsäuren ergibt sich aus der Anzahl ihrer Kohlenstoffatome, wobei auch jenes der Carboxylgruppe miteinbezogen wird. Die Endung ist immer „Säure", wobei auch hier meistens die herkömmlichen bzw. Trivialnamen verwendet werden.

Wichtige Carbonsäuren

- **Ameisensäure (Methansäure)**
  Kommt natürlich bei Ameisen, Quallen und in Brennnesseln vor und wird als Entkalker und WC-Reiniger im Haushalt und bei der Schädlingsbekämpfung von Imkern verwendet.

- **Essigsäure (Ethansäure)**
  Essigsäurebakterien können Ethanol über Ethanal in Essigsäure umwandeln, wobei reine Essigsäure als „Eisessig" bezeichnet wird. Sie hat einen Schmelzpunkt von 17°C und wird als Würz- und Konservierungsmittel verwendet.

- **Buttersäure (Butansäure)**
  Diese Säure entsteht bei der Zersetzung von Schweiß, was den üblen Schweißgeruch erklärt, und bei der Zersetzung von Butter (ranziger Butter) gebildet und ist für ihren fürchterlichen Geruch bekannt.

- **Oxalsäure (Ethandisäure)**
  Dabei handelt es sich um die einfachste Carbonsäure, die unter anderem in Rhabarber, Spinat, Sauerklee und Stachelbeeren vorkommt.
  In Verbindung mit Calcium bildet sie ein unlösliches Salz, welches giftig ist und die Nierenkanäle im menschlichen Körper verstopft. Der Allgemeinheit ist dieses Phänomen besser als „**Nierensteine**" bekannt.

- **Hydroxycarbonsäuren**
  Sie zeichnen sich dadurch aus, dass sie mindestens eine nicht saure Hydroxylgruppe besitzen:

  Die *Milchsäure* entsteht durch Einwirkung von Bakterien auf den Milchzucker (Laktose) und bewirkt das Sauerwerden der Milch. Die Milchsäurekonzentration in den Muskeln steigt z.B. nach übermäßiger sportlicher Betätigung stark an.
  Die *Weinsäure* kommt im Wein vor, in dem dank ihr der sogenannte Weinstein entsteht.
  Die *Zitronensäure* ist ein wichtiges Stoffwechselprodukt im Körper, beim Citratzyklus (siehe Biologieskriptum **3.8 Mitochondrien**).

- **Fettsäuren**
  Carbonsäuren mit sehr langen Kohlenwasserstoffresten werden als Fettsäuren bezeichnet.

Reaktionen von Carbonsäuren

> Bei **Neutralisationsreaktionen** können Carbonsäuren wie Mineralsäuren mit einer Phase neutralisiert werden. Das bekannteste Beispiel dafür ist die Neutralisation von Fettsäuren.

> Bei der **Veresterungsrektion** entsteht ein Ester, durch die Reaktion einer (Carbon-)Säure mit einem Alkohol. Allerdings muss eine hygroskopische Substanz beigemengt werden, um das Wasser abspalten zu können. Ester sind mit Abstand die wichtigsten Reaktionsprodukte der Carbonsäuren und in den verschiedensten Sparten vorhanden, wie beispielsweise als natürliche Aromastoffe oder als Fette.

TMK

TMK

4. Teil

Mathematik

einfache Grundlagen

TMK

1. Grundlegende Rechenoperationen

Beim Med-AT sind Taschenrechner nicht erlaubt, das heißt zukünftige Medizinstudenten müssen die Grundrechenregeln im Kopf bzw. am Papier beherrschen. Bei einfacheren Operationen stellt das meist kein Problem dar, aber wie verhält es sich mit schweren Divisionen und Multiplikationen? Solche Rechnungen schriftlich lösen zu können erspart viel Zeit und ist bei manchen Fragestellungen sogar nötig um überhaupt zu einer Lösung zu kommen.

1.1 Addition

Die leichteste Disziplin. Schriftlich werden hier die beiden Werte übereinander geschrieben und jede Spalte wird einzeln herunter summiert. Entsteht ein Übertrag, also eine Zehnerstelle, so wird diese der nächsten Spalte angerechnet.

$$\begin{array}{r} 1347 \\ + 2359 \\ \hline 06 \end{array}$$

Man fängt rechts an und arbeitet sich Spalte für Spalte nach links vor. Das heißt der erste Schritt ist 7 + 9, was 16 ergibt. Da man schwer 16 eintragen kann, da so die nächste Spalte verlegt werden müsste, wird 6 eingetragen, die Zehnerstelle wird der nächsten Spalte angerechnet. Da 5 + 4 gleich 9 ergibt und man mit der 1 der Zehnerstelle auf 10 kommt, müssen wir diese Zehnerstelle wieder der nächsten Spalte anrechnen:

$$\begin{array}{r} 1347 \\ + 2359 \\ \hline 3706 \end{array}$$

Aus 3 + 3 +1 erhält man so 7. Löst man die letzte Spalte, so hat man die Summe der Addition.

1.2 Subtraktion

Diese Rechenart funktioniert nach dem gleichen Prinzip wie die Addition. Die Werte werden übereinander geschrieben und es wird von rechts nach links jede Spalte für sich berechnet.

$$\begin{array}{r} 2339 \\ - 1347 \\ \hline 992 \end{array}$$

TMK

Aus 9 - 7 ergibt sich 2, in der nächsten Spalte hat man nun 3 - 4 vorliegen. Da diese Subtraktion eine negative Zahl ergeben würde rechnet man 13 - 4, was 9 ergibt. Die hinzugezogene 10er Stelle wird wieder der nächsten Spalte angefügt, wodurch dort eben falls 3 - 4 zu berechnen ist.

Wieder wird eine Zehnerstelle weitergegeben was in der letzten Spalte zu 2 - 2 = 0 führt und eine Differenz von 992 ergibt.

<u>WICHTIG:</u> Bei Addition und Subtraktion mit Kommazahlen wird das Komma seiner Spalte in der Rechnung entsprechend im Ergebnis gesetzt:

$$\begin{array}{r} 3{,}2 \\ -1{,}1 \\ \hline 2{,}1 \end{array}$$

1.3 Multiplikation

Bei der Multiplikation werden die einzelnen Werte nebeneinander geschrieben und die Stellen werden der Reihe nach von links nach rechts multipliziert.

$$\begin{array}{r} 52 * 61 \\ \hline 312 \\ 52 \\ \hline 3172 \end{array}$$

Man beginnt mit 6 * 52, in den Schritten 6 *2 = 12, wobei eine Zehnerstelle übrigbleibt. Aus 6*5 ergibt sich 30, die zusammen mit 1 die Zahl 31 ergibt.

Nun geht man eine Stelle nach rechts und multipliziert 52 mit 1. Man darf hier nie vergessen, jedes weitere Zwischenprodukt um eine Stelle nach rechts zu verschieben. Diese Regel ergibt sich aus den verschiedenen Stellen, die man beachten muss, 60 mal 50 ergibt 3000 während 50 mal 2 nur 100 ergibt – würde man die Zwischensummen gerade runter summieren, gingen diese Stellen verloren und das Ergebnis wäre falsch.

Hat man nun alle Zwischensummenrichtig errechnet, kommt man zum Produkt der Multiplikation, in diesem Fall 3172.

TMK

WICHTIG: Bei Multiplikation mit Kommazahlen, werden die Stellen hinter dem Komma bei beiden Werten abgezählt und nach genauso vielen Stellen (von rechts gezählt) wird im Produkt das Komma gesetzt.

$$\begin{array}{r} 2{,}2 * 4{,}3 \\ \hline 88 \\ 66 \\ \hline 9{,}46 \end{array}$$

1.4 Division

Die Königsklasse der vier Grundrechenarten ist die Division. Hier werden die einzelnen Werte ebenfalls nebeneinander angeschrieben und schrittweise dividiert

$$\begin{array}{l} 3410 : 25 = 136{,}4 \\ 91 \\ 160 \\ 100 \\ 0R \end{array}$$

Man sucht sich im **Dividenden**, die kleinste Zahl, die durch den *Divisor* teilbar ist. In diesem Fall ist das 34 und 25 geht in 34 einmal, wobei aber ein Rest übrig bleibt, der sich aus 34 - 25 ergibt. Zu diesem Rest zieht man nun so oft die folgenden Stellen des Dividenden hinzu, bis man wieder eine Zahl hat, die durch 25 teilbar ist. Daraus folgt, dass 25, mit einem Ret von 16, drei mal in 91 passt. Wieder wird die nächste und letzte Stelle des Dividenden an den Rest gereiht, wodurch man 160 erhält, das bei Teilung durch 25 sechs ergibt. Nun bleibt ein Rest von 10, aber der Dividend hat keine Stelle mehr, daher reiht man eine Null an den Rest, um eine teilbare Zahl zu bekommen. Das wirkt sich auf das Ergebnis in Form eines Kommas aus.
Aus 10 wird 100, hinter dem 6er wird ein Komma gesetzt und man hat sein Ergebnis (Quotient) mit 0 Rest.

WICHTIG: Bei Divisionen mit Kommazahlen gibt es keine genauen Regeln für die Kommasetzung im Quotienten, man muss sich manchmal überlegen, an welcher Stelle das Komma Sinn macht. In der Regel multipliziert man anfangs Dividend und Divisor mit einer ausreichend hohen Zehnerpotenz um die Kommastellen weg zu bekommen.

TMK

$$2{,}2 : 1{,}5 = ?$$

$$22 : 15 = 1{,}466...$$
$$70$$
$$100$$
$$100$$
$$.....$$

In diesem speziellen Fall erhält man ein periodisches Ergebnis, bei dem es sich empfiehlt zu runden.

Diese Formen der Rechnung erlauben es einem, sehr große Zahlen in kürzester Zeit mit möglichst wenig Fehlerquellen zu addieren, subtrahieren, multiplizieren und dividieren. Man sollte sich nicht immer auf seine Kopfrechenkünste verlassen, gerade wenn man unter Zeitdruck steht, wie beim Med-AT, macht man gerne Fehler.
Ausreichend Übung in dieser Disziplin ist eine große Zeitersparnis und ein großer Vorteil der Konkurrenz gegenüber.

TMK

2. Rechenoperationen mit Brüchen

2.1 Der Bruch

Der Bruch setzt sich aus Zähler, Nenner und Bruchstrich zusammen.
Bei Addition und Subtraktion müssen die beteiligten Brüche zuvor auf den gleichen Nenner gebracht werden, bevor man jeweils Zähler und Nenner addieren oder subtrahieren kann. Bei der Multiplikation ist dies nicht nötig, da man einfach jeweils die beiden Zähler und Nenner miteinander multiplizieren kann.
Die Division läuft etwas anders ab, da der Divisor zu erst umgedreht werden muss. Dabei wird der Zähler zum Nenner und umgekehrt. Danach kann man die Division durch eine einfache Multiplikation der beteiligten Brüche lösen.

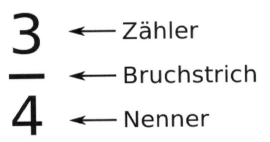

[Quelle: http://de.wikipedia.org/wiki/Bruchrechnung]

4.2 Kürzen

Bei der Multiplikation von Brüchen und bei allein stehenden Brüchen kann man Faktoren, die gleich oder ein Vielfaches von einander sind, mit einander kürzen, das heißt, bei gleichen Faktoren werden sie gestrichen und bei Faktoren, die ein Vielfaches von einander darstellen, kann der kleinere Wert vom Größeren abgezogen werden.
Dies kann nur über den Bruchstrich geschehen, es können bei zwei zu multiplizierenden Brüchen also nur jeweils Zähler und Nenner der beiden Brüche jeweils mit einander gekürzt werden.

$$\frac{7}{6} * \frac{2}{14}$$

In diesem Fall kann 7 und 14 und 6 mit 2 miteinander gekürzt werden. Man dividiert nun das erste Paar durch 7 und das zweite durch 2, wodurch folgende Brüche übrig bleiben

$$\frac{1}{3} * \frac{1}{2} = \frac{1}{6}$$

Durch das Kürzen hat man die Rechnung erheblich erleichtert. Auch beim Aufnahmetest kann das äußert hilfreich sein, da so viele schwierige Rechenoperationen wegfallen.

4.3 Erweitern

Multipliziert man Zähler und Nenner mit der selben Zahl, bleibt der Wert des Bruches erhalten. Man nennt diesen Vorgang auch Erweitern eines Bruches. Das kann an jedem beliebigen Bruch durchgeführt werden.

$$\frac{7 * (3)}{6 * (3)} = \frac{21}{18}$$

Kürzt man den Bruch entsprechend, erhält man wieder den Ausgangswert, da die Erweiterung die Umkehrung des Kürzens darstellt.

4.4 Doppelbrüche

Durch die einfache mathematische Regel:

Außenglied mal Außenglied = Innenglied mal Innenglied

lassen sich Doppelbrüche ganz leicht lösen. In der Praxis dreht man den unteren Bruch des Doppelbruches um und multipliziert ihn mit dem oberen Bruch. Man löst also eine ganz normale Division.

$$\frac{\frac{1}{5}}{\frac{3}{7}} = \frac{1}{5} * \frac{7}{3} = \frac{7}{15}$$

WICHTIG: Das Rechnen mit Brüchen sollte gut beherrscht werden, da diese Rechnungen leicht verdiente Punkte sind und bei vielen Aufgaben in Physik und Chemie Anwendung finden können.

3. Schlussrechnung

Die involvierten Größen einer Schlussrechnungen stehen immer in einem bestimmten Verhältnis zueinander. Aus diesem Verhältnis lässt sich in Form einer einfachen Rechnung ein Schluss auf die unbekannte Größe ziehen bzw. diese kann so errechnet werden.

3.1 Schlussrechnungen mit direktem Verhältnis (direkter Proportionalität)

Die Größen stehen in direktem Verhältnis zueinander, das heißt sie verhalten sich zueinander direkt proportional. Das heißt als Schlussregel gilt:

"je mehr, desto mehr" und **"je weniger, desto weniger"**

Wie löst man nun solche Beispiele? Dazu ein einfacher Fall:

1 Apfel kostet 2,10€ wie viel kosten 58 Äpfel? (Solche Angaben werden der Einfachheit halber folgenderweise angeschrieben):

```
1 Apfel .................. 2,10€
58 Äpfel ................. x€
```

Die zueinander gehörigen Größen müssen hier IMMER untereinander geschrieben werden. Das ist eine beliebte Fehlerquelle. Nun werden die jeweiligen Größen überkreuz miteinander multipliziert. Diese beiden Rechenoperationen werden in einer Gleichung gleich gesetzt.

```
1 Apfel          2,10€
         ╳
58 Äpfel         x€
```

$$1\ Apfel * x€ = 58\ Äpfel * 2{,}10€$$

daraus ergibt sich also eine einfache Gleichung mit der Lösung:

$$1 * x = 58 * 2{,}10$$
$$\underline{x = 121{,}8€}$$

3.2 Schlussrechnung mit indirektem Verhältnis

Wie man aus der Überschrift bereits entnehmen kann, stehen die beteiligten Größen hier in einem indirekten Verhältnis zueinander, das heißt sie verhalten sich zueinander indirekt proportional. Daraus folgt nun aber eine andere Schlussregel:

"je mehr, desto weniger" und **"je weniger, desto mehr"**

Wieder ein einfaches Beispiel zum praktischen Verständnis:

1 Arbeiter benötigt 20 Stunden um eine Mauer zu bauen, wie viel Zeit würden 5 Arbeiter benötigen?

$$1 \text{ Arbeiter} \ldots\ldots\ldots 20 \text{ Stunden}$$

$$5 \text{ Arbeiter} \ldots\ldots\ldots x \text{ Stunden}$$

„Je mehr Arbeiter, desto weniger Zeit wird benötigt": Daran erkennt man, dass ein indirekt proportionales Verhältnis vorliegt. Die Rechenoperation läuft hier etwas anders ab. Es wird ein Verhältnis zwischen den beiden Parteien aufgestellt und in eine Gleichung eingesetzt. Dabei wird die Größe, die teilweise zu errechnen ist, überkreuz durch die Anzahl der (in diesem Fall) Arbeiter dividiert.

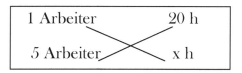

$$\frac{x \, Stunden}{1 \, Arbeiter} = \frac{20 \, Stunden}{5 \, Arbeiter}$$

auch hier erhält man wieder eine einfache Gleichung mit der Lösung:

$$x = \frac{20}{5}$$
$$\underline{x = 4 \, h}$$

Wie bei allen Rechenoperationen sollet ihr im Nachhinein immer <u>überprüfen, ob das Ergebnis der erwarteten Proportionalität entspricht</u>. Rechenoperationen die mit Proportionalität zu tun haben, ziehen sich durch das gesamte Spektrum der <u>Physik- und Chemie</u>-Fragen im BMS.

4. Prozentrechnung und andere Mengenverhältnisse

Es gibt unterschiedliche Arten von Mengenverhältnissen, die sich in ihrer Gesamtmenge unterscheiden:

> **Prozent** (%): Die Gesamtmenge ist hier 100 und der Prozentsatz ergibt sich aus:

$$Prozentsatz = \frac{Teilmenge}{Gesamtmenge} * 100$$

> **Promille** (‰): Die Gesamtmenge beträgt 100 und der Promillesatz ergibt sich aus:

$$Promillesatz = \frac{Teilmenge}{Gesamtmenge} * 1000$$

> **Parts per Million** (ppm): Die Gesamtmenge beträgt 1 Million (10^6) und der ppm-Satz ergibt such aus:

$$\text{ppm-Satz} = \frac{Teilmange}{Gesamtmenge} * 10^6$$

> **Parts per Billion** (ppb): Die Gesamtmenge beträgt 1 Milliarde (10^9) und der ppb-Satz ergibt sich aus:

$$ppb - Satz = \frac{Teilmenge}{Gesamtmenge} * 10^9$$

Alle Aufgaben zum Thema Mengenverhältnisse, die zum Med-AT kommen, können mithilfe dieser Formeln, oder durch einfache Schlussrechnungen gelöst werden (siehe 2. Schlussrechnung).

Beispiel:

In einer spanischen Stadt leben 2,8 Millionen Menschen. 300 davon erkranken an einem viralen Infekt. Um wie viel ppm handelt es sich dabei?

TMK

Lösungsweg 1 (Formel):

$$\text{ppm-Satz} = \frac{Teilmange}{Gesamtmenge} * 10^6$$

$$\text{ppm-Satz} = \frac{300}{2.800.000} * 10^6 = 107{,}14 \text{ppm}$$

Lösungsweg 2 (Schlussrechnung):

2.800.000 Einwohner	1.000.000 ppm
300 Einwohner	x ppm

$$2.800.000 * x = 1.000.000 * 300$$
$$\underline{x = 107{,}14 ppm}$$

5. Gleichungen

5.1 Lösen von Gleichungen

Gleichungen werden gelöst, indem die Unbekannte auf eine Seite und der, in der Regel bekannte, Rest auf die andere Seite der Gleichung bzw. des "=" - Zeichens gebracht wird. Hat man nun eine Gleichung

$$2x + 4 = -10x - 20$$
$$2x + 10x = -20 - 4$$

und bringt man eine Zahl einer Gleichung auf die andere Seite, so ändert sich das Vorzeichen. Aus + wird - und umgekehrt, gleich verhält es sich mit Multiplikation und Division.

$$12x = -24$$
$$x = -\frac{24}{12}$$
$$\underline{x = -2}$$

5.2 Lineare Gleichungssysteme

Bei einem linearen Gleichungssystem handelt es sich um mehrere Gleichungen, die durch ihre Unbekannten zusammen hängen. Gelöst wird es eben durch diesen Zusammenhang, indem man eine Unbekannte in einer der Gleichungen durch den Rest der Gleichung ausdrückt und dann in eine andere einsetzt:

$$6x + 12y = 30$$
$$3x + 3y = 9$$

$$x = \frac{9 - 3y}{3}$$

$$6 * \frac{9 - 3y}{3} + 12y = 30$$

$$2 * (9 - 3y) + 12y = 30$$

$$18 - 6y + 12y = 30$$

$$6y = 12$$

$$\underline{y = 2}$$

Hat man die erste Variable errechnet, setzt man diese in eine der beiden Gleichungen ein, um die zweite Variable zu erhalten und das System zu lösen.

$$x = \frac{9-6}{3}$$

$$\underline{x = 1}$$

4.3 Quadratische Gleichungen

Quadratische Gleichungen entsprechen immer der folgenden Form:

$$ax^2 + bx + c = 0$$

bzw. wenn a =1

$$x^2 + px + q = 0$$

Hat man eine quadratische Gleichung vorliegen, so gibt es zwei Lösungsmöglichkeiten, die von der Form der Gleichung abhängig sind:

> **Lösungsweg 1:** Folgende Formel kann verwendet werden, wenn $a = 1$

$$x = -\frac{p}{2} \pm \sqrt{\left(\frac{p}{2}\right)^2 - q} \qquad \text{pq-Formel}$$

> **Lösungsweg 2:** Folgende Formel muss verwendet werden, wenn $a \neq 1$

$$\frac{-b \pm \sqrt{b^2 - 4ac}}{2a} \qquad \text{abc-Formel}$$

WICHTIG: Diese zweite Variante kann immer angewandt werden, unabhängig von a!

6. Rechenregeln von Potenzen

Potenzzahlen, deren Basis gleich ist, können ganz einfach dividiert und multipliziert werden. Hier werden bei der Multiplikation lediglich die Exponenten addiert und bei der Division werden sie subtrahiert:

$$x^5 * x^6 = x^{5+6} = x^{11}$$

$$x^6 : x^5 = x^{6-5} = x$$

Will man Potenzen addieren oder subtrahieren, so geht das nur, wenn die beteiligten Potenzen die gleiche Basis und den gleichen Exponenten haben:

$$x^5 + 2x^5 = 3x^5$$

$$3x^5 - 2x^5 = 3x^5$$

Addition, Subtraktion, Multiplikation und Division mit unterschiedlichen Basen und Exponenten ist erst möglich, wenn die Potenzen aufgelöst wurden.

Wichtige Potenzen:

$$x^1 = x$$

$$x^0 = 1 \quad \text{(bei positiven Zahlen)}$$

$$x^{-y} = \frac{1}{x^y}$$

$$x^{\frac{1}{2}} = \sqrt{x}$$

$$x^{\frac{1}{3}} = \sqrt[3]{x}$$

7. Funktionen

7.1 Potenzfunktion

Dabei handelt es sich um Funktionen der Form:

$$y = a * x^n$$

Bei den folgenden Punkten handelt es sich um Spezialfälle der Potenzfunktion, die von der Art des Exponenten abhängig sind.

Lineare Funktionen

Als **linear** bezeichnet man Funktionen, die folgender Form entsprechen:

$$y = kx + d$$

Sie gehören zu den Potenzfunktionen, obwohl es offensichtlich keinen Exponenten gibt. Das ist aber ein Trugschluss, denn der Exponent von x ist 1 und wird der Einfachheit halber nicht angeschrieben.
Die Werte k und d sind Konstanten und beschreiben die Steigung und den Schnittpunkt mit der y-Achse der **Geraden**, die eine lineare Funktion in einem Graphen ergibt.

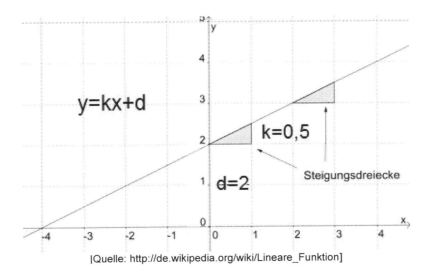

[Quelle: http://de.wikipedia.org/wiki/Lineare_Funktion]

TMK

Indirekt proportionale Funktion

Als indirekt proportional bezeichnet man Funktionen, die folgender Form entsprechen:

$$y = \frac{a}{x}$$

Die Proportionalität ergibt sich daraus, dass a eine Konstante ist und y so kleiner werden muss, wenn x größer wird. Graphisch ergeben indirekt proportionale Funktionen immer eine **Hyperbel**.

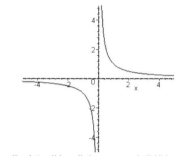

[Quelle: http://de.wiktionary.org/wiki/Hyperbel]

Quadratische Funktion

Als quadratisch werden Funktionen bezeichnet, die folgender Form entsprechen:

$$y = a * x^2$$

Da a eine Konstante ist, vervierfacht sich y wenn x verdoppelt wird. Graphisch ergeben quadratische Funktionen immer eine **Parabel**.
Bei der Lösung quadratischer Gleichungen ist immer zu beachten, dass diese zwei Lösungen haben. Das leitet sich aus dem Vorzeichenverlust ab, der durch eine Potenz eines geraden Exponenten entsteht.

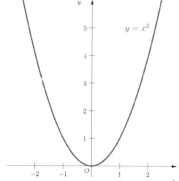

[Quelle: http://de.wikipedia.org/wiki/Quadratische_Funktion]

7.2 Trigonometrische Funktionen (Winkelfunktionen)

Diese Funktionen beschreiben im Grunde die Zusammenhänge zwischen Seitenlängen und Winkeln rechtwinkeliger Dreiecke.

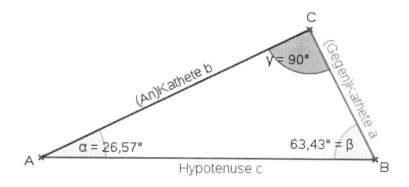

[Quelle: http://de.wikipedia.org/wiki/Trigonometrische_Funktion]

Grundsätzlich wird zwischen sechs verschiedenen Winkelfunktionen unterschieden, von denen hier nicht auf alle eingegangen wird:

- Sinusfunktion: $\sin(\alpha) = \dfrac{Gegenkathete}{Hypothenuse} = \dfrac{a}{c}$

- Cosinusfunktion: $\cos(\alpha) = \dfrac{Ankathete}{Hypothnuse} = \dfrac{b}{c}$

- Tangensfunktion: $\tan(\alpha) = \dfrac{\sin(\alpha)}{\cos(\alpha)} = \dfrac{Gegenkathete}{Ankathete} = \dfrac{a}{b}$

- Cotangensfunktion: $\cot(\alpha) = \dfrac{\cos(\alpha)}{\sin(\alpha)} = \dfrac{Ankathete}{Gegenkathete} = \dfrac{b}{a}$

7.3 Exponentialfunktion (e-Funktion)

In der Mathematik werden Funktionen, die folgender Form entsprechen, als exponentiell bezeichnet:

$$y = e^x$$

Die Basis e ist als Euler'sche Zahl bekannt und hat näherungsweise den Wert 2,71828.

TMK

Exponentielles Wachstum

Damit wird im Grunde genommen das mathematische Modell eines Wachstumsprozesses beschrieben. Eine Exponentialfunktion erkennt man immer daran, dass sie weder negative Werte noch Nullstellen annehmen kann. Beträgt der Wert des Exponenten Null (x=0), so hat die Funktion immer den Wert der Konstante a, da die eine Potenz mit dem Exponenten Null immer 1 ergibt.

Die Variablen a und b stellen, wie bereits erwähnt, Konstanten dar. Je nach Veränderung des Funktionswertes kann man entweder von einer exponentiellen Zunahme oder einem exponentiellen Zerfall sprechen:

> **Exponentielle Zunahme:**

$$y = a * e^{bx}$$

Es wird ein positives Wachstum, das praktisch ins Unendliche geht, beschrieben. Der Graph der Funktion beschreibt eine Linkskurve und die Wachstumsgeschwindigkeit nimmt mit der Zeit zu.

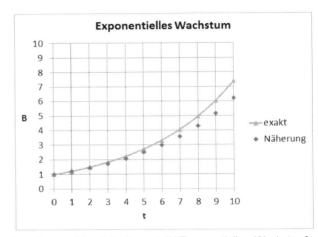

[Quelle: http://de.wikipedia.org/wiki/Exponentielles_Wachstum]

> **Exponentieller Zerfall:**

$$y = a * e^{-bx}$$

Es wird eine exponentielle Abnahme beschrieben. Der Graph der Funktion beschreibt eine Linkskurve, die Wachstumsgeschwindigkeit nimmt mit der Zeit ab. Die x-Achse (t) ist eine Asymptote der Funktion, da hier eine unendliche Annäherung stattfindet.

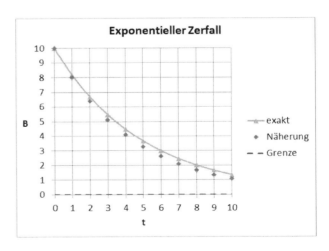

[Quelle: http://de.wikipedia.org/wiki/Exponentielles_Wachstum]

TMK

7.4 Logarithmische Funktionen

Als *Logarithmus* einer Zahl wird der **Exponent** bezeichnet, mit dem eine bestimmte Zahl, die **Basis**, potenziert werden muss, um die gegebene Zahl zu erhalten. Da Logarithmen nur für positive reelle Zahlen definiert sind, müssen sowohl Exponent als auch Basis positiv sein. Man unterscheidet:

> **Dekadische Logarithmen [lg(x)]:** Sie bezeichnen Zahlen, die man mit 10 potenzieren muss, um x zu erhalten.

$$10^{lg(x)} = x$$

$$\log(45) \sim 1{,}65$$
$$10^{1{,}65} \sim 45$$

> **Natürliche Logarithmen [ln(x)]:** Sie bezeichnen Zahlen, die mit der euler'schen Zahl (e = 2,718) potenziert werden müssen, um x zu erhalten.

$$e^{\ln(x)} = x$$

$$\ln(45) \sim 3{,}81$$
$$e^{3{,}81} \sim 45$$

WICHTIG: Wird x verändert, so ändert sich auch der Logarithmus von x. Allerdings ist der Betrag, um den sich x ändert, deutlich keiner.
Bestimmte Logarithmen sollte man für den Med-AT auswendig können, da Taschenrechner nicht erlaubt sind:

$$\lg(1) = 0 \qquad \ln(1) = 0$$
$$\lg(10) = 1 \qquad \ln(e) = 1$$
$$\lg\left(\frac{1}{x}\right) = -\lg(x) \qquad \ln\left(\frac{1}{x}\right) = -\ln(x)$$

8. Integral und Differential

8.1 Integral

Durch das Integrieren einer Funktion f(x) (bestimmtes Integral), erhält man die Fläche S, die sich zwischen dem Graphen der Funktion, der x-Achse und den Integralgrenzen (a, b), die Parallelen der y-Achse sind, erstreckt.

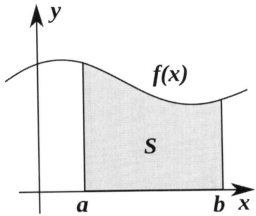

[Quelle: http://de.wikipedia.org/wiki/Integralrechnung]

$$\int_a^b f(x)dx = S$$

Das Integral ist im Grunde die Umkehrung des Differentials, im Gegensatz dazu existiert für die Integration jedoch kein einfacher umfassender Algorithmus. Integration erfordert trainiertes Raten, spezielle Umformungen, Nachschlagen in einer Integraltafel oder Benutzung spezieller Computer-Software. Dementsprechend sind die Integrale beim MED-AT nicht besonders anspruchsvoll und können mithilfe einfacher Rechenschritte gelöst werden.

Die Rechenregeln sollten allen Maturanten bekannt sein, dennoch werden sie hier kurz erläutert:

1. Die Funktion wird angeschrieben und es wird erörtert, nach welcher Variable die Funktion abgeleitet werden muss.

$$\int_0^4 3x - 5 \, dx$$

2. Jeder Wert der Funktion wird um den Faktor x erweitert. Das heißt aus 3x wird 3 x^2 und aus 5 wird 5x. Bei Brüchen muss darauf Acht gegeben werden, dass der Bruch so modifiziert wird, dass er nach einer Ableitung wieder der Form vor dem Integral entspricht.

$$\int_0^4 3x - 5 \, dx = \frac{3}{2}x^2 - 5x = ...$$

3. Nun müssen die Grenzen noch in das Ergebnis eingesetzt und voneinander subtrahiert werden. Dies geschieht nach der Regel: **"Obere Grenze minus untere Grenze"**

$$... = (3 * 4^2 - 5 * 4) - (3 * 0^2 - 5 * 0) = 3 * 16 - 20 = 28$$

8.2 Differential

Das Differential bzw. der Differentialquotient ist die Steigung einer Funktion in einem bestimmten Punkt, beziehungsweise die Änderung der Steigung dieser Funktion. Im Prinzip ist der Differentialquotient, gemeinhin auch als Ableitung bekannt, also nichts anderes als eine Funktion, die die Steigung einer anderen Funktion in jedem Punkt beschreibt. Die Funktion f'(x) liefert also für jedes x der Funktion f(x) die Steigung.

Das Ableiten einer Funktion ist, wie bereits erwähnt, der Umkehrprozess des Integrals. Durch eine Ableitung erhält man den Differentialquotienten. Diese Rechenoperation ist folgendermaßen zu bewältigen:

> Es wird ermittelt, nach welcher Variable die Funktion abgeleitet werden soll. Danach wird Schritt für Schritt jeder Wert der Funktion einzeln betrachtet und jeder Exponent von x (in diesem Fall) wird um eins vermindert. Der verminderte Exponent wird mit dem jeweiligen Funktionswert multipliziert. Das heißt aus $2x^2$ wird $2 * 2x = 4x$ und aus 3x wird $1 * 3 = 3$.

$$f(x) = 2x^2 - 3x + 25$$

$$f'(x) = 4x - 3$$

$$f''(x) = 4$$

TMK

WICHTIG: Da weder Formelsammlungen noch Taschenrechner erlaubt sind, sollte man für den Med-AT bestimmte Differentiale auswendig lernen. Besonders wichtig sind die Ableitungen der Winkelfunktionen.

$$f(x) = \sin(x) \quad f'(x) = \cos(x)$$
$$f(x) = \cos(x) \quad f'(x) = -\sin(x)$$
$$f(x) = \tan(x) \quad f'(x) = \tan^2(x) + 1$$
$$f(x) = e^x \quad f'(x) = e^x$$
$$f(x) = \ln(x) \quad f'(x) = \frac{1}{x}$$

9. Flächen- und Volumsformeln im Überblick

Die angeführten Formeln sollte man für den Mathematik-Teil des BMS perfekt beherrschen, auch Umformungen und daraus folgende Berechnungen sollten kein Problem darstellen. Besonders häufig kommen Fragen zu Volumen und Fläche von Kreisen und Kugeln, bei denen erfragt wird, inwiefern sich Fläche und Volumen verändern, wenn der Radius eines Kreises verdoppelt, verdreifacht oder vervierfacht wird. Bei solchen Aufgaben kann man effektiv Zeit sparen, indem man die Lösungen im Vorfeld auswendig lernt, da sich dieses Faktum für alle Kreise und Kugeln gleich verhält.

Quadrat	Fläche	$A = a^2$
	Umfang	$U = 4a$
Rechteck	Fläche	$A = a * b$
	Umfang	$U = 2a + 2b$
Dreieck	Fläche	$A = \dfrac{c * hc}{2}$
	Umfang	$U = a + b + c$
Rechtwinkeliges Dreieck	Fläche	$A = \dfrac{a * b}{2}$
Kreis	Fläche	$A = r^2\pi$
	Umfang	$U = 2r\pi$
Deltoid	Fläche	$A = \dfrac{e * f}{2}$
	Umfang	$U = a + b + c + d$
Rhombus (Raute)	Fläche	$A = \dfrac{e * f}{2}$
	Umfang	$U = 4a$
Trapez	Fläche	$A = \dfrac{(a + c) * h}{2}$
	Umfang	$U = a + b + c + d$
Parallelogramm	Fläche	$A = a * ha = b * hb$
	Umfang	$U = 2a + 2b$
Zylinder	Volumen	$V = r^2\pi h$
	Oberfläche	$O = 2r^2\pi + 2r\pi h$
Kugel	Volumen	$V = \dfrac{4r^3\pi}{3}$
	Oberfläche	$O = 4r^2\pi$
Pyramide	Volumen	$V = \dfrac{G * h}{2}$
	Oberfläche	$O = G + M$
Kegel	Volumen	$V = \dfrac{(r^2\pi h)}{3}$
	Oberfläche	$O = r^2\pi + r\pi s = r\pi(r + s)$

TMK

Bildquellennachweis

Seite 15..[Quelle: http://de.wikipedia.org/wiki/Protein]
=> ***Das Bild wurde leicht modifiziert***
Seite 16...[Quelle: http://de.wikipedia.org/wiki/Ribonukleinsäure]
Seite 18.....................................[Quelle: http://de.wikipedia.org/wiki/Miller-Urey-Experiment]
Seite 21..[Quelle: http://de.wikipedia.org/wiki/Charles_Darwin]
Seite 24.......................................[Quelle: https://de.wikipedia.org/wiki/Homologie_(Biologie)]
Seite 28................[Quelle: https://de.wikipedia.org/wiki/Stammesgeschichte_des_Menschen]
Seite 30...................................[Quelle: http://de.wikipedia.org/wiki/Adenosintriphosphat]
Seite 31...[Quelle: http://de.wikipedia.org/wiki/Zellzyklus]
Seite 33...[Quelle: http://de.wikipedia.org/wiki/Mitose]
Seite 34..[Quelle: http://de.wikipedia.org/wiki/Replikation]
Seite 36...[Quelle: http://de.wikipedia.org/wiki/Zellmembran]
Seite 39...[Quelle: http://de.wikipedia.org/wiki/Membrantransport]
Seite 40(1)...[Quelle: http://de.wikipedia.org/wiki/Zellwand]
Seite 40(2)...[Quelle: http://de.wikipedia.org/wiki/Zellwand]
Seite 43(1)...[Quelle: http://de.wikipedia.org/wiki/Tight_Junction]
Seite 43(2)...[Quelle: http://de.wikipedia.org/wiki/Gap_Junction]
Seite 44...[Quelle: http://de.wikipedia.org/wiki/Desmosom]
Seite 46...[Quelle: http://de.wikipedia.org/wiki/Mitochondrium]
Seite 49..[Quelle: http://de.wikipedia.org/wiki/Zellkern]
Seite 50....................................[Quelle: http://de.wikipedia.org/wiki/Transkription_(Biologie)]
Seite 52......................................[Quelle: http://de.wikipedia.org/wiki/Translation_(Biologie)]
Seite 54.................[Quelle: http://de.wikipedia.org/wiki/Endoplasmatisches_Retikulum]
Seite 59..[Quelle: http://de.wikipedia.org/wiki/Chloroplast]
=> ***Das Bild wurde leicht modifiziert***
Seite 62..[Quelle: http://de.wikipedia.org/wiki/Ökologie]
Seite 65..[Quelle: http://de.wikipedia.org/wiki/Epithel]
Seite 76..[Quelle: http://de.wikipedia.org/wiki/Dünndarm]
Seite 83(1)..[Quelle: http://de.wikipedia.org/wiki/Erythrozyt]
Seite 83(2)...[Quelle: http://de.wikipedia.org/wiki/Leukozyt]
Seite 87...[Quelle: http://de.wikipedia.org/wiki/Herz]
Seite 88..[Quelle: http://de.wikipedia.org/wiki/Thymus]
=> ***Das Bild wurde leicht modifiziert***
Seite 92...[Quelle: http://de.wikipedia.org/wiki/Lunge]
Seite 94..[Quelle: http://de.wikipedia.org/wiki/Niere]
Seite 103...[Quelle: http://de.wikipedia.org/wiki/Haut]
Seite 106...[Quelle: http://de.wikipedia.org/wiki/Nervenzelle]
Seite 109..[Quelle: http://de.wikipedia.org/wiki/Zentralnervensystem]
=> ***Das Bild wurde leicht modifiziert***
Seite 114...[Quelle: http://de.wikipedia.org/wiki/Auge]

TMK

Seite 116	[Quelle: http://de.wikipedia.org/wiki/Ohr]
Seite 117(1)	[Quelle: http://de.wikipedia.org/wiki/Nase]
Seite 117(2)	[Quelle: http://de.wikipedia.org/wiki/Chromosom]
Seite 118	[Quelle: http://de.wikipedia.org/wiki/Meiose]
Seite 125	[Quelle: http://de.wikipedia.org/wiki/Blastocyste]
Seite 128	[Quelle: http://de.wikipedia.org/wiki/Plazenta]
Seite 132	[Quelle: http://de.wikipedia.org/wiki/Hormonsystem]

=>***Das Bild wurde leicht modifiziert***

Seite 139	[Quelle: http://de.wikipedia.org/wiki/Gregor_Mendel]
Seite 142	[Quelle: http://de.wikipedia.org/wiki/Stammbaumanalyse]
Seite 155	[Quelle: http://de.wikipedia.org/wiki/Kräfteparallelogramm]
Seite 165	[Quelle: http://de.wikipedia.org/wiki/Winkelgeschwindigkeit]
Seite 171	[Quelle: http://de.wikipedia.org/wiki/Archimedisches_Prinzip]

=> ***Das Bild wurde leicht modifiziert***

Seite 172	[Quelle: http://de.wikipedia.org/wiki/Hydrostatisches_Paradoxon]
Seite 173	[Quelle: http://de.wikipedia.org/wiki/Dynamischer_Auftrieb]
Seite 175	[Quelle: http://de.wikipedia.org/wiki/Schwingung]
Seite 176	[Quelle: http://de.wikipedia.org/wiki/Federpendel]
Seite 179	[Quelle: http://de.wikipedia.org/wiki/Interferenz_(Physik)]
Seite 196	[Quelle: http://de.wikipedia.org/wiki/Elektrisches_Feld]
Seite 198	[Quelle: http://de.wikipedia.org/wiki/Transformator]
Seite 200	[Quelle: http://de.wikipedia.org/wiki/Reflexion_(Physik)/Reflexionsgesetz]

=> ***Das Bild wurde leicht modifiziert***

Seite 201	[Quelle: http://de.wikipedia.org/wiki/Linse_(Optik)]
Seite 202	[Quelle: http://de.wikipedia.org/wiki/Linse_(Optik)]

=> ***Das Bild wurde leicht modifiziert***

Seite 205(1)	[Quelle: https://de.wikipedia.org/wiki/Licht]
Seite 205(2)	[Quelle: http://de.wikipedia.org/wiki/Übersichtigkeit]

=> ***Das Bild wurde leicht modifiziert***

Seite 205(3)	[Quelle: http://de.wikipedia.org/wiki/Kurzsichtigkeit]

=> ***Das Bild wurde leicht modifiziert***

Seite 210(1)	[Quelle: http://de.wikipedia.org/wiki/Optik]
Seite 210(2)	[Quelle: http://de.wikipedia.org/wiki/Optik]
Seite 228	[Quelle: http://de.wikipedia.org/wiki/Rutherford-Streuung]
Seite 238	[Quelle: http://de.wikipedia.org/wiki/Metallische_Bindung]

=> ***Das Bild wurde leicht modifiziert***

Seite 241	[Quelle: http://de.wikipedia.org/wiki/Salze]

=> ***Das Bild wurde leicht modifiziert***

Seite 268	[Quelle: http://de.wikipedia.org/wiki/Galvanische_Zelle]
Seite 277	[Quelle: http://de.wikipedia.org/wiki/Aromatische_Kohlenwasserstoffe]
Seite 288	[Quelle: http://de.wikipedia.org/wiki/Bruchrechnung]
Seite 297	[Quelle: http://de.wikipedia.org/wiki/Lineare_Funktion]

=> ***Das Bild wurde leicht modifiziert***

Seite 298(1)..[Quelle: http://de.wiktionary.org/wiki/Hyperbel]
Seite 298(2)............................[Quelle: http://de.wikipedia.org/wiki/Quadratische_Funktion]
Seite 299..........................[Quelle: http://de.wikipedia.org/wiki/Trigonometrische_Funktion]
Seite 300(1).........................[Quelle: http://de.wikipedia.org/wiki/Exponentielles_Wachstum]
Seite 300(2).........................[Quelle: http://de.wikipedia.org/wiki/Exponentielles_Wachstum]
Seite 302..............................[Quelle: http://de.wikipedia.org/wiki/Integralrechnung]

Die angeführten Quellen-Links entsprechen dem Stand 11.10.2015.
Alle Bilder, die im Quellenverzeichnis nicht aufgeführt sind, wurden vom Autor erstellt.

Tabellenquellennachweis

Seite 72 – 74... [Quelle: http://de.wikipedia.org/wiki/Vitamin]
Seite 272..[Quelle: http://de.wikipedia.org/wiki/Alkane]

Die angeführten Quellen-Links entsprechen dem Stand 11.10.2015.
Alle Tabellen, die im Quellenverzeichnis nicht aufgeführt sind, wurden vom Autor erstellt.

Quellenverzeichnis

Bayrhuber, Horst/Kull, Ulrich [Hrsg.]: Lindner. Biologie. Lehrbuch für die Oberstufe. 22. bearb. Aufl. Braunschweig: Schroedel 2006.

Heide, Tobias/Stachel, Georg: BASICS Physik. München: Urban & Fischer 2009.

Lüllmann-Rauch, Renate: Taschenlehrbuch Histologie. 4. überarb. Aufl. Stuttgart/New York: Thieme 2012.

Magyar, Roderich/Liebhart, Wolfgang/Jelinek, Gabriela: EL-MO. Element - Moleküle. Wien: öbvhpt 2006.

Sadler, Thomas: Medizinische Embryologie. Die normale menschliche Entwicklung und ihre Fehlbildungen. 10. korr. Aufl. Stuttgart/New York: Thieme 2003.

Wachter, Helmut/Hausen, Arno/Reibnegger, Gilbert: Chemie in der Medizin. 9. Aufl. Berlin/New York: de Gruyter 2008.

Wikipedia

Printed in Germany
by Amazon Distribution
GmbH, Leipzig